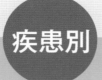

整形外科理学療法
ベストガイド

下肢編

[編著]

相澤純也
東京医科歯科大学医学部附属病院
スポーツ医学診療センター理学療法技師長

中丸宏二
寺嶋整形外科医院リハビリテーション科部長

平尾利行
船橋整形外科クリニック理学診療部課長

中外医学社

●執筆者 （執筆順）

相澤純也　東京医科歯科大学医学部附属病院スポーツ医学診療センター
　　　　　理学療法技師長・アスレティックリハビリテーション部門長

家入　章　えにわ病院リハビリテーション科主任

平尾利行　船橋整形外科クリニック理学診療部課長

島村亮太　東京都リハビリテーション病院理学療法科

永野康治　日本女子体育大学スポーツ健康学科准教授

松村将司　杏林大学保健学部理学療法学科

田中友也　苑田会人工関節センター病院リハビリテーション科主任

廣幡健二　東京医科歯科大学医学部附属病院スポーツ医学診療センター

古谷英孝　苑田第三病院・苑田会東京脊椎脊髄病センター主任

佐藤正裕　八王子スポーツ整形外科リハビリテーションセンター統括

黒川　純　船橋整形外科西船クリニック理学診療部部長

大見武弘　東京医科歯科大学医学部附属病院スポーツ医学診療センター

玉置龍也　横浜市スポーツ医科学センターリハビリテーション科

小林　匠　北海道千歳リハビリテーション大学健康科学部リハビリテーション学科教授

鈴木陽介　JIN整形外科スポーツクリニックリハビリテーション科

楠本泰士　東京工科大学医療保健学部理学療法学科講師

後藤美和　東京大学医学部附属病院リハビリテーション部

廣瀬　旬　東京大学医学部附属病院整形外科・脊椎外科

序

　「疾患別整形外科理学療法ベストガイド」を手に取って頂き誠にありがとうございます．本書はタイトルに「ベストガイド」とあるように，整形外科疾患への理学療法評価・治療のスキルアップに向けて，ベストと思われる手本を示しながらガイド（案内・誘導）することをコンセプトとして企画・編集を進めてまいりました．

　理学療法に関する書籍は山ほどありますが，その内容から実際に「どこを見て何をチェックするのか」，「どこをどのように触ってどのように動かすのか」など，読者がすぐにテクニックを再現できるような工夫がなされた実用書は多くはないように思います．本文に「他動的なストレッチングを行う」とだけ記載されていたり，図があってもキャプションとの対応がわかりにくいと，著者が意図した具体的な方法やコツを読者が理解し，再現することは容易ではありません．優れた師匠は答えをすぐに与えずにあえて悩ませるという考え方もありますが，我々の対象が症状のある患者である以上，「失敗しても色々チャレンジしてみよう」というわけにはいきません．その道のエキスパートからテクニックを効率よく盗むことも重要ではないでしょうか．

　本書では，整形外科疾患に関わる理学療法士や養成校学生が避けては通れない代表的な 33 の疾患を上肢，脊椎，下肢に分類して取り上げました．それぞれにおいて「疾患の特徴」をわかりやすく解説した上で，「理学療法評価」と「理学療法治療」について症状別の視点で系統的に理解できるよう紙面構成を工夫しました．そして，最も特徴的な点が「ガイド」と称した図であり，図内のコメントにより，読者が著者の意図したテクニックを再現，実践できるよう工夫をしたことです．そして，各章の最後には「XX ときかれたらどうする？」というコミュニケーションガイドの頁を設け，エキスパートの先生方が患者さんによく聞かれる疑問と，その返答へのアドバイスを執筆して頂きました．普段の臨床や現場での活動で役立つこと間違いないと思います．

　執筆はケア，研究，教育の第一線で活躍されているエキスパートの先生方にご依頼しました．少々手の込んだ紙面構成で頭を悩ませながらも素晴らしい玉稿を書き上げてくださいました．校正・編集は執筆・編集の経験が豊富で，私が尊敬する中丸宏二先生，平尾利行先生に助言を頂きながら進めてまいりました．学生や新人理学療法士は勿論ですが，指導的な立場にある先生方にも「使える」指導用参考書としてご活用いただけると幸いです．

　最後に，我々に素晴らしい企画を提案して頂き，出版まで導いてくださった高橋様をはじめとする中外医学社の方々にお礼を添えて編集の序とします．

　　　　2018 年 9 月　　　　　　　　　　　　　　　　　　　相澤純也

目 次

1 **変形性股関節症（保存療法）**〈相澤純也〉 1

疾患の特徴 1

1. 理学療法評価 3

1-1. 痛み 3

1-2. ROM 制限，スティッフネス 4

1-3. 筋機能異常 6

1-4. 脚長差 8

1-5. アライメント異常 9

1-6. 立位での安定性・運動性の低下 12

1-7. 総合的下肢運動機能，生活動作能力の低下 14

1-8. 身体活動量・運動耐容能の低下，高 BMI 15

2. 理学療法治療 15

2-1. ROM エクササイズを含めた徒手療法 15

2-2. 筋機能トレーニング 16

2-3. 脚長差の修正・補正 18

2-4. 姿勢・アライメント修正 19

2-5. 荷重位での股関節安定性，運動性コントロール 19

2-6. 生活動作練習，補装具 20

2-7. 患者教育 21

2-8. 有酸素運動（水中含む） 21

2 **変形性股関節症（THA）**〈家入 章〉 25

疾患の特徴 25

1. 理学療法評価 31

1-1. 画像所見によるアライメント変化 31

1-2. 痛み，ROM 制限 32

1-3. 筋機能異常 34

1-4. 脚長差 36

| 1-5. 姿勢，歩容の異常 | 39 |
| 1-6. 日常生活動作の異常，危険性 | 43 |

2. 理学療法治療 ... 46
2-1. ROM エクササイズ ... 46
2-2. 筋機能トレーニング ... 47
2-3. 脚長差の補正 ... 49
2-4. 姿勢，歩容の修正エクササイズ ... 51
2-5. ADL 練習，生活指導 ... 53

3 股関節唇損傷 〈平尾利行〉 59
疾患の特徴 ... 59

1. 理学療法評価 ... 61
1-1. 痛み ... 61
1-2. ROM 制限 ... 62
1-3. 筋機能異常 ... 65
1-4. 静的アライメント異常 ... 65
1-5. 動的アライメント異常 ... 68
1-6. 生活動作能力の低下 ... 69

2. 理学療法治療 ... 71
2-1. ROM エクササイズを含めた徒手療法 ... 71
2-2. 筋機能トレーニング ... 71
2-3. アライメント修正エクササイズ ... 74
2-4. 協調運動のエクササイズ ... 77
2-5. 患者教育 ... 79

4 大腿骨近位部骨折 〈島村亮太〉 83
疾患の特徴 ... 83

1. 理学療法評価 ... 86
1-1. 痛み ... 86
1-2. 大腿骨近位部アライメント異常，脚長差 ... 86
1-3. 関節可動域制限 ... 87
1-4. 筋力，筋機能の低下 ... 89

1-5.	姿勢不良	91
1-6.	下肢荷重時の安定性，バランスの低下	92
1-7.	基本動作能力，歩行能力の低下	94
1-8.	生活動作能力の低下	95
1-9.	生活環境	95

2. 理学療法治療 95

2-1.	ROM エクササイズを含めた徒手療法	95
2-2.	筋力強化・筋機能トレーニング	97
2-3.	アライメント，脚長差の修正	99
2-4.	姿勢の修正	100
2-5.	荷重下での股関節安定性化エクササイズ	101
2-6.	歩行練習	101
2-7.	バランスエクササイズおよび転倒予防指導	105
2-8.	脱臼予防指導	105

5 大腿部の筋損傷（ハムストリングス肉離れ） 〈永野康治〉109

疾患の特徴 109

1. 理学療法評価 110

1-1.	炎症症状	110
1-2.	関節可動域制限	111
1-3.	筋機能低下	113
1-4.	スポーツ動作の問題	113

2. 理学療法治療 115

2-1.	炎症症状への対応	115
2-2.	関節可動域改善のためのアプローチ	116
2-3.	筋機能トレーニング	118
2-4.	スポーツ動作トレーニング	119
2-5.	競技復帰の判断	119

6 変形性膝関節症（保存療法） 〈松村将司〉126

疾患の特徴 126

1. 理学療法評価 127

1-1. 痛み …………………………………………………… 127

1-2. アライメント異常 ………………………………… 129

1-3. ROM 異常 ………………………………………… 131

1-4. 筋機能異常 ………………………………………… 133

1-5. 身体活動量・運動耐用能の低下，高 BMI …… 136

2. 理学療法治療 ………………………………………… 136

2-1. モビライゼーション …………………………… 137

2-2. ストレッチング ………………………………… 140

2-3. 筋機能トレーニング …………………………… 141

2-4. 姿勢・アライメント修正 ……………………… 143

2-5. 生活動作練習，補装具，補助具 ……………… 145

2-6. 患者教育 ………………………………………… 145

2-7. 有酸素運動（水中含む）……………………… 145

7 変形性膝関節症（TKA）……………………〈田中友也〉150

疾患の特徴 …………………………………………………… 150

1. 理学療法評価 ………………………………………… 154

1-1. 全身状態の悪化 ………………………………… 154

1-2. 術後の痛みと炎症症状 ………………………… 156

1-3. 関節可動域制限 ………………………………… 157

1-4. 筋機能異常 ……………………………………… 160

1-5. 姿勢・アライメントの異常 …………………… 160

1-6. 動作中の運動パターンの異常 ………………… 162

1-7. 総合的な下肢パフォーマンスと身体活動の低下 …………… 162

1-8. 日常生活動作能力の低下 ……………………… 165

1-9. 精神機能の問題 ………………………………… 165

2. 理学療法治療 ………………………………………… 166

2-1. 早期離床のためのアプローチ ………………… 166

2-2. 術後の痛みの管理 ……………………………… 168

2-3. 関節可動域エクササイズと徒手療法 ………… 169

2-4. 筋機能トレーニング …………………………… 171

2-5. 筋インバランスとアライメント異常の修正 … 173

2-6. 異常動作へのアプローチ ……………………… 173

2-7. パフォーマンストレーニング ·· 173
　　2-8. 日常生活動作の練習 ·· 174
　　2-9. 患者教育 ·· 176

8　前十字靱帯損傷（再建術，半月板含む）·················· 〈廣幡健二〉181
　疾患の特徴·· 181

1. 理学療法評価 ·· 183
　　1-1. 炎症状態と痛みの評価·· 183
　　1-2. 関節腫脹の残存・増悪·· 183
　　1-3. 膝 ROM 制限，脛骨回旋アライメント不良 ······················· 183
　　1-4. 膝蓋骨アライメント不良・膝蓋大腿関節可動性低下·············· 185
　　1-5. 内側広筋（VMO）機能不全 ·· 185
　　1-6. 膝伸展・屈曲筋機能低下·· 186
　　1-7. 歩行パターン異常··· 187
　　1-8. スクワット・ランジ・ステッピング動作異常···················· 188
　　1-9. ジャンプ着地・カッティング・ストップ動作異常················ 188
　　1-10. 敏捷性低下··· 192
　　1-11. 運動恐怖感の残存·· 192

2. 理学療法治療 ·· 193
　　2-1. 術後早期の患肢管理・姿勢・禁忌動作指導のポイント ··········· 194
　　2-2. 軟部組織・関節モビライゼーション ······························ 196
　　2-3. ROM エクササイズを含めた徒手療法 ···························· 197
　　2-4. 荷重下機能改善エクササイズ ······································ 197
　　2-5. ジャンプ・カッティング動作改善エクササイズ·················· 199
　　2-6. 視覚情報や外乱刺激に対する反応能力を高めるトレーニング·········· 201
　　2-7. 競技特異性を考慮したトレーニング································ 202
　　2-8. アスリートの心理的側面（運動恐怖感，競技復帰に対する自信低下）に
　　　　対するアプローチ·· 202

9　内側側副靱帯損傷 ······································· 〈古谷英孝〉208
　疾患の特徴·· 208

1. 理学療法評価 ·· 211
　　1-1. 炎症状態と圧痛部位·· 211

1-2. 膝関節の不安定性 ……………………………………………… 212
1-3. ROM 制限 ……………………………………………………… 213
1-4. 筋のインバランス ……………………………………………… 214
1-5. 膝関節伸展・屈曲筋力低下 …………………………………… 214
1-6. パフォーマンス能力低下 ……………………………………… 216
1-7. 膝関節外反ストレスに対する姿勢制御能力低下 …………… 218
1-8. スポーツ競技特異的場面でのパフォーマンス低下 ………… 218

2. 理学療法治療 …………………………………………………… 220
2-1. ROM エクササイズ …………………………………………… 220
2-2. 筋のインバランス改善トレーニング ………………………… 220
2-3. 筋力トレーニング ……………………………………………… 220
2-4. 患部外トレーニング …………………………………………… 222
2-5. CKC トレーニング ……………………………………………… 223
2-6. 片脚ジャンプトレーニング …………………………………… 225
2-7. スポーツ競技特異的トレーニング …………………………… 226
2-8. スポーツ復帰基準と手術適応 ………………………………… 228

10 腸脛靭帯炎 ………………………………………〈佐藤正裕〉233
疾患の特徴 …………………………………………………………… 233

1. 理学療法評価 …………………………………………………… 234
1-1. 痛みや炎症所見 ………………………………………………… 234
1-2. ITB と隣接組織の可動性・柔軟性の低下 …………………… 237
1-3. ランニング動作不良および荷重動作不良 …………………… 238
1-4. 膝関節機能異常 ………………………………………………… 239
1-5. 股関節機能異常 ………………………………………………… 242
1-6. 足関節・足部機能異常 ………………………………………… 243
1-7. 外的因子 ………………………………………………………… 244

2. 理学療法治療 …………………………………………………… 245
2-1. 痛みや炎症の鎮静化 …………………………………………… 245
2-2. ITB と隣接組織の可動性や柔軟性の改善 …………………… 246
2-3. 膝関節機能異常の改善 ………………………………………… 247
2-4. 股関節機能異常の改善 ………………………………………… 249
2-5. 足関節・足部機能異常の改善 ………………………………… 250

2-6.	段階的な動作トレーニング	250
2-7.	外的因子の調整	253

11 膝伸展機構障害（ジャンパー膝） 〈黒川 純〉256

疾患の特徴 256

1. 理学療法評価 257
1-1.	痛み（病期分類・腱の修復過程・圧痛）	257
1-2.	可動域制限・柔軟性低下	259
1-3.	筋機能不全	262
1-4.	ダイナミックアライメントの不良	263

2. 理学療法治療 266
2-1.	痛み・可動域・柔軟性改善	266
2-2.	筋機能改善	266
2-3.	スクワット動作の改善	270
2-4.	スポーツ復帰へ向けて	272
2-5.	患者教育とテーピング	273

12 脛骨内側ストレス症候群（シンスプリント） 〈大見武弘〉276

疾患の特徴 276

1. 理学療法評価 278
1-1.	痛み	278
1-2.	関節可動域の異常	278
1-3.	筋力・筋機能低下	279
1-4.	足部機能低下	281
1-5.	静的アライメント不良	281
1-6.	動的アライメント不良・運動協調性低下	283
1-7.	シューズなどの問題	283

2. 理学療法治療 286
2-1.	物理療法（超音波療法）	287
2-2.	関節可動域練習，ストレッチング	287
2-3.	筋力強化・筋機能改善トレーニング	287
2-4.	姿勢調整練習	289

2-5. 動作・運動協調性改善練習 ··· 289
2-6. 患者指導：傷害に対する認識，シューズの検討 ·············· 291

13 アキレス腱炎 ···〈玉置龍也〉295

疾患の特徴 ··· 295

1. 理学療法評価 ··· 296
1-1. 痛み ··· 296
1-2. ROM 制限，柔軟性低下 ······································· 299
1-3. 筋機能異常 ·· 302
1-4. アライメント異常 ·· 302
1-5. 荷重時の関節安定性の低下 ··································· 305
1-6. 荷重時のキネマティクス異常 ································ 306

2. 理学療法治療 ··· 307
2-1. 痛みに対する物理療法 ··· 308
2-2. アライメント修正のための徒手療法 ························ 308
2-3. アライメント修正および ROM 改善のための運動療法 ····· 311
2-4. 筋機能トレーニング（患部） ································· 312
2-5. 患部外の筋機能トレーニングを含めた動作練習 ··········· 314

14 足関節捻挫 ···〈小林 匠〉319

疾患の特徴 ··· 319

1. 理学療法評価 ··· 321
1-1. 炎症症状 ··· 321
1-2. 関節機能異常 ··· 322
1-3. アライメント異常・ROM 制限 ······························ 326
1-4. 筋機能異常 ·· 330
1-5. バランス能力低下 ·· 331
1-6. キネマティクス異常 ·· 332

2. 理学療法治療 ··· 334
2-1. 消炎鎮痛 ··· 334
2-2. アライメント・ROM 改善 ····································· 334
2-3. 筋機能トレーニング ·· 336

2-4. バランスエクササイズ ……………………………………………… 337
2-5. 補装具 …………………………………………………………… 338
2-6. 動作練習 ………………………………………………………… 339

15 足底腱膜炎 ……………………………………………〈鈴木陽介〉343
疾患の特徴 …………………………………………………………… 343

1. 理学療法評価 ………………………………………………… 344
1-1. 痛み …………………………………………………………… 344
1-2. ROM 制限，足部アライメント異常 ……………………………… 346
1-3. 筋機能障害 ……………………………………………………… 347
1-4. 荷重位足部安定性の低下 ………………………………………… 348
1-5. 歩行および運動パフォーマンスの低下 ………………………… 350
1-6. 高 BMI ………………………………………………………… 351

2. 理学療法治療 ………………………………………………… 351
2-1. ストレッチング，徒手療法による ROM の改善 ……………… 351
2-2. 筋機能トレーニング …………………………………………… 353
2-3. 靴の指導，足底挿板 …………………………………………… 355
2-4. テーピング …………………………………………………… 355
2-5. 有酸素運動 …………………………………………………… 356

16 痙性尖足（脳性麻痺児，筋解離術）……………………〈楠本泰士〉359
疾患の特徴 …………………………………………………………… 359

1. 理学療法評価 ………………………………………………… 362
1-1. ROM 制限・スティッフネス …………………………………… 362
1-2. 筋機能異常 ……………………………………………………… 364
1-3. 脚長差 ………………………………………………………… 364
1-4. アライメント異常 ……………………………………………… 365
1-5. 下肢随意性の低下 ……………………………………………… 367
1-6. バランス能力低下 ……………………………………………… 371
1-7. 歩行能力低下 …………………………………………………… 371

2. 理学療法治療 ………………………………………………… 372
2-1. 痛みのコントロール …………………………………………… 373

2-2. ROM エクササイズ ……………………………………………… 373

2-3. 関節モビリティーに対するアプローチ ……………………… 375

2-4. 筋出力エクササイズ …………………………………………… 375

2-5. 脚長差への対応 ………………………………………………… 376

2-6. 装具 ……………………………………………………………… 377

2-7. 患者教育・日常生活動作指導 ………………………………… 378

17 関節リウマチ ……………………………………〈後藤美和　廣瀬　旬〉382

疾患の特徴 ……………………………………………………………… 382

1. 理学療法評価 …………………………………………………… 384

1-1. 疾患活動性 ……………………………………………………… 384

1-2. 痛み ……………………………………………………………… 385

1-3. 関節腫脹 ………………………………………………………… 386

1-4. ROM 制限，関節不安定性，脚長差，アライメント不良 …… 386

1-5. 筋力および筋機能低下 ………………………………………… 388

1-6. バランス能力低下 ……………………………………………… 390

1-7. 歩行能力低下 …………………………………………………… 390

1-8. ADL 能力および身体活動量低下 …………………………… 392

2. 理学療法治療 …………………………………………………… 395

2-1. 病期に応じた目標設定 ………………………………………… 395

2-2. リラクセーション，関節包内運動，ストレッチング ……… 395

2-3. 筋力強化・固有受容覚トレーニング ………………………… 396

2-4. 立位バランス練習，歩行練習 ………………………………… 397

2-5. 装具療法 ………………………………………………………… 399

2-6. 有酸素運動・水中運動療法 …………………………………… 400

2-7. 患者教育，ホームエクササイズ指導 ………………………… 401

索引 …………………………………………………………………… 407

1 変形性股関節症（保存療法）

疾患の特徴

変形性股関節症（股関節症）の病態の特徴は関節軟骨の摩耗・変性と，反応性の軟骨・骨増殖である 図1．主な誘因は軟骨（下骨）への力学的ストレス，軟骨や滑膜への生化学的影響，遺伝である[1]．原因疾患を特定しにくい一次性と，臼蓋形成不全などが原因といえる二次性に大別され，一次性股関節症の危険因子は加齢，遺伝，高負荷作業・スポーツなどである[2]．本邦では臼蓋形成不全による二次性股関節症の割合が 80〜90％以上と高い[1]．

進行度は単純 X 線画像所見から判断される 図2．前期には関節裂

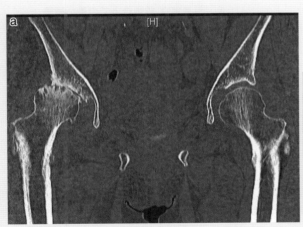
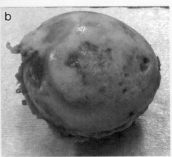

図1 右側末期股関節症患者の関節変形像
a：股関節 CT 画像，b：大腿骨頭関節面（人工関節置換術で切除した後に撮影）

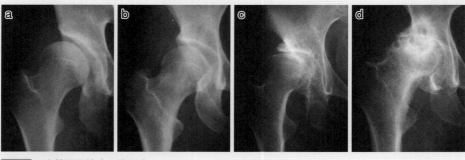

図2 二次性股関節症の進行度
a: 前期,b: 初期,c: 進行期,d: 末期.関節裂隙狭小,骨棘形成,骨硬化,骨頭扁平化,骨嚢胞形成が徐々に進行する.

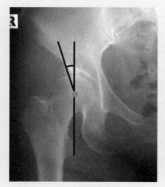

図3 センターエッジ角
大腿骨頭中心を通る垂線と,骨頭中心と臼蓋外側縁を結ぶ線がなす角度.20°以下が形成不全と判断される.

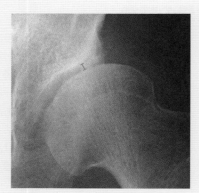

図4 単純X線画像上での最小関節裂隙幅

隙や骨構造の変化が不明な臼蓋形成不全例が含まれ,この程度は画像上の骨指標によるセンターエッジ角 図3,シャープ角,臼蓋骨頭指数から判断される.他の進行度分類には,最小関節裂隙幅 図4 などを指標とした Kellgren-Lawrence 分類やアメリカリウマチ学会基準がある.

股関節症は中年以降に発症しやすく,年齢が高いほど罹患率や重症度が高まる[3].本邦における罹患率の男女比は約1:7と女性で明らかに高い.左右どちらかが先行して発症し,その後反対側にも発症する両側性股関節症の割合が約50%とされている[1].

股関節の痛みに ROM 制限，筋機能異常，関節部短縮，アライメント異常などが加わり様々な動作が障害される．股関節の痛みや機能異常を代償するために，骨盤傾斜による機能的脚長差や，体幹安定性の低下，膝・腰痛などの二次的な問題も生じやすい．まったくできなくなる動作はまれだが荷重位での高い安定性や運動性を要するものが困難になりやすい[4]．

1 理学療法評価

1-1 痛み

　痛みの原因は滑膜炎，軟骨下骨層の破壊，軟部組織への機械的ストレス，筋緊張異常などであり，進行度によってこれらの影響度は異なる．前期や初期では滑膜炎や筋緊張異常が主な原因となり，軟骨下骨層破壊の影響は比較的小さい．

　痛みは鼠径部や股関節前外側部に訴えやすく，これらの部位に手を当てる様子が観察される．関節包を支配する閉鎖神経，大腿神経，坐骨神経を介して殿部，大腿部，膝に鈍痛を訴える患者もいる．痛みの出現や増減には一定の特徴がある 表1 ．痛みには関節裂隙幅，屈曲・伸展・外旋可動域，伸展筋力などの構造・機能的問題が関連し，気分や生活満足度などの精神心理的な問題も影響しやすい[5-7]．

　痛みの評価は原因分析，治療対象の絞り込み，動作能力推察，進行予測，治療効果判定に役立つ．問診では，いつ始まったか，誘発・緩和要因，質，放散痛，程度，タイミング（時間）を詳しく確認する．誘発・緩和要因については話を遮らずに特に詳しく確認し，痛みへのアプローチのヒントにする．痛みの程度は Western Ontario and McMaster Universities Osteoarthritis index（WOMAC）ペインスケール 図5 で数値化する[8]．殿部痛を訴える患者では下肢伸展挙上テストや L5-S1 神経障害テストで腰椎神経根症の有無を確認する．

　患者自身が訴える痛みの範囲を身体図への塗りつぶしで視覚化し，

表1 股関節症患者における痛みの特徴

- 発症初期では長距離歩行後の違和感や軽い鈍痛として訴える
- 病期が進行すると持続的になり，動作開始時，安静時，夜間にも訴えやすくなる
- 数カ月〜数年の間に増悪と軽減を繰り返し徐々に増悪
- 股関節の圧迫，荷重，回旋運動で誘発
- 安静で軽減
- 荷重動作時や股関節運動時に摩擦，軋み，弾発の感覚・音を伴う

JCOPY 498-08330

1．変形性股関節症（保存療法）　3

How much pain do you have（あなたの痛みはどの程度）？
1. Walking on a flat surface（平地を歩くとき）
2. Going up down stairs（階段を昇り降りするとき）
3. At night while in bed（夜，床についているとき）
4. Sitting or lying（椅子に座ったり，横になり休んでいるとき）
5. Standing uplight（まっすぐ立っているとき）

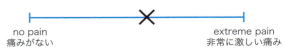

no pain　　　　　　　　　　　　　　　　extreme pain
痛みがない　　　　　　　　　　　　　　非常に激しい痛み

図5 WOMAC ペインスケール

100 mm Visual Analogue Scale を用いて患者に痛みの程度を×印でチェックさせ，mm 単位で計測する．

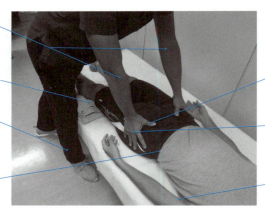

- 圧を一定にするために検査者の肘は伸展位で固定
- 伸展制限があれば膝下にタオルなどを敷き腰部や股関節の筋をリラクセーションさせる
- 検査者は骨盤部に近づき，立ち位置を一定にする
- 腰椎，骨盤，股関節はできるだけ中間位
- 母指指腹で真下にゆっくりと一定の圧で押す
- 2〜5指指腹，手掌を前外側部に全体的に接触
- 肩甲帯や上肢はリラクセーションさせる

図6 鼠径部の圧痛テスト・ガイド

患者を背臥位としてスカルパ三角部の圧痛の有無を確認する．明らかな圧痛や左右差のある圧痛があれば滑膜炎，恥骨滑液包炎，前方関節包の異常緊張，腸腰筋の疲労などを疑う．大腿筋膜張筋などの表層筋についても個別に圧痛の有無や程度を確認する．

分布や範囲を記録する．この範囲において痛みの原因組織をより詳細に絞り込むために鼠径部や周囲組織の圧痛テストを行う **図6** ．

1-2　ROM 制限，スティッフネス

　軟骨変形，関節面の適合不全，筋スパズム，拘縮，関節包短縮，痛みへの防御性筋収縮により ROM 制限やスティッフネスが生じる．ROM は病期の進行度が高いほど減少し，伸展と外転が特に制限され

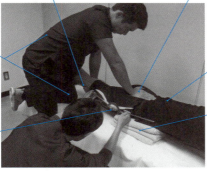

一方の手で膝蓋骨部を包み込むように支え，できるだけ回旋中間位を保ちながら伸展させ抵抗を感じた角度で止める

一方の手で仙腸関節部を固定して骨盤の前傾や同側回旋を抑制

検者の腰部に負担をかけないためにベッドに膝をつき，腰椎をできるだけ中間位に保つ

腰背部や股関節周囲の筋をリラクセーション

伸展制限が疑われるケースでは上前腸骨棘部から腹部にタオルや枕を敷いて屈曲域から計測を始める

別の検者が大転子部に目線を合わせ，ゴニオメータを当てて角度を読み取る

図7 股関節の伸展 ROM 計測・ガイド
腹臥位で伸展角度をゴニオメータで計測する．計測値の再現性を高めるために1名が代償運動抑制と大腿部操作を行い，別の検者が角度を計測することが望ましい．

やすい[9]．ROM 制限は動作能力に影響し，屈曲，伸展，外転，外旋角度が小さいと歩行，椅子での起立・着座動作，床上立ち上がり動作能力が障害されやすい[10]．内旋角度は股関節症の診断や予後予測の指標としてX線画像所見とともに用いられ，その他の角度を含めて動作能力の推察に役立つ．

ROM は角度計や傾斜計を使用して運動方向別に計測する．痛み，防御性筋収縮，屈曲位拘縮などにより，計測中に腰椎や骨盤の代償運動が生じやすいため計測条件を一定にする．内転や伸展の計測値の再現性は検者内・間ともに低くなりやすいためより慎重に計測する 図7 [10]．屈曲が90°に満たない症例での回旋角度は条件を統制するために45°屈曲位でも計測する．角度計測前に手順を患者に十分に説明し，筋の過緊張を和らげておく．ROM 制限因子を絞り込むために，計測中に骨性やスパズム性などの最終域感や，痛みを訴える部位を確認する．

爪切りや靴下着脱では股関節の ROM 不足を腰椎や骨盤の動きで代償することが多いため，股関節に加えて腰椎や骨盤の ROM を確認する[11]．当院では腰椎の自動屈曲・伸展時の単純X線画像から腰椎可動域を計測することがある．足趾へのリーチ動作時の足趾と指先の距離を計測し，フットケア能力の推察に役立てる 図8．

ROM 計測に加えて，自覚的なスティフネス・こわばりを評価する．

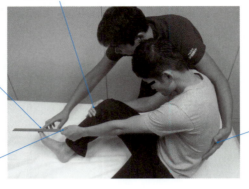

図8 リーチ動作における足趾と指先の距離計測・ガイド
スチールメジャーで指先と各足趾の距離を計測する．患者ごとの習慣的な爪切りや靴下着脱の動作パターンを考慮して膝屈曲位と伸展位の肢位で計測する．反対側上肢でのリーチ動作でも同様に計測する．

主観的評価尺度であるWOMACスティフネス・スケール（100 mm VASの0 mmがスティフネスなしで，100 mmが極度のスティフネス）を使用して起床後の歩行開始時や，日中の安静後運動開始時の程度を数値化する．

1-3 筋機能異常

痛みによる筋出力低下，廃用性筋萎縮などにより股関節周囲の筋力が低下しやすい．臼蓋形成不全で骨頭が扁平化し外上方に偏位しているケースでは外転レバーアームが短縮し力学的に外転筋力を発揮しにくくなる．外転筋力の低下は立位での腰椎骨盤の代償性異常アライメントや不安定性につながりやすい．股関節症が進行すると外転，内転，屈曲の筋力が特に低下しやすく，これらは生活動作能力の低下につながる[12]．単に筋力が低下するだけでなく，伸展制限がある症例では中殿筋の活動を代償するための大腿筋膜張筋の過活動などが問題になる場合もある．

筋力は徒手筋力テストやダイナモメータを用いて数値化する．伸展や外転に制限がある場合は再現性の高い値を得るために計測肢位の統制や代償運動のコントロールをより慎重に行う 図9．また，固定ベルトの使用や，複数回計測値の平均値採用なども検討する．

筋パフォーマンステストとして，外転や伸展の最終域において筋短

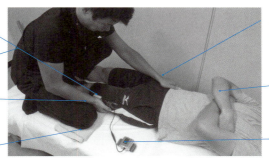

- ダイナモメータを大腿遠位外側に当てる(外顆からの距離を一定にする)
- 接触部に痛みがないか確認し,痛みがあればタオルを挟み接触面を広くする
- 検査者の大腿内側で前腕や手部を介してダイナモメータを固定
- 屈曲拘縮がある場合は膝窩部にタオルを敷き,制限角度分を屈曲させておく
- 骨盤が傾斜・回旋しないように対側の上前腸骨棘や腸骨稜部を固定
- 上肢は胸前で組ませる(何かを押したり,把持することによる影響を除く)
- 5秒間最大努力で外転させ圧が一定になったことを数値と手で確認

図9 ハンドヘルドダイナモメータを使用した股関節外転筋力テスト・ガイド

患者を背臥位とし,骨盤・大腿アライメントをできるだけ中間位として最大等尺性外転筋力を計測する.屈曲拘縮や内転位もしくは外転位での拘縮がある場合は計測肢位を記録しておく.1~2回練習した後に計測する.

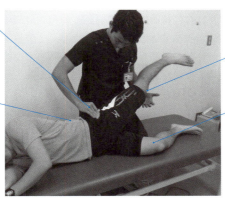

- 中殿筋と大腿筋膜張筋を触知して硬度や活動タイミングをチェック
- 矢状面から観察して骨盤回旋,腰椎伸展,股関節屈曲がないかチェック
- 他動的に股関節を外転させた後に手を放して患者自身に保持させる
- 基底面を広くするために股関節と膝を軽く屈曲させる

図10 股関節外転筋パフォーマンステスト・ガイド

患者を側臥位として股関節を他動的に外転させた後に手を放して空中で外転位を保持する能力を評価する.外転最終域と中間位の2つの肢位で評価する.痛みがない,もしくは比較的軽い肢位で実施する.保持できれば3,重力に耐え切れず内転すれば2,抵抗に耐えて外転位を保持できれば4と判断する.

縮位での筋力発揮能力を評価する **図10**.伸展では大殿筋とハムストリングスの活動タイミングを確認する.股関節伸展最終域での大殿筋や中殿筋の活動量・タイミングは立脚後期の骨盤後退やトレンデレンブルグ現象に影響する[13].

　筋の機能低下として関節位置覚の低下に着目し,角度計や傾斜計により関節位置覚の誤差を計測することによって,股関節周囲組織の固

有受容器の感覚機能を推察する．

MRI 画像があれば Image-J などのソフトを用いて筋の断面積を計測し，左右差や経時的変化を把握する．重症度がより高い側の股関節周囲筋の断面積は対側と比較して 6〜13％小さいとの報告がある[14]．

1-4 脚長差

軟骨の摩耗や，大腿骨頭の扁平・上方化により関節部が短縮し下肢長が短縮する．このような関節構造の異常による脚長差は構造的脚長差といわれる．股関節の内・外転位拘縮により骨盤が傾斜し，外見上で下肢が短縮もしくは長くなる機能的脚長差も生じる 図11．患者はズボン裾の余り具合やベルト位置のずれなどで脚長差に気づくことが多い．脚長差や骨盤傾斜は腰椎や膝，足部のアライメントを変化させ，二次的に腰痛，腰椎側弯，転子包炎，大腿膝蓋関節炎が生じやすい．脚長差はアライメントを含めて評価し治療や補高を選択する．

計測法に間接的計測法 図12，直接的計測法，X線画像法がある[15]．直接的計測法では患者を背臥位とし，上前腸骨棘から内果もしくは外果までの距離を計測し，脚長差への股関節部短縮の影響をみる．計測前に腰椎の側弯や過大な前弯，股関節の屈曲・外旋位をできるだけ修正しておく．骨指標をより詳細に決めるために筆者は上前腸骨棘を数

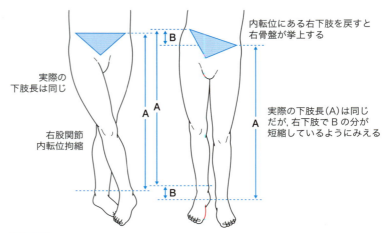

図11 機能的脚長差（Magee DJ. Orthopedic Physical Assessment. 5th ed. Philadelphia: Saunders; 2008. p692 より改変）
右股関節内転位拘縮により右下肢が機能的に短縮している．

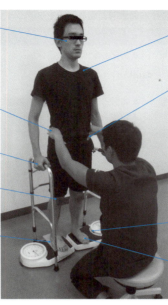

図12 間接的計測法による脚長差計測・ガイド

体重計上での立位で患者が短いと感じている下肢の足底にプラスチック板などを挿入していき，骨盤傾斜が消失した時点での補高距離を記録する．自覚的脚長差が消失した時点での補高距離や骨盤傾斜角度を別に記録しておく．

cm 尾側から頭側へ皮膚をずらすように触知し，最初に触れた部分を指標としている．外果と内果については腓骨と脛骨の遠位端をペンでマーキングして指標とする．

立位での骨盤部や下肢全長の X 線前後像があれば，背臥位，立位ともに画像上の骨指標（涙痕，小転子など）を基準として，拡大率（100～110％）を考慮して計測する．この計測値と前述した間接的・直接的計測法による値を比較して妥当性を確認しておく．

1-5 アライメント異常

痛みの回避や，前述した構造・機能障害によって身体各部の位置関係が不良になる 表2 ．任意の姿勢では頭部前方位や脊柱後弯などの習慣性のアライメント不良も認めやすい．患者自身でアライメントを修正した姿勢（自己修正姿勢）ではアライメントの中間位を誤認しており，頭頸部や腰椎の過伸展を認めることがある．これらのアライメ

表2 右側股関節症患者の主なアライメント異常パターン

	前額面	矢状面
腰椎	● 骨盤傾斜側に凸の側屈	● 前弯過大 ● 左回旋（骨盤に対する相対的回旋）
骨盤・ 股関節	● 骨盤右傾斜と右股関節外転 ● 骨盤左傾斜と右股関節内転	● 骨盤前傾と股関節屈曲 ● 骨盤右回旋
膝関節	● 下肢長が短い側：内反傾向 ● 下肢長が長い側：外反傾向	● 下肢長が短い側：伸展 ● 下肢長が長い側：屈曲
足部	● 下肢長が短い側：距骨下関節回外 ● 下肢長が長い側：距骨下関節回内	● 下肢長が短い側：高いアーチ（舟状骨高位） ● 下肢長が長い側：低いアーチ（舟状骨低位）

ントを評価しながら構造・機能的問題との関連を推察し，動作能力を改善するための修正ポイントを絞り込む．

任意の背臥位，座位，立位を前額面や矢状面から全身的に観察する．各々の自己修正姿勢で同様にアライメントをチェックして中間位の誤認についても確認する．その後，セラピストが口頭指示や徒手誘導によって可能な限り正常（理想）に近い状態（修正姿勢）としてアライメントをチェックする．アライメントの習慣性不良や中間位誤認の影響が比較的小さい修正姿勢において，股関節症自体の構造・機能障害の影響を推察する．

骨盤の骨指標は目視では確認しにくいため，腸骨稜，恥骨結節，上前腸骨棘，上後腸骨棘などの位置を触知しながら確認し，傾斜や回旋の程度を目視や傾斜計で計測する **図13**．なお，上前腸骨棘と上後腸骨棘を結んだ線と水平線のなす角度の参考値は約11°である[16]．

立位での骨盤部のX線画像があれば骨盤傾斜角や股関節角度などを計測する **図14**．前後画像からは閉鎖孔や骨盤開口部の形状から骨盤前後傾を推察する．左右の閉鎖孔が横に扁平化し，骨盤開口部が縦長に写っていれば骨盤前傾位，一方，閉鎖孔が縦長で骨盤開口部が横長に写っていれば骨盤後傾位と推測できる．

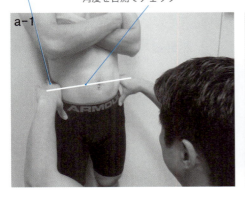
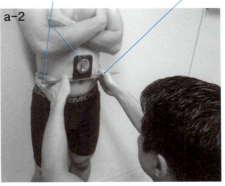
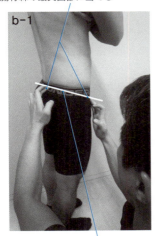
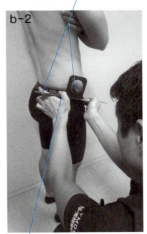

図13　骨盤の傾斜，回旋チェック/計測・ガイド

自然立位で骨盤の傾斜や回旋を目測でチェックし，傾斜計で計測する．検査者の目線はチェックしたいラインや傾斜計の位置に合わせる．
a-1：骨盤傾斜のチェック，a-2：骨盤傾斜角度の計測
b-1：骨盤前後傾のチェック，b-2：骨盤傾斜角度の計測

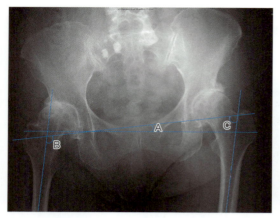

図14 単純X線画像上での骨盤と大腿骨のアライメント計測・ガイド

A：左右の涙痕下端を結んだ線と床面のなす角度（骨盤右傾斜）
B：左右の涙痕下端を結んだ線と右大腿骨長軸のなす角度（90°以上：股関節外転位）
C：左右の涙痕下端を結んだ線と左大腿骨長軸のなす角度（90°以下：股関節内転位）

1-6 立位での安定性・運動性の低下

　機能的，構造的な問題により荷重位でのアライメントが不安定になりやすい．これらは機能的，構造的な問題を代償し動作能力の維持に寄与する面もあるが，習慣化すると股関節だけでなく腰部や膝における力学的ストレスや周囲筋活動インバランスを過度に高め，二次的な症状につながる．股関節と腰部の機能的な問題が関与し合い，腰部由来の症状が明らかとなったケースは股関節-脊椎症候群といわれる．

　まずは代表的な代償性アライメント異常であるトレンデレンブルグ現象やデュシェンヌ現象を評価する．できるだけ静止画や動画を撮影し，後に改めて現象を確認する．片脚立位で左右の腸骨稜や肩峰を結ぶラインを観察し傾斜角度を計測する 図15．歩行中の骨盤傾斜は目視で確認した後に，患者の後方から腸骨稜を触知しながらチェックする．これらのアライメント異常への股関節外転筋機能の関与を推察するために上肢を側方挙上させて重心位置を変化させてアライメント不良の増減を確認する 図16．

　高齢の股関節症患者は片脚立位での重心動揺が大きくなり，中年者でも身体運動後の疲労によって動揺が大きくなる[17]．バランス能力は開眼および閉眼での片脚立位保持可能時間で数値化する．この際，浮かせた側の下肢を支持側下肢の内側に押し当ててバランスを保とうとする代償動作がないか確認する．

　動的な安定性の低下とともに，荷重位での股関節の運動性が低下し，起立・着座動作やトイレ動作に支障をきたす．荷重位での股関節運動

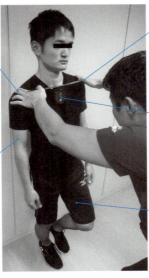

図15 片脚立位でのアライメント計測・ガイド
両肩峰を結ぶラインの傾斜角度を傾斜計を用いて計測する．骨盤傾斜角度の計測については図 13 参照．

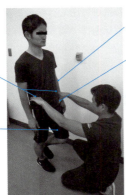
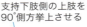
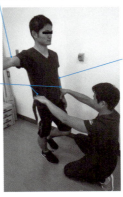

図16 立脚中期アライメント異常への股関節外転筋機能の影響をみるためのスクリーニング・ガイド
腸骨稜と上前腸骨棘を触知しながら両腸骨稜を結ぶラインの傾斜角度（トレンデレンブルグ現象）をチェックする．両肩峰を結ぶラインの傾斜角度（デュシェンヌ現象）変化もチェックする．傾斜計を用いて計測してもよい（図 13, 15 参照）．上肢を挙上して傾斜角度が減る場合には骨盤不安定性に股関節外転筋機能が影響していると推察できる．

1．変形性股関節症（保存療法）

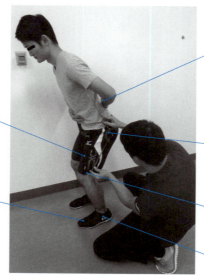

図17 スクワットテスト・ガイド

腰椎を中間位とし体幹を自然に前傾させながらスクワットをさせ，骨盤を下降できなくなった時点の股関節屈曲角度をゴニオメータで計測する．

性はスクワットテストで評価する **図17** [18]．このテストでの股関節屈曲角度と，他動的可動角度の差を算出し，その原因について考察しておく．起立・着座動作やトイレ動作で要求されるスクワット動作能力を評価することで，生活動作能力を間接的に推察することができる．

1-7　総合的下肢運動機能，生活動作能力の低下

　これまで述べた機能・構造的な問題により下肢の総合的な運動機能が低下し，移動能力が低下する．足踏みテストとステップテストは結果の再現性が高く，X線学的な重症度を反映し，主観的健康感と相関する[9]．足踏みテストは左右の膝を交互に股関節の高さまで上げながらその場で足踏みをさせ，15秒間に可能な足踏み回数を計測するもので，参考値は約30回である[9]．ステップテストは検査側の下肢で体重を支え，15秒間に反対の下肢での前方へ何回踏み出すことができるかを計測するもので，参考値は17回である[19]．

　日常生活動作では，股関節の安定性や運動性が特に求められる長時間立位保持，歩行，階段昇降，床上起立・着座，浴槽の出入り，靴下

着脱，爪切りが特に障害されやすい[11]．生活動作能力は日本整形外科学会股関節機能判定基準や，その他の股関節機能スコア（ハリス，アイオア，Charnley，アメリカ整形外科学など）を用いて客観的に評価する[20]．17 項目の WOMAC 身体機能スケールを用いて主観的な動作能力も評価する[8]．評価では動作の可・不可や困難度だけでなく，スピード，成功率，動作パターンなどを記録する．

1-8 身体活動量・運動耐容能の低下，高 BMI

身体活動量低下は股関節症の発症・進行要因の 1 つである[21]．運動耐容能が低下すると，高血圧や糖尿病，高脂血症などの罹患率が高まり，結果的に循環器系疾患発症のリスクが高まる．持久性の評価には自転車やトレッドミルによる運動負荷検査や，12 分間歩行テストなどが一般的に用いられており，股関節症患者の最大運動時酸素摂取量，運動時間，最大運動時負荷量は健常者よりも低い[22]．高 BMI（肥満）も発症・進行に関与するため，体重は定期的にチェックさせ，数値や折れ線グラフで推移を記録させる．

2 理学療法治療

理学療法治療の主目的は，痛みのコントロール，身体機能および動作能力の維持・改善であり，精神的不安などの緩和も期待される．ガイドラインにおいて理学療法は重要な非薬物的治療とされ，複数のアプローチが推奨されている 表3 [23]．これらの個々の効果については議論があるが，患者ごとの機能・能力低下の原因を把握したうえで，後述する治療や代償手段を組み合わせた包括的な理学療法を継続することで，相乗効果を期待できる[24]．

一側の股関節の痛み，可動域制限，筋機能異常を未発症の反対側が代償することで力学的負荷が増大し，両側性の股関節症に進展しやすい．すべての治療において，症状がある股関節はもちろんだが，その時点で症状がない側の股関節に対しても予防的視点をもってアプローチすることが大切である．

2-1 ROM エクササイズを含めた徒手療法

結合組織の柔軟性増大や筋緊張緩和を目的に他動運動や自動介助運動によるストレッチングを行う．これらには痛みや主観的スティッフネスの軽減効果も期待できる[25]．静的かつ愛護的な操作・運動で伸張

1. 変形性股関節症（保存療法）

表3 変形性関節症患者のための非薬物治療

- 患者教育
- 自己管理プログラム
- 電話による個別の社会的サポート
- 減量
- 有酸素運動
- 関節可動域エクササイズ
- 筋ストレッチング
- 移動補助具
- 適切な靴, インソール
- 装具
- 日常生活補助具

痛を自覚する直前の最終域で10〜20秒間止める. 1回のセッションで各方向に2回以上は実施し, 1週間に最低でも2〜3日は行うことが基本である. 施行頻度・回数・時間は, ROM評価で制限や左右差がより大きく, 機能・能力障害に及ぼす影響が大きい関節・運動方向で増すように設定する. エクササイズ中は腰椎や骨盤の代償運動をコントロールする 図18 . 患者は最終域での痛みに過度な恐怖心を抱くことが多いため, 痛みが生じる前に他動運動を止めることを事前に説明して防御性の筋活動や異常運動をコントロールする.

徒手療法として大腿骨を長軸方向に徒手で牽引し, 股関節に離開副運動を生じさせる. 結合組織の緊張により離開が停止するまでの振幅の大きい運動を5回2セットを目安に行う 図19 . これに他動的ROMエクササイズを組み合わせることでROM増大, 痛み軽減, 自覚的こわばり軽減などが期待できる[26].

ROMの増大にはGolgi腱器官による自原性抑制を利用したホールドリラックスも有用である. この手技で用いる筋収縮強度は最大が基本とされているが, 股関節症患者では等尺性収縮時の痛みを確認し, 最大随意収縮の20〜70%の範囲で調節しながら実施する[27].

2-2 筋機能トレーニング

筋力テストでの低下および左右差や, 筋パフォーマンス低下が起立や歩行などに与える影響度を考えながら, 荷重位での股関節安定性に関わる殿筋群の機能を抗重力位や抵抗下でのOKC運動で優先的に高める. 他の運動療法を組み合わせることで痛みや身体機能低下の改善

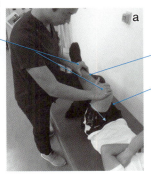
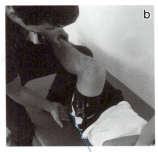

図18 股関節屈曲 ROM エクササイズ・ガイド

患者の下腿をセラピストの大腿に乗せて股関節を屈曲させ可動最終域で保持する（a）．セラピストの下肢を用いることで上肢で誘導，固定，触知がしやすくなる（b）．

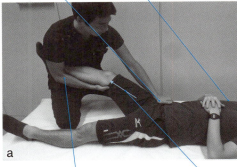
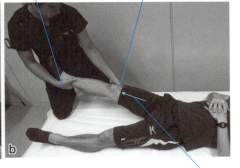

図19 股関節牽引（離解副運動）・ガイド

大腿骨を長軸方向に牽引しては戻すサイクルを繰り返す（a）．下肢が太く，重いために効果的に牽引できない場合は b のように行う．

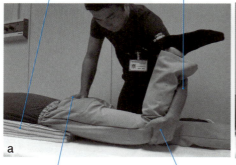
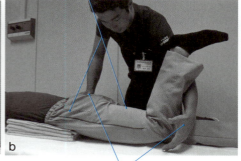

図20 股関節伸展筋機能トレーニング・ガイド

腹臥位膝関節屈曲位,股関節最終伸展位を開始肢位(a)として,等尺性収縮で下肢を空中で保持させる(b).保持できる場合は大腿後面に抵抗をかけて保持能力をさらに高める.

も期待できる[25].側臥位や臥位での外転運動や,腹臥位での伸展運動で中殿筋や大殿筋の機能を高める 図20 .股関節の安定化には筋力とともに,固有受容感覚や協調性が重要であるため,腰椎や骨盤の代償運動をコントロールさせ,対象とする筋の硬度を触知させながら筋の収縮の感覚やタイミング,股関節角度を自覚させる.また,様々な角度で等尺性,短縮性,伸張性の異なる収縮様式による運動を行わせ,スムースな収縮や,収縮様式の変換を学習させる.

2-3 脚長差の修正・補正

股関節の内転位もしくは外転位拘縮が骨盤傾斜や機能的脚長差の原因と判断した場合は内転筋群や外転筋群に対してストレッチングを行う.また,骨盤自動傾斜エクササイズや骨盤シフトエクササイズを指導する 図21 .このようなエクササイズで修正しきれない脚長差や,構造的脚長差には早い段階で靴のインサート・ソールによる補高を検討する.目安としては脚長差が 20 mm 以下では靴インサートで対応し,それ以上の差がある場合は靴インサートとソールを組み合わせて補正する.機能的脚長差に対して二次的な障害の予防を目的に靴イン

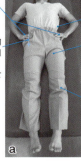
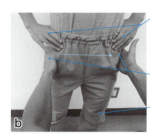

図21 骨盤傾斜修正エクササイズ・ガイド

a, bともに右股関節の内転位拘縮による骨盤左傾斜に対する修正エクササイズ.
a：背臥位での骨盤自動傾斜エクササイズ，b：立位での骨盤シフトエクササイズ（立位の安定性が低い，痛みがある，骨盤移動が不十分な場合は上肢でバーやテーブルを支持しながら行わせる．左膝を伸展位に保てない，もしくは右の踵が浮いてしまう場合は右の足底に数mm補高した状態で行わせる）．

サートで補正する場合は，機能的な改善を促すためにも部分的な補正に留めて，ストレッチングや骨盤傾斜修正エクササイズを重視する．

2-4　姿勢・アライメント修正

　背臥位，座位，立位でのアライメントの不良や非対称性を理解させながらコントロールを学習させる．任意姿勢と自己修正姿勢を，口頭指示，患者自身による目視，徒手誘導，鏡や動画によるフィードバックを利用して理想的な状態に近づくように指導する．骨盤は目視で確認しにくいため，上前腸骨棘，下前腸骨棘，大転子などを触知し，傾斜・回旋角度を調整する 図13 ．背臥位や立位で股関節屈曲制限による腰椎伸展や骨盤前傾の増大を認める場合は腸腰筋や大腿筋膜張筋のストレッチングを先に行う．立位では，荷重計を用いて荷重量をフィードバックしながら口頭指示や徒手誘導で重心位置やアライメントを修正して下肢荷重量の均等化を図る．閉眼での練習も組み合わせる．

2-5　荷重位での股関節安定性，運動性コントロール

　歩行や起立・着座を想定した荷重位姿勢で股関節の安定化と運動性

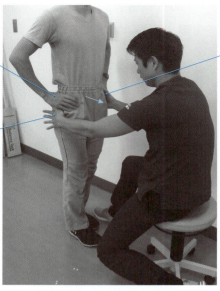

腸骨稜や上前腸骨棘を触知させ骨盤が過度に前傾しないようにコントロールさせながら，骨盤の前方移動を自覚させる

トレンデレンブルグ現象による大転子部の外方突出をチェックしながら，不安定な場合には圧迫して制動する

患者の手の上から上前腸骨棘を触知し骨盤の前傾や傾斜をチェック

図22 歩行での右下肢立脚期を想定した股関節安定性・運動性エクササイズ・ガイド
一側下肢を前に出した肢位から腰椎・骨盤・股関節を安定させながら重心を前方に移動させる．殿筋群や下腹部筋の活動を促し骨盤前傾，トレンデレンブルグ現象，デュシェンヌ現象，腰椎伸展増大をコントロールさせる．

向上を図る．股関節症では腸骨大腿靱帯，前方関節包，腸腰筋の伸張性低下によって股関節の屈曲位拘縮が生じやすい．そこで，歩行の立脚期初期から中期を想定して，罹患側下肢を一歩前に出した立位から重心を前方に移動する課題で，骨盤後退・傾斜などの特徴的なアライメント異常をコントロールしつつ，スムーズに股関節が伸展するように誘導する 図22 [28]．立脚後期，遊脚期でのコントロールを学習させたのちに，歩行周期を組み合わせていく．拘縮やスティッフネス，殿筋群機能低下がコントロールを阻害している場合には動作遂行に要する股関節可動域[29]を参考にしながらストレッチングや筋機能トレーニングを併用する．

2-6 生活動作練習，補装具

特に困難になりやすく，指導や補装具の使用によって遂行能力の改善を見込めるフットケア，浴槽の出入り，低い椅子の起立・着座を優先的に練習する．低い座面での起立・着座動作が困難なケースでは座

面の高い椅子やバスチェアの使用を推奨する．拘縮やスティッフネス，筋群機能低下が動作を阻害している場合にはストレッチングや筋機能トレーニングを併用する．女性患者が多いため家事動作で困っている点について詳細に確認し，練習や環境整備のアドバイスをする．

2-7　患者教育

股関節症の病態概要，ホームエクササイズ，THA を含めた治療概要についてパンフレットを用いて説明する．痛みはある程度コントロールできるということも明記しておく．このような患者教育によって精神的な不安が軽減し，自己管理やセルフエクササイズへの積極性が高まることが報告されている[30]．同意を得たうえで股関節症の患者や，のぞみ会などのサポート団体を紹介することで精神的不安の軽減を図る．

2-8　有酸素運動（水中含む）

高 BMI に対する減量指導や，運動耐容能低下への有酸素運動として水中運動を中心とした全身運動を推奨する 図23 ．

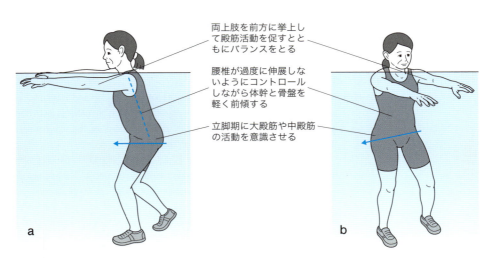

図23 水中ミニランジエクササイズ・ガイド
水中で上肢を前方に挙上した状態で前（a）や左右（b）にミニランジを繰り返す．

❖文献

1) Jingushi S, Ohfuji S, Sofue M, et al. Multiinstitutional epidemiological study regarding osteoarthritis of the hip in Japan. J Orthop Sci. 2010; 15: 626-31.

2) 村瀬鎮雄. 変形性股関節症の発症および悪化因子. 総合リハ. 2001; 29: 201-6.

3) Inoue K, Wicart P, Kawasaki T, et al. Prevalence of hip osteoarthritis and acetabular dysplasia in French and Japanese adults. Rheumatology (Oxford). 2000; 39: 745-8.

4) 相澤純也, 神野哲也, 古賀大介, 他. 変形性股関節症患者における主観的動作能力と股関節及び腰椎の可動域との関連. Hip Joint. 2009; 35: 159-63.

5) Jacobsen S, Sonne-Holm S, Søballe K, et al. Radiographic case definitions and prevalence of osteoarthrosis of the hip: a survey of 4 151 subjects in the Osteoarthritis Substudy of the Copenhagen City Heart Study. Acta Orthop Scand. 2004; 75: 713-20.

6) 相澤純也, 神野哲也, 古賀大介, 他. 人工股関節全置換術を待機している変形性股関節症患者の主観的疼痛に関連する因子. 専門リハビリテーション. 2011; 10: 16-22.

7) Juhakoski R, Tenhonen S, Anttonen T, et al. Factors affecting self-reported pain and physical function in patients with hip osteoarthritis. Arch Phys Med Rehabil. 2008; 89: 1066-73.

8) McConnell S, Kolopack P, Davis AM. The Western Ontario and McMaster Universities Osteoarthritis Index (WOMAC): a review of its utility and measurement properties. Arthritis Rheum. 2001; 45: 453-61.

9) Arokoski MH, Haara M, Helminen HJ, et al. Physical function in men with and without hip osteoarthritis. Arch Phys Med Rehabili. 2004; 85: 574-81.

10) Steultjens MPM, Dekker J, van Baar ME, et al. Range of motion and disability in patients with osteoarthritis of the knee or hip. Rheumatology. 2000; 39: 955-61.

11) Aizawa J, Jinno T, Koga D, et al. Range of motion of the hip and lumbar spine as a factor affecting self-reported physical function in patients with hip osteoarthritis. Proceedings of the 5th world congress of the International Society of Physical and Rehabilitation Medicine. 2009. p. 1-2.

12) van Baar ME, Dekker J, Lemmens JA, et al. Pain and disability in patients with osteoarthritis of hip or knee: the relationship with articular, kinesiological, and psychological characteristics. J Rheumatol. 1998; 25: 125-33.

13) Perron M, Malouin F, Moffet H, et al. Three-dimensional gait analysis in women with a total hip arthroplasty. Clin Biomech (Bristol, Avon). 2000; 15: 504-15.

14) Arokoski MH, Arokoski JP, Haara M, et al. Hip muscle strength and muscle cross sectional area in men with and without hip osteoarthritis. J Rheumatol. 2002; 29: 2185-95.

15) Woerman AL, Binder-MacLeod SA. Leg length discrepancy assessment: accuracy and precision in five clinical methods of evaluation. J Orthop Sports Phys Ther. 1984; 5: 230-8.

16) Levine D, Whittle MW. The effects of pelvic movement on lumbar lordosis in the standing position. J Orthop Sports Phys Ther. 1996; 24: 130-5.

17) Arokoski JP, Leinonen V, Arokoski MH, et al. Postural control in male patients with hip osteoarthritis. Gait Posture. 2006; 23: 45-50.

18) Cliborne AV, Wainner RS, Rhon DI, et al. Clinical hip tests and a functional squat test in patients with knee osteoarthritis: reliability, prevalence of positive test findings, and short-term response to hip mobilization. J Orthop Sports Phys Ther. 2004; 34: 676-85.

19) Pua YH, Wrigley TV, Cowan SM, et al. Hip flexion range of motion and physical function in hip osteoarthritis: mediating effects of hip extensor strength and pain. Arthritis Rheum. 2009; 61: 633-40.

20) Kirmit L, Karatosun V, Unver B, et al. The reliability of hip scoring systems for total hip arthroplasty candidates: assessment by physical therapists. Clin Rehabil. 2005; 19: 659-61.

21) Petersson IF. Osteoarthritis of the peripheral joints. Best Pract Res Clin Rheumatol. 2002; 16: 741-60.

22) Philbin EF, Groff GD, Ries MD, et al. Cardiovascular fitness and health in patients with end-stage osteoarthritis. Arthritis Rheum. 1995; 38: 799-805.

23) Thomas J. Update of ACR Guideline for osteoarthritis. role of the coxibs. J Pain Symptom Manage. 2002; 23: 24-30.

24) Fransen M, McConnell S, Bell M. Theraputic exercise for people with osteoarthritis of the hip or knee. A systematic review. J Rheumatol. 2002; 29: 1737-45.

25) Hernández-Molina G, Reichenbach S, Zhang B, et al. Effect of therapeutic exercise for hip osteoarthritis pain: results of a meta-analysis. Arthritis Rheum. 2008; 59: 1221-8.

26) Hoeksma HL, Dekker J, Ronday HK, et al. Comparison of manual therapy and exercise therapy in osteoarthritis of the hip: a randomized clinical trial. Arthritis Rheum. 2004; 51: 722-9.

27) 相澤純也, 柳澤 健, 小山貴之. ホールドリラックス手技における筋収縮強度が下肢伸展挙上角度に与える即時的効果. PNF research. 2005; 5: 16-21.

28) 相澤純也, 美﨑定也, 小山貴之, 他. 片側下肢術後の動作障害に対する理学療法アプローチ. 理学療法. 2010; 27: 154-66.

29) Hyodo K, Masuda T, Aizawa J, et al. Hip, knee, and ankle kinematics during activities of daily living: a cross-sectional study. Brazilian Journal of Physical Therapy. 2016; 21: 159-66.

30) Williams NH, Amoakwa E, Burton K, et al. The Hip and Knee Book: developing an active management booklet for hip and kneeosteoarthritis. Br J Gen Pract. 2010; 60: 64-82.

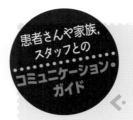

「XX?」ときかれたらどうする？

Q「リハビリでよくなりますか？ やはり手術した方がいいのでしょうか？」ときかれたらどうする？

A 人工関節置換術や骨切り術などの手術の適応は症状，病態，客観的身体機能，患者さんの希望・価値観などから総合的に判断されます．手術の判断は医師と患者さんの間で決定されることが多いですが，身体機能や動作能力について理学療法士が意見を求められることがあります．このような場合，専門家同士では客観的なデータに基づく予後予測や理学療法効果について議論するべきです．患者さんへの返答は，個人で判断し安易な回答をすると患者さんに不要な誤解やストレスを与えることになるので 整形外科医師やリハビリテーションスタッフとの共通認識を得たうえで，過不足なく説明しましょう．

Q「人工関節置換術を受ける予定です．手術前にやっておいた方がいいことはありますか？」ときかれたらどうする？

A 人工関節置換術（THA）後の合併症を考慮したスクリーニングや指導を術前から行っておきましょう．重篤な術後合併症に深部静脈血栓症（deep vein thrombosis: DVT），肺塞栓症（pulmonary embolism: PE）があります．これらの予防に役立つ足・足関節の自動底背屈運動を手術前から習慣化するように指導しておきましょう．高齢者や肥満例では特に重要です．

　もう1つの合併症に脱臼があります．低い椅子での起立・着座動作や，座位で床のものを拾う動作などで，体幹・骨盤前傾による相対的な股関節過屈曲や屈曲・内転・内旋複合運動が生じると，インプラント，骨，軟部組織のインピンジメント部位が支点となって後方脱臼が生じやすいです．また，まれではありますが寝返り動作時などの伸展・外旋複合運動により前方脱臼を生じる可能性もあります．THAを予定している患者さんでは脱臼しやすい動作パターンがないか治療者側でスクリーニングしておき，必要性や希望に応じて術後を想定した脱臼回避動作を指導しておきましょう．

<相澤純也>

2 変形性股関節症(THA)

疾患の特徴

本項では人工股関節全置換術(total hip arthroplasty: THA)とその後の理学療法を中心に述べる.THA は,主に股関節症や大腿骨頭壊死症,関節リウマチ(rheumatoid arthritis: RA)により痛みが出現した股関節に対して行われる手術療法である.股関節の臼蓋側はカップ,大腿側は骨頭・ステムのインプラントで置換される 図1 .骨セメントを使用するセメント型,骨セメントを使用しないセメントレス型,大腿骨・臼蓋側のいずれかにセメントを用いるハイブリッド型に分けられる.

わが国では発育性股関節形成不全(developmental dysplasia of the hip: DDH)による二次性の股関節症が多い[1].そのため,THAにより股関節が解剖学的な位置へ再建されると,術前後で骨頭中心位

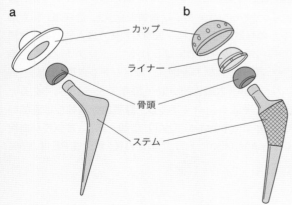

図1 人工股関節全置換術で使用するインプラント
a: セメント型, b: セメントレス型

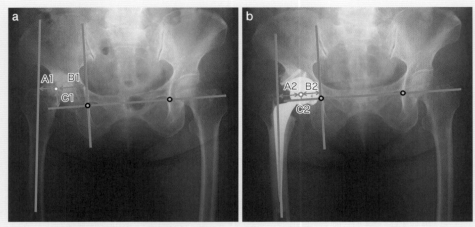

図2 THA 前後の骨頭中心位置の変化（右 THA 例）
a：術前．b：右 THA 後．A1，A2：大腿骨軸から骨頭中心までの距離．B1，B2：左右涙痕下端を結ぶ線から涙痕を通る垂線と骨頭中心までの距離．C1，C2：左右涙痕下端を結ぶ線と骨頭中心までの距離．THA 後に A は大きくなっている．B と C は小さくなり，骨頭中心が内下方へ移動していることがわかる．

置が変化する 図2 ．また，術前の骨形態が術後の安定性や脱臼予防に不利と判断された場合は，インプラントの設置位置を調整する 図3 ．

　術後合併症には，脱臼，ゆるみ，術後深部感染，静脈血栓塞栓症がある．脱臼発生率は初回 THA 後で 1〜5%，再置換術後で 5〜15%である[2]．脱臼は，股関節の屈曲・内転・内旋または伸展・内転・外旋の複合運動でカップとステムあるいは大転子と骨盤が衝突することにより起こる 図4 ．脱臼の要因として，術前の骨形態，インプラント設置角（combined anteversion）および骨頭径 図5 ，原疾患，再置換術，術前患者教育の有無があげられ，後側方・後方進入法の場合は短外旋筋群と関節包の修復の有無もあげられる[2]．インプラント耐用率は，セメント型で 20〜25 年が 77〜84%，セメントレス型では臼蓋側が 15〜20 年で 77〜95%，大腿骨側が 15〜20 年で 85〜100%である[2]．術後深部感染の発生率は 0.1〜1%である．静脈血栓塞栓症は深部静脈血栓症（deep vein thrombosis：DVT）で 20〜30%，症候性肺血栓塞栓症（pulmonary embolism：PE）で 0.5〜1%，致死性 PE は 0.5%未満である[2]．

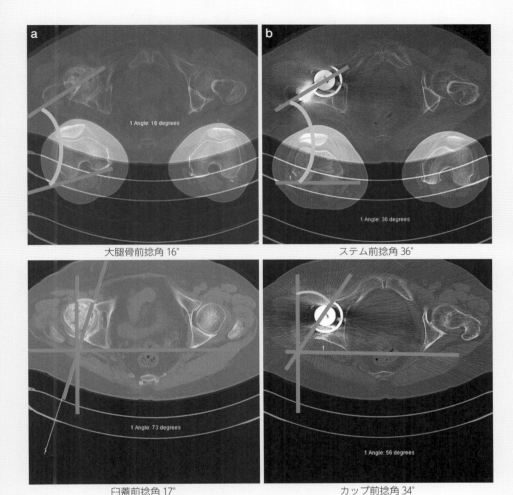

図3 THA 前後の前捻角の変化（右 THA 例）

a：術前．b：右 THA 後．大腿骨（ステム）前捻角：大腿骨両顆部後縁を結ぶ線と大腿骨頚部軸（骨頭中心とステムのショルダー中心を結ぶ線）のなす角度．臼蓋（カップ）前捻角：両坐骨後縁を結ぶ線の垂線と臼蓋（カップ）の前後縁を結ぶ線のなす角度．

2．変形性股関節症（THA）

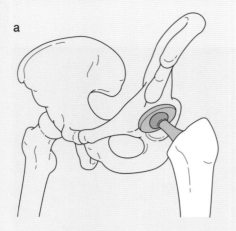
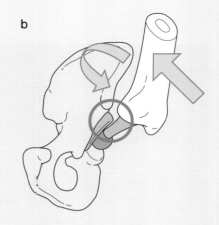
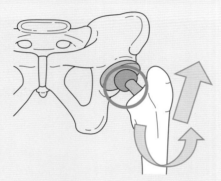

図4 カップとステムの衝突
a: 中間位．b: 後方脱臼．股関節屈曲・内転・内旋でカップの前上方とステムの前上方が衝突する．c: 前方脱臼．股関節伸展・内転・外旋でカップの後下方とステムの後上方が衝突する．

インプラント設置角

combined anteversion　　小さい　＜　40〜60°　＜　大きい

　　　　　　　　　　　後方脱臼リスク↑　　　　　　　前方脱臼リスク↑

骨頭径の大きさ

　骨頭径　大　＝　oscillation angle(A), jumping distance(B) 大

　　　　　　　　　　　　　　　　　　　　　　　　脱臼リスク↓

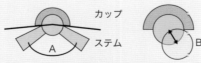

図5 インプラント設置角と骨頭径の大きさによる脱臼リスクの違い
A: カップ内縁とステムが衝突するまでの角度（oscillation angle）．B: 骨頭がカップを乗り越えるまでの距離（jumping distance）．combined anteversion: カップとステムの前捻角の和

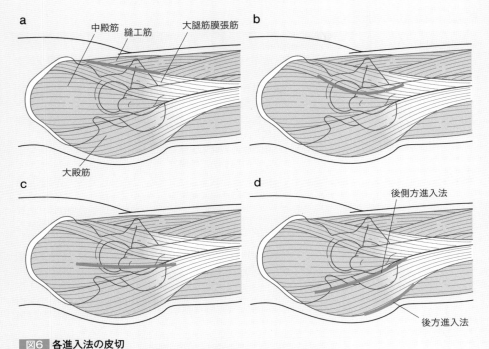

図6 各進入法の皮切
a：前方進入法．b：前外側進入法．c：側方進入法．d：後側方・後方進入法

　手術の進入法には，前方，前外側，側方，後側方・後方進入法があり，それぞれで軟部組織の侵襲が少ないMIS（minimally invasive or mini-incision surgery）法がある 図6 ，表1 ．
　脱臼は，患者の脱臼感，痛み，関節可動域（range of motion：ROM）制限，脚長差，下肢アライメントで評価される．高位脱臼例に対するTHA後は脱臼時に痛みを訴えない場合もある．脚長差は，正確な評価が行われることがベスト（1-4．脚長差の項目参照）だが痛みが強い場合は，膝関節屈曲位で簡易的に確認される 図7 ．

2．変形性股関節症（THA）

表1 手術進入法の利点と注意点

	進入方法	利点	注意点
前方	大腿筋膜張筋と縫工筋の間から進入 股関節周囲筋の切離なし	早期の下肢筋力維持に効果的 後方軟部組織を温存できるため脱臼予防に効果的	外側大腿皮神経損傷が起きる可能性がある
前外側	大腿筋膜張筋と中殿筋の間から進入 股関節周囲筋の切離なし	早期の下肢筋力維持に効果的 後方軟部組織を温存できるため脱臼予防に効果的	上殿神経損傷が起きる可能性がある
側方	大殿筋・大腿筋膜張筋を切開 中殿筋と外側広筋を連続させたまま大転子から切離して進入	後方軟部組織を温存できるため脱臼予防に効果的	上殿神経損傷や中殿筋縫合不全が起きる可能性がある 大転子切離の場合は，大転子の骨癒合不全の可能性もある
後側方・後方	大殿筋の前縁（後側方），筋線維（後方）を分けて進入	術中視野の確保や正確なインプラント設置に効果的	坐骨神経損傷が起きる可能性がある 短外旋筋群（梨状筋，上下双子筋，内閉鎖筋）の手術侵襲による術後脱臼に注意が必要である

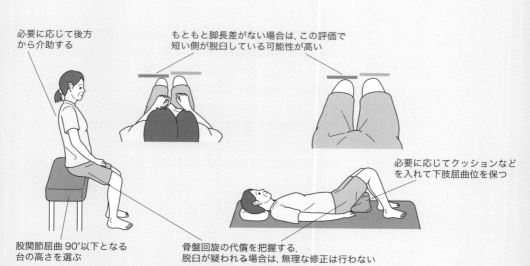

図7 脱臼スクリーニングのための脚長差簡易評価・ガイド
骨盤回旋の代償に注意して左右の膝関節の高さを確認する．

1 理学療法評価

1-1 画像所見によるアライメント変化

　THAにより股関節が解剖学的な位置へ再建されると，術前後で骨頭中心位置が変化する．術前後の骨頭中心位置の変化を画像上で評価し，筋などの軟部組織への影響を推察する 図2 ．筋力は，筋収縮によって生じた力が筋から腱を介して骨に伝達され，てこの作用により外部に発揮された関節トルクである．関節トルクは筋張力とモーメントアーム（関節の回転中心から筋までの距離）を乗じた値で示される．そのため，骨頭中心位置（関節の回転中心位置）の変化から，おおよその筋の状態を推察することができる．例えば， 図2 の術前の術側は非術側よりも骨頭中心が外上方へ移動しているため，外側にある組織（中殿筋や小殿筋など）の関節トルクは弱く，内側の組織（内転筋

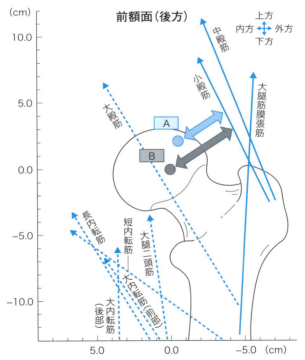

図8 骨頭中心位置の移動によるモーメントアームの変化（前額面）
AからBに骨頭中心位置が移動した場合，小殿筋に対するモーメントアームはAよりBの方が大きくなり，Bの方が関節トルクを発揮しやすい環境となる．

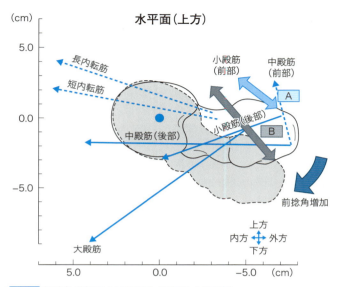

図9 前捻角増加による筋張力の変化（水平面）
前捻角が増加すると小殿筋前部線維は増加前（A）より増加後（B）に
伸張された状態となる．

群など）は強くなっていると推察できる 図8 ．筋張力が弱くなった軟部組織は短縮位となるため，術後に骨頭中心位置が内下方へ移動した場合には ROM 制限の原因の１つとなる．

次に，大腿側と臼蓋側の前捻角を評価する 図3 ．前額面での骨頭中心位置の変化と同様に水平面での変化から軟部組織の変化を推察する 図9 ． 図3 の場合は，術後にカップとステムの前捻角の和である combined anteversion が増加しているため，前方の軟部組織（小・中殿筋の前部線維など）の筋張力が増し，術後の安静背臥位での股関節屈曲・内旋が強くなりやすいと予測できる．

1-2 痛み，ROM 制限

術前からある痛みの原因としては筋痛や滑膜炎に加えて滑液包炎，仙腸関節炎，大腿神経障害などがある 図10 ．これらの部位別の原因を理解したうえで，圧痛部位の触診と徒手検査により患者個々で原因を絞り込む 図11, 12 ．術後の痛みの原因としては手術侵襲による軟部組織の炎症や伸張痛，隣接関節痛がある．術前の筋・腱硬度の

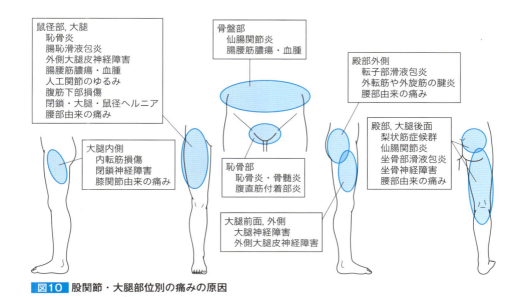

図10 股関節・大腿部位別の痛みの原因

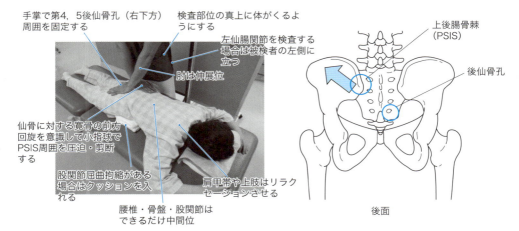

図11 左仙腸関節の圧迫・剪断テスト・ガイド

被検者を腹臥位とし左仙腸関節に圧迫・剪断力を与えた際の仙腸関節痛の有無を確認する．明らかな痛みが出た場合は，仙腸関節炎を疑う．

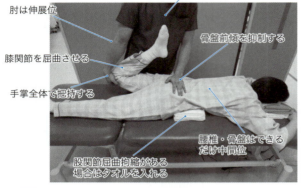
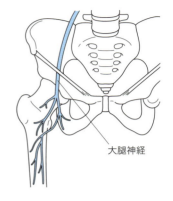

図12 左大腿神経の伸張テスト・ガイド
被検者を腹臥位とし大腿神経を伸張させた際の大腿前面痛を確認する．明らかな痛みやしびれが出た場合は，大腿神経障害を疑う．

触診とROMテストで拘縮の程度を確認しておき，これらが術後にどのように変化したかを評価する．術前に大腿骨頭の上方偏位が大きいケースでは手術で骨頭位置を原臼位に戻すと，軟部組織がより伸張されるため，腸腰筋や中・小殿筋，内転筋群に伸張痛が生じやすい．腰部や膝の痛みについても評価し，その原因を推察する．腰部や膝の痛みは，それぞれ立位・歩行時の股関節伸展制限や回旋制限と関連しやすいため，実際の動作で股関節の可動範囲を確認し，腰部や膝による代償運動の有無や程度をチェックする 図13．下腿の傾斜角度変化は，術後の膝痛と関連する[3]．術後の入院期間に訴える激しい痛みはインプラント挿入部の骨折が生じている可能性もあるため，痛みの発生状況や性質を確認するように心がける．

1-3 筋機能異常

THA前後の除痛や歩容改善に向けては特に股関節外転筋力と膝伸展筋力に着目して評価する．股関節外転筋力は術後一時的に低下するが7週時には術前値以上に改善する[4]ことや，膝伸展筋力の回復は股関節外転筋力よりも遅れる[5]ことが報告されている．中殿筋と外側広筋は大転子上を覆う厚い腱様の骨膜で連続している[6]ため，これらの

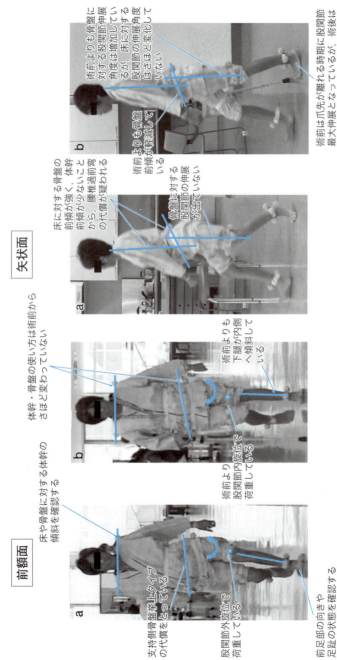

図13 THA前後の歩容評価・ガイド（左THA例）
a：術前、b：THA後6週時．
体表の各指標にマーカー（球形ボール，円形シール）を貼付け，固定カメラで撮影した動画を用いて，前額面は全足底接地時，矢状面は股関節最大伸展時のマーカー位置の左右差や床面に対する傾斜角度などを評価する．体幹・骨盤・下腿の傾斜，体幹前傾，股関節伸展角度に注目する．

2. 変形性股関節症（THA）

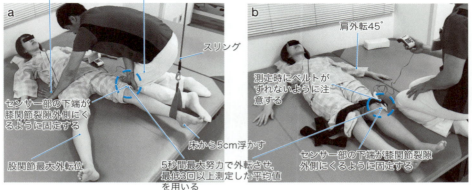

図14 HHD を用いた股関節外転筋力測定・ガイド
a：徒手固定法．検査側下肢を股関節中間位でスリングに吊るし，非検査側股関節を最大外転位で徒手固定により測定する方法．b：ベルト固定法．両股関節中間位で固定用ベルトを用いて測定する方法．

筋力の回復は手術の進入方法の影響を受ける．筋力は徒手筋力測定器（hand held dynamometer：HHD）で数値化する[7]．図14．数値は，実測値を用いる方法や実測値をレバーアーム（大転子から膝関節裂隙の距離）で乗じ，体重で除した値（Nm/kg）として算出する方法がある．徒手による固定力では測定値に誤差が生じる[8]ため基本的にはベルト固定法を用いる．しかし，ベルト固定法は非術側の筋力の影響を受けるため，術側のみの正確な筋力を評価したい場合は徒手による固定を用いることもある．

1-4 脚長差

脚長差には患者が感じる機能的脚長差（functional leg length discrepancy：FLLD）と実際に構造的に差が生じている構造的脚長差（structural leg length discrepancy：SLLD）がある．機能的脚長差は自覚的脚長差（perceived leg length discrepancy：PLLD）ともいわれる．THA 後は，構造的脚長差よりも機能的脚長差が大きくなることが多い[9]．機能的脚長差は，問診とブロック法[10]で評価する図15．問診では，"生活の中で足の長さの違いを感じますか？"，"どのようなときに感じますか？"，"それは何 cm くらいですか？"など

立位保持が困難な場合
は軽く平行棒を把持し
てもらうこともある

脚長差を感じなく
なったところで骨
盤側方傾斜や回旋
の代償を評価する

自然立位で足底に
1枚5mmの板を段
階的に入れ，患者
が脚長差を感じな
くなる板の厚さを
測定する

膝関節屈曲や足関
節底屈などの代償
が強い場合は，修
正した肢位でも測
定する

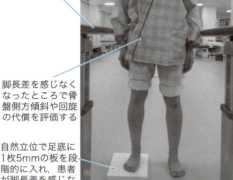
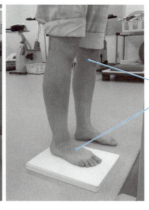

図15 5 mm の板を用いた機能的脚長差の評価・ガイド
実生活に近い状態での機能的脚長差を測定するため，代償的な姿勢は過度に修正しない．

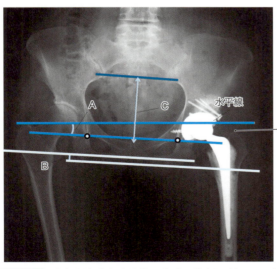

小転子が特定しに
くい場合は大転子
最上部を指標とす
る

図16 骨盤傾斜角度と脚長差の計測・ガイド（左 THA 例）
A：骨盤側方傾斜，水平線と左右涙痕を結ぶ線のなす角度．B：脚長差，左右涙痕
を結ぶ線から小転子最頂部までの距離の左右差．C：骨盤前後傾，仙腸関節下縁
から恥骨結合上縁の距離，55 mm 以下を後傾タイプ，55〜100 mm は正常タイプ，
100 mm 以上は前傾タイプと判断する[11]．

2．変形性股関節症（THA） 37

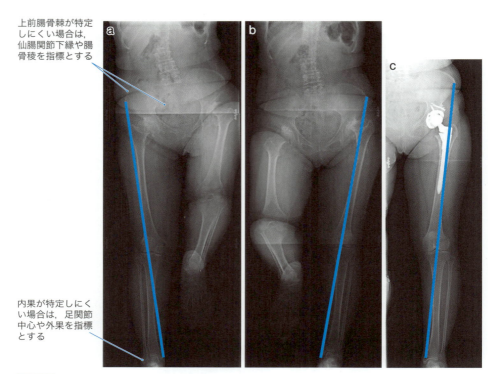

図17 片脚立位全下肢長の評価・ガイド
a: 術前非術側片脚立位. b: 術前術側片脚立位. c: 左 THA 後術側片脚立位.
上前腸骨棘と内果を結ぶ最短距離を計測する（a: 682 mm, b: 684 mm, c: 717 mm）.
このケースは両側末期変形性股関節症のため，術前の脚長差は小さく，左 THA 後の構造的脚長差は 717－682＝35 mm（非術側＜術側）となっている．

と聴取する．問診と板を用いた方法の評価値が大きく異なる場合は，歩容などの動作と立位姿勢の違いを観察する．板を用いた方法より問診でより大きな脚長差を訴えるケースは，動作中に股関節が屈曲位となっている場合が多い．構造的脚長差は，棘果長や転子果長に加えて，股関節正面画像や片脚立位全下肢画像で確認する **図16, 17**．機能的脚長差と構造的脚長差が異なる原因はいくつかあるが，体幹，下肢の ROM 制限や股関節以外の構造的な問題に注目して絞り込む **図18**．例えば，**図17** の場合は構造的脚長差が 35 mm（非術側＜術側）であったが，機能的脚長差が 15 mm（非術側＜術側），腰椎右凸側弯が修正不能な構造的側弯であったため，脚長差の補正を 35 mm としては腰部または非術側股関節への負担が増すと考え，15 mm の

構造的脚長差より機能的脚長差を大きく認めやすいROM制限

- 体幹
  術側への側屈制限
  (術前に臼蓋の被覆率を上げるため, 術側へ骨盤を傾斜していたケースに起こりやすい)
- 骨盤, 股関節
  術側骨盤側方傾斜, 股関節内転制限
  (上記同様, 仙骨に対する寛骨の前方回旋や股関節外旋制限も脚長差を助長させる)
- 足関節
  背屈制限
  (脚長差の代償を足関節底屈で行っていたケースに起こりやすい)

股関節以外の構造学的問題

- 構造的側弯
  胸腰椎が術側凸のC字状側弯
  S字状側弯は凹凸の程度による
- 外傷による変形治癒
  尖足変形

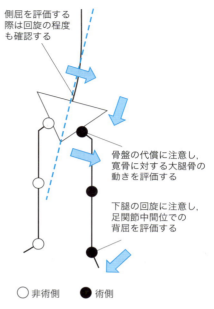

図18 機能的脚長差の原因推察・ガイド

補高を選択することとなる.

1-5 姿勢, 歩容の異常

高齢者の股関節症例では, 姿勢や併存疾患による腰椎後弯変形, 膝関節伸展制限が骨盤後傾位を促し, 被覆率の低い臼蓋前壁への負荷が増大することで痛みが生じやすい. DDHによる二次性股関節症例では, 被覆率の高い臼蓋後壁で荷重するために骨盤を前傾し, 接触面積を拡大する反応がみられるが, 負荷量が許容範囲を超えて痛みが生じる. このケースでは, 骨盤側方傾斜や股関節外転によって骨頭の求心位を保つ反応もみられる. 姿勢の評価では, 体幹や膝を含めたアライメントと股関節痛の理論的な関係を理解しておく. 最初に, これらのアライメント変化に脚長差や併存疾患がどの程度関与しているのか, 下肢の下行性運動連鎖を考慮しながら臥位のアライメントを評価する 図19, 20. 股関節症(高位脱臼)例は様々な代償性立位アライメントを認めるため, 背臥位での評価を参考に立位アライメントも実際に観察してパターンを分類する 図21. long leg arthropathy[14]（長

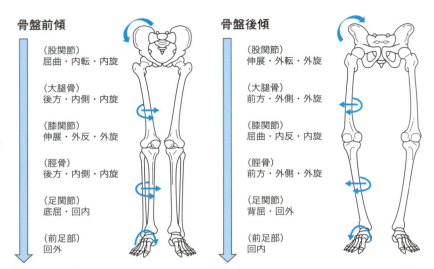

図19 **下肢の下行性運動連鎖**（市橋則明．運動学の基礎知識．身体運動学　関節の制御機構と筋機能．東京：メジカルビュー社；2017．p. 2-15．を参考に作成）

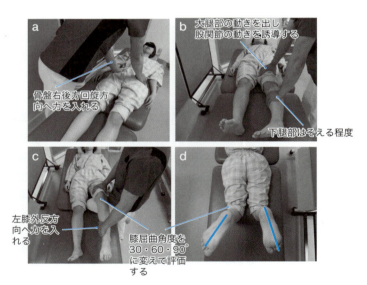

図20 **アライメント評価・ガイド**

視診とランドマークの触診から左右差を評価する．
アライメントの左右差がみられる関節でa～dなどの評価をしていく．a：骨盤を左右に回旋（図は右後方回旋）させ，左右差を評価する．b：左右の股関節を内・外旋（図は左内旋）させ，左右差やクリック音を評価する．c：左右の膝を内・外反（図は左外反）させ，左右差や不安定性を評価する．d：腹臥位膝屈曲位で下腿を外旋させ，左右差を評価する．

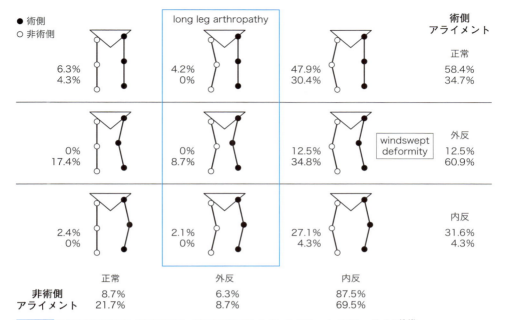

図21 変形性股関節症（高位脱臼）例の下肢アライメントパターン分類・ガイド[12,13]
数値の上段はSomeyaら[12]（n=48），下段は江頭ら[13]（n=23）の報告である．

下肢側の外反膝）やwindswept deformity[15]（長下肢側の内反膝，短下肢側の外反膝）のようなアライメントも多いという認識をもつことが大切である．

　前額面上でよく観察される異常歩行として支持側骨盤下制タイプ歩行と支持側骨盤挙上タイプ歩行がある．一般的には股関節外転筋の機能不全によりこれらの異常歩行が起こるとされているが，ここでの支持側骨盤下制タイプとは立脚期に骨盤と体幹が支持側へ傾斜する歩行，支持側骨盤挙上タイプとは立脚期に反対側骨盤が下制して，支持側骨盤が挙上する歩行と定義する．THA前後のケースでは股関節の内転や外転などのROM制限，側弯，脚長差によっても異常歩行が生じやすい．これらの異常歩行の有無や程度を観察する際は，股関節のみではなく体幹や膝関節の動きにも注目してパターン分けをする 図13, 22 ．側弯は修正可能な機能的側弯か，修正不可能な構造的側弯かを評価する．矢状面上では，立脚中期から後期にかけての膝関節屈曲角度増大や股関節伸展不足[16]がみられやすい．筋活動として

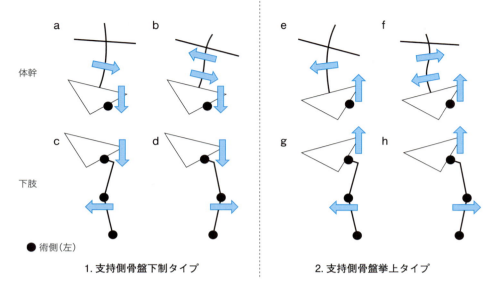

図22 THA後患者の歩行でみられやすい代償性運動パターン分類・ガイド（左THA例の左片脚立脚期を想定）

a：術側凸のC字状側弯．b：腰椎術側凸胸椎術側凹のS字状側弯．c：股関節正常or内転位，膝関節外反位．d：股関節外転，膝関節内反位．e：術側凹のC字状側弯．f：腰椎術側凹胸椎術側凸のS字状側弯．g：股関節内転，膝関節外反位．h：股関節外転，膝関節内反位．

は，立脚期初期から中期の股関節外転筋活動遅延[17,18]や，中期から後期の足関節底屈筋の過活動[19]が報告されている．遊脚期は初期の腰椎過前弯の有無や足先の向きに注目するとよい．股関節伸展制限がある場合は，立脚中期から後期にかけて股関節伸展を代償するために腰椎の過前弯が出現して遊脚期に移行する．股関節の回旋制限がある場合やcombined anteversionが変化している場合は，足部の代償運動が観察されやすい．例えば，術前に骨頭が亜脱臼し股関節求心位を保てないために股関節内旋制限があったケースが足先の向きを揃えようと荷重時に後足部を内旋，中・前足部を内転していたとする．このケースがTHA後に股関節の求心位が獲得され，combined anteversionが大きくなった場合は，足部の代償は過剰となる．この現象は，小指荷重での蹴り出しを促し，遊脚期での足部内がえしとして観察されやすい．非術側に股関節症を有する例や両側THA例では，反対側の股関節機能が歩容パターンに与える影響を推察することが重要である．

1-6 日常生活動作の異常，危険性

術後早期は転倒や脱臼のリスクがあり，退院時期でも術前からの拘縮による ROM や動作の制限から退院後の生活に不安を感じている患者は少なくない．これらを理解して，まずはチェックシートを用いて生活環境を含めた生活動作能力のレベル，パターン，介助量を把握する 図23, 24 ．特に足部へのリーチ動作は THA 後に困難を感じやすい[20]ため，術前に“これまでどのように行っていたか”を実際の動作で観察し，股関節の過剰な屈曲・内旋や伸展の有無を把握する 図25 ．家事や仕事，趣味活動などの応用動作，他の併存疾患を考慮した動作など個人に合わせた評価も行う．例えば，主婦の場合は床掃除の方法，運転手の場合は仕事で使用する車の種類や乗り降りの方法，スポーツをしている方はその種類と行う時間・頻度などを把握する．しゃがみ込みや重量物運搬に対する不安は復職を遅らせる可能性がある[21]ため，予めしゃがみ込む姿勢や頻度，重量物の大きさや重さ，運搬距離などを確認する．患者立脚型評価である日本整形外科学会股関

歩行	□ 自立	□ 介助		
	□ 独歩	□ 杖	□ シルバーカー	□ その他
階段	□ 自立	□ 介助	□ 非実施	
	□ 1足1段	□ 2足1段		
車乗降	□ 自立	□ 介助		
	□ 殿部から乗る	□ 足から乗る		
起居	□ 自立	□ 柵使用	□ 介助	
	□ 側臥位	□ 長座位	□ 腹臥位	□ その他
更衣	□ 自立	□ 道具使用	□ 介助	
	□ 立位	□ 端坐位	□ 床座位	
	□ 股過屈曲	□ 股内旋	□ 股開排	
足リーチ	□ 自立	□ 道具使用	□ 介助	
	□ 股過屈曲	□ 股内旋	□ 股開排	
	−靴下	□ くるぶし丈	□ ハイソックス	
		□ 5本指	□ その他	
	−靴	□ スニーカー	□ 革靴	□ ブーツ
	−爪切り	□ クリッパー型	□ ニッパー型	
	−爪変形	□ 有	□ 無	
床リーチ	□ 自立	□ 道具使用	□ 介助	
	□ 中腰開排	□ 片脚引いて	□ 両膝伸展	
	□ 膝ついて	□ その他		
入浴	□ 自立	□ 介助		
	□ 自宅	□ 施設		
	□ シャワーチェア	□ 浴槽台	□ バスマット(床)	
	−洗体	□ 椅子座位	□ 床座位	□ 立位

仕事	□ 有	□ 無	
	−復職	□ 有	□ 無
	−時期	□ 1M以内	□ 2～3M以内
		□ 4～6M以内	□ 1Y以内
	内容 (		)
趣味	□ 有	□ 無	
	内容 (		)
家事			
炊事：	□ 自立	□ 介助	□ 非実施
洗濯：	□ 自立	□ 介助	□ 非実施
掃除：	□ 自立	□ 介助	□ 非実施
買い物：	□ 自立	□ 介助	□ 非実施
移動	□ 徒歩	□ 車	□ 自転車
	−車	□ 軽	□ 普通
		□ ワゴン	□ 大型
家屋			
手摺：	□ 玄関	□ 階段	□ 浴室
	□ トイレ	□ 廊下	
段差：	□ 有	□ 無	
座る：	□ 椅子	□ ソファ	□ 床
寝具：	□ ベッド	□ 布団	
	−ベッド柵	□ 有	□ 無
	−上げ下ろし	□ 有	□ 無

図23 ADL・生活環境チェックシートの一例

項目の順番や内容は，施設ごとに問診を行いやすいように変える．

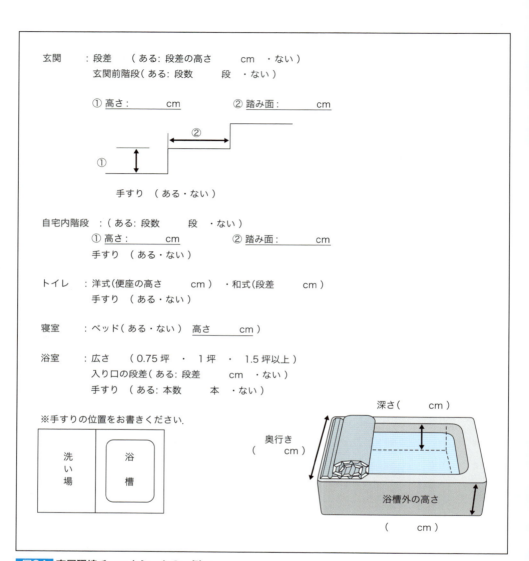

図24 家屋環境チェックシートの一例

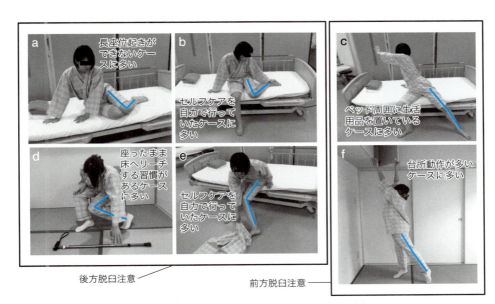

図25 術前から脱臼リスクが考えられる動作パターン例（左 THA 予定）
a: 起き上がり，b: 足部へのリーチ，c: 後方へのリーチ，d: 床へのリーチ，e: 下衣着脱，f: 高い場所へのリーチ

節疾患評価質問票（Japanese Orthopaedic Association Hip-Disease Evaluation Questionnaire: JHEQ）や WOMAC（Western Ontario and McMaster Universities Osteoarthritis Index）などを用いて主観的な動作能力や生活の質（quality of life: QOL）も数値化する．

2

理学療法治療

　THA後早期は創部負担の少ない体幹機能エクササイズを中心に行う．ROMエクササイズや筋機能トレーニングなどは，原疾患を考慮して計画する．原疾患がDDHによる股関節症の場合は，股関節由来の問題が下肢に波及していたと想像し，骨盤を固定して大腿骨を動かす運動よりも骨盤を誘導して下肢の動きを連動されることを意識する．主訴・demandを聴取し，単に機能改善を目指すのではなく，QOL向上のために機能改善が必要だという認識をケースと共有して理学療法を展開していくことが重要である．

2-1　ROMエクササイズ

　術前に明らかなROM制限があった症例では，術後の経過時期を考慮しながら積極的なROMエクササイズを行う．創傷治癒は，急性炎症期（術直後〜3日），肉芽組織増殖期（術後3日〜6週間），組織再形成の成熟期（術後6週間〜6カ月間）に分けられる[22]．炎症期は，創部への過剰なストレスが治癒を遅延させること，過度な痛みにより患者との信頼関係が崩れることを考慮して最終停止感までのROMエクササイズは行わず，愛護的なエクササイズによるリラクセーションを主目的とする．増殖期は，筋・腱と筋膜，術創と関節包や靱帯，皮膚・皮下組織の創傷による癒着を予防するため，愛護的な他動運動から徐々に積極的な自動運動へと移行していき，成熟期の完全な自動運動獲得を目指す．

　ROMエクササイズを行う際は，手術進入法に加えて，拘縮改善のための内転筋切離，脱臼予防のための短外旋筋群や関節包の縫合，脚延長による神経損傷防止のための大腿骨転子下骨切り術併用など，そのケースに合わせて行った処置がないかを確認し，侵襲による痛みが出現する運動方向を軟部組織の起始・停止や作用から予測しておく．術前からの拘縮やアライメント変化により短縮していると推察できる軟部組織は，触診やROMテストで短縮の程度を確めた後に，その軟部組織が伸張される肢位で30秒ほど保った後に戻すことを繰り返し，ROMの拡大を試みる **図26，27**．脱臼リスクが高い場合は，股関節屈曲や伸展方向への積極的なROMエクササイズはあえて行わない．股関節だけではなく体幹，膝，足関節のROM制限に対してもエクササイズを行い，姿勢や歩容の改善につなげていく．

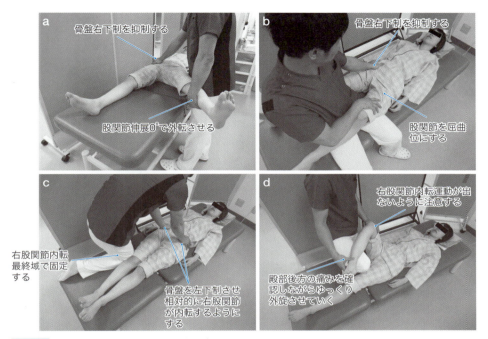

図26 股関節の ROM エクササイズ・ガイド
a：左長内転筋や短内転筋を伸張するためのエクササイズ．b：左大内転筋を伸張するためのエクササイズ．c：右外転筋群を伸張するためのエクササイズ．d：右外旋筋群を伸張するためのエクササイズ．

2-2 筋機能トレーニング

　THA やエクササイズで拡大された ROM で筋力が十分に発揮できるように筋機能トレーニングを行う．等尺性収縮や短縮性収縮から伸張性収縮へ，OKC 運動から CKC 運動へと段階的に負荷を強くしていく 図28 ．この際，隣接関節での代償運動が起きないようにコントロールすることや，創部の状態に合わせて筋群を実際に触診して刺激することが大切である．THA に大転子切離や大腿骨転子下骨切り術を併用しているケース[23]では，骨癒合を優先するため股関節の内転や外旋の他動運動，外転抵抗運動などは医師と相談したうえで開始時期を決める．これらのトレーニングは退院後も自宅で継続できるようにパンフレットを作成し，入院中から病室でセルフトレーニングの習慣化を促す 図29 ．

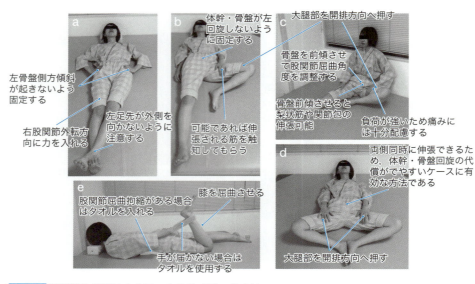

図27 股関節の ROM セルフエクササイズ・ガイド
a：左外転筋群を伸張するための股内転エクササイズ．b：左内転筋群を伸張するための股開排エクササイズ．c：左内転筋群を伸張するための股開排エクササイズ．d：両内転筋群を伸張するための股開排エクササイズ．e：左大腿直筋を伸張するための股伸展・膝屈曲エクササイズ．

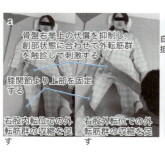 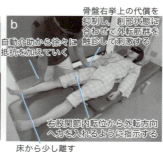 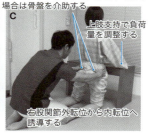

図28 股関節外転筋群のトレーニング・ガイド
a：OKC 等尺性収縮．b：OKC 短縮性（求心性）収縮．c：CKC 伸張性（遠心性）収縮．

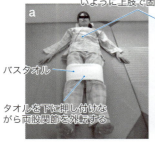
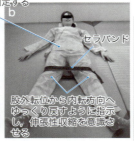
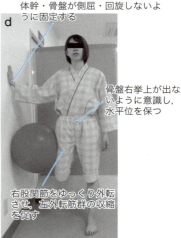

図29 股関節外転筋群のセルフトレーニング・ガイド
a, b：除重力位での股外転筋機能トレーニング．c：抗重力位での股外転筋機能トレーニング．
d：CKC での股外転筋機能トレーニング．

2-3　脚長差の補正

　機能的脚長差は自然経過や理学療法によって軽減することを期待し，まずは構造学的脚長差を補正する．股関節の伸展や内転の制限による機能的脚長差に合わせて補高を作成すると機能的脚長差の改善余地を奪うことになるので注意する．屋内外での用途を確認し，個々の患者の要望や生活環境に合わせた補高を作成する 図30 ， 表2 ．例えば，術前から両側外反膝があり，術後に機能的脚長差 45 mm（術側＞非術側），構造学的脚長差 30 mm（術側＞非術側）で，機能的脚長差は股関節外転拘縮によるため今後の改善が期待できるケースでは，非術側に 15 mm の中敷き補高と靴底を 15 mm 高くした靴を作成し，30 mm の屋内用補高を作成する．術前からの変形を考慮して中敷き補高を内側縦アーチを強調した足底板に変更する．

　靴を選ぶ際は，適度な高さがあり，ヒールカウンターが大きく，ヒールが低く，甲周りに余裕があるものを選ぶ．要望がないケースに補高

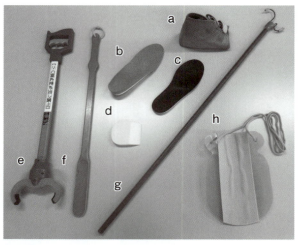

図30 THA後に提案できる補助具
a: 屋内用補高. b: 足底板を併用した補高. c: 中敷き補高. d: 踵部のみの補高. e: リーチャー（マジックハンド）. f: 靴べら. g: リーチャー. h: ソックスエイド.

表2 THA後患者に提案できる補助具の選択・ガイド

補助具名	適用症例	使用上の注意
a．屋内用補高	脚長差が大きい（15 mm 以上）[*1] 屋内活動が多い	着脱練習が必要 通気性を考慮
b．足底板を 　　併用した補高	歩容改善を強く望む 長距離歩行を行う スポーツ復帰を考えている	足部評価が必要
c．中敷き補高	靴を履き替えることが多い	ハイヒールなど甲周りに余裕がない 靴には使用できない
d．踵部のみの補高	簡易に試したい 補高の高さが決まらない 装具として発注することが困難	補高を取り出すためのスリッパの用 意が必要 破損しやすい
e．リーチャー 　（マジックハンド）	リーチ動作が困難 脱臼リスクが高い[*2]	リーチャーの長さ・ケースのグリッ プ力の評価が必要
f．靴べら	靴の脱ぎ履きが困難 後方脱臼リスクが高い	可能な限り長いものを勧める
g．リーチャー	靴の脱ぎ履きが困難 後方脱臼リスクが高い	靴の踵部分にリングを付け 引っ張る練習が必要
h．ソックスエイド	靴下の着脱が困難 後方脱臼リスクが高い	道具の使用練習が必要 破損しやすい

[*1]：脚長差が少ない場合はスリッパで代用することが多いが，要望があれば作成する．
[*2]：端座位で後方へリーチした場合は前方脱臼の危険が生じる．

作成を勧めることは THA 後の満足度低下につながるので注意する．

2-4　姿勢，歩容の修正エクササイズ

　背臥位，端座位，立位において術前からの代償性異常アライメントを可能な限り左右対称で理想的なアライメントに修正するためのエクササイズを指導する 図31, 32．術前に数カ月から数年で習慣化した代償性の異常アライメントは入院期間のみで修正することは限界があるため，退院後も継続的にエクササイズをすることで改善する可能性があることを十分に説明しておく．combined anteversion が大きいケースでは，蹴り出し時の足先を内側に向けることを指導する 図33．これは，大腿骨に対して下腿が術前よりも外旋し，下腿外旋を制動する後外側支持機構（外側側副靱帯，膝窩筋腱，膝窩腓骨靱帯など）[24,25] に過度な伸張ストレスが加わることによる膝痛を予防するためである．必ずしも左右対称とすることが歩容修正の目的とはならないように注意する．歩容指導は術前の歩行をビデオで撮影し，実際

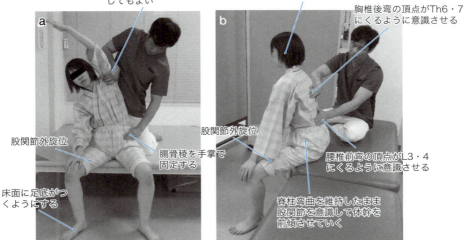

図31　体幹への介入・ガイド
a：左広背筋，腹斜筋，腹横筋の伸張を狙った ROM エクササイズ．b：脊柱弯曲と股関節外旋 ROM を意識した姿勢修正エクササイズ．

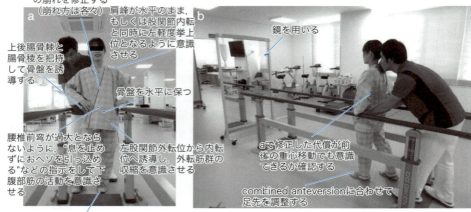

図32 歩容への介入・ガイド（左 THA 例）
a：左下肢への側方重心移動エクササイズ．b：左下肢への前後重心移動エクササイズ．
a，b が上手くできるようになった後に実際の歩行でもコントロールができるか確認する．

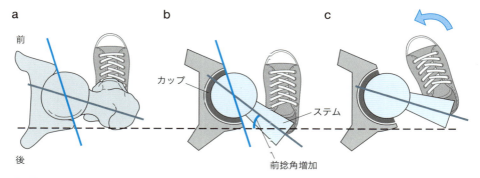

図33 アライメント変化による足部の向き（右 THA 例）
a：術前前捻角．b：THA 後のステム前捻角増加．c：股関節求心位．
術前よりも前捻角が増した場合は，術前よりも内旋位をとりやすくなる．実際はカップ前捻角も変化しているため，combined anteversion の変化として考える．

に動画を示しながら説明すると理解されやすい．

2-5 ADL練習，生活指導

近年の入院期間短縮に伴い，理学療法における術後早期のADL練習や生活指導の重要性は高まっている．術後は，めまい・嘔気，痛み，バイタルサイン（血圧，脈拍，酸素飽和度）変動，脱臼リスク，貧血，併存疾患，ルート類の位置などを確認し，DVT予防のために早期離床を促す．脱臼リスクは，術中所見や術前の拘縮・筋力・動作から総合的に判断し，医師・看護師と共有する．例えば，術中に股関節屈曲90°・内旋30°でインピンジメントが認められ，術前から股関節外旋制限，股関節周囲筋の筋力低下，股関節内旋位でのリーチ動作がみられていたケースの術後脱臼リスクは高いと判断できる．離床は背臥位や側臥位から長座位，端座位，立位，歩行の順で行う 図34 ．離床直後の歩行時は，急な膝折れに備え，歩行器を使用させ，セラピストは患者の後方から監視・介助し，方向転換時や後進時のつまずき，膝折れに特に注意する．離床後は尿路感染予防のためにバルーンカテーテル

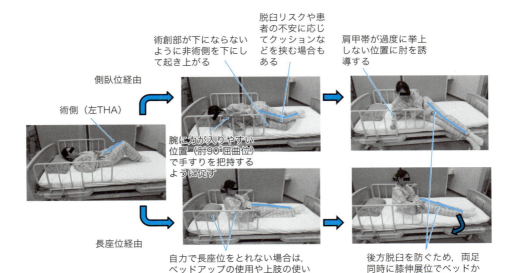

図34 起き上がり動作指導・ガイド（左THA例）

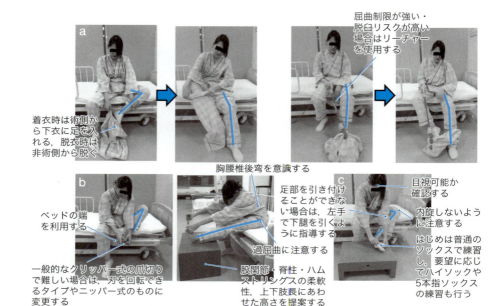

図35 下衣更衣，爪切り・靴下着脱動作指導・ガイド（左THA例）
a：下衣の着脱．b：爪切り動作．c：靴下着脱動作．
上記の方法以外にも，背臥位や立位で術側膝関節を屈曲させて行う方法やソックスエイドを使用する方法，正座で行う方法などをケースのROM，動作能力，生活環境，脱臼リスクなどを考量して指導する．

の早期抜去を目指し，なるべく早い段階でトイレ動作の自立を促す．トイレ動作指導の際は，比較的狭い空間での着座・起立・移動動作が必要となるため，歩行器の位置や方向転換時の転倒に十分に注意する．その後は，ケースの状態（めまいなどの管理が必要か，非術側がTHA後か否か，など）や病棟生活に合わせて，更衣，洗体，入浴などのセルフケア動作を確認する 図35 ．脱臼リスクの高いケースでは，動作前にどのような動きを行おうとしているのかを聴取し，不意に脱臼肢位をとらないように注意する．セルフケア動作の獲得後は，床上動作，車の乗降，家事・仕事・趣味活動などを段階的に指導していく 図36 ．また，生活環境の調整や福祉用具を提案し，脱臼予防のための動作獲得や退院に対する不安軽減に努める．特に重度のROM制限がある場合や脱臼リスクが高い場合は適切な補助具を提案し，使用方法を説明する 図30 ， 表2 ．術側の脱臼肢位を理解し，自動運動でも術側下肢の位置を修正・保持できるようになる頃から非術側の関

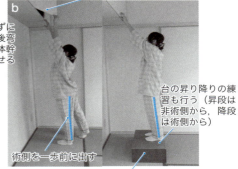

図36 床の物を拾う,高い場所へのリーチ動作指導・ガイド(左 THA 例)
a:床の物を拾う動作. b:高い場所へのリーチ動作.

節負荷[26]や年齢に応じた QOL 向上[27]を意識した関わりを行う.例えば,術後早期は脱臼リスクに応じた指導(リスクの少ない起き上がり方法の指導など)を行うが,徐々に自宅の生活環境(本人が慣れ親しんだベッドの向きでの起き上がり方法など)も考慮した指導へと変えていく.

❖文献

1) Jingushi S, Ohfuji S, Sofue M, et al. Multiinstitutional epidemiological study regarding osteoarthritis of the hip in Japan. J Orthop Sci. 2010; 15: 626-31.
2) 日本整形外科学会,日本股関節学会,監修.日本整形外科学会診療ガイドライン委員会,変形性股関節症診療ガイドライン策定委員会,編.変形性股関節症診療ガイドライン 2016.改訂第 2 版.東京:南江堂; 2016.
3) 家入 章,増田武志,山本貴宏,他.脱臼性股関節症に対する人工股関節前後の膝関節痛について.Hip Joint(Suppl).2015; 41: 206-8.
4) 家入 章,対馬栄輝,石田和宏,他.徒手筋力測定器を用いた股関節外転筋力測定の検討—人工股関節全置換術後患者を対象に—.Hip Joint(Suppl).2014; 40: 89-92.
5) 塚越 累,建内宏重,大畑光司,他.人工股関節全置換術後における

股関節・膝関節周囲筋の筋力推移の比較：膝関節伸展筋力の回復は遅延する．理学療法学．2009；36：41-8.

6）McFarland B, Osborne G. Approach to the hip: A suggested improvement on Kocher's method. J Bone Joint Surg. 1954；36（B）：364-7.

7）Ieiri A, Tushima E, Ishida K, et al. Reliability of measurements of hip abduction strength obtained with a hand-held dynamometer. Physiother Theory Pract. 2015；31：146-52.

8）家入　章，対馬栄輝，石田和宏，他．徒手筋力測定器を用いた股関節外転筋力測定の検討．Hip Joint（Suppl）．2013；39：222-25.

9）西島紘平，家入　章，石田和宏，他．人工股関節全置換術後の実用的脚長差の変化―術後2週時までの検討―．北海道理学療法．2012；29：8-13.

10）Harris I, Hatfield A, Walton J. Assessing leg length discrepancy after femoral fracture: clinical examination or computed tomography? ANZ J Surg. 2005；75：319-21.

11）Kitajima M, Mawatari M, Aita K, et al. A simple method to determine the pelvic inclination angle based on anteroposterior radiographs. J Orthop Sci. 2006；11：342-6.

12）Someya S, Sonohata M, Ide S, et al: Lower limbs alignment in patients with a unilateral completely dislocated hip. Open Orthop J. 2016；10：448-56.

13）江頭秀一，上通一泰，重松正森，他．股関節完全脱臼症例（Crowe IV）における下肢アライメントの検討．整形外科と災害外科．2009；58：699-702.

14）Brattström H, Brattström M. Long term results in knee arthrodesis in rheumatoid arthritis. Reconsr Surg Traumatol. 1971；12：125-37.

15）Smyth EH. Windswept deformity. J Bone Joint Surg Br. 1980；62-B：166-7.

16）南角　学，神先秀人，石倉　隆，他．術後早期における人工股関節置換術患者の歩行分析―歩行中の股関節伸展角度の減少が重心移動に及ぼす影響―．理学療法科学．2005；20：121-5.

17）対馬栄輝，尾田　敦．変形性股関節症患者における跛行と歩行時下肢の筋活動時期との関係．理学療法学．1996；23：218-25.

18）加藤　浩，藤野英次郎，上島隆秀，他．歩行解析における股関節中殿筋の質的評価の試み―wavelet変換による動的周波数解析―．理学療法学．1999；26：179-86.

19）Tateuchi H, Tsukagoshi R, Fukumoto Y, at al. Immediate effects of different ankle pushoff instructions during walking exercise on hip kinematics and kinetics in individuals with total hip arthroplasty. Gait Posture. 2011；33：609-14.

20）家入　章，石田和宏，田邉芳恵，他．人工股関節全置換術後早期のSF-36およびWOMACの変化．北海道理学療法．2008；25：46-50.

21）大窪悠真，菅原真美，片山理樹，他．THA後の復職状況―退院後のアンケート調査―．北海道作業療法．2015；4：218-22.

22) Oakes BW. Classification of injuries and mechanisms of injury, repair, healing and soft tissue remodeling. In: Bloomfield J, et al editors, Science and Medicine in Sport. 2nd ed. Australia: Blackwell Science; 1995. p. 224-45.

23) 家入　章，宮城島一史．運動器疾患の理学療法．In: 奈良　勲，編．実学としての理学療法概観．東京: 文光堂; 2015．p. 182-99.

24) Zeng SX, Wu GS, Dang RS, et al. Anatomic study of popliteus complex of the knee in a Chinese population. Anat Sci Int., 2011; 86: 213-8.

25) Lasmar RC, Marques de Animeida A, Serbino JW Jr., et al. Importance of the different posterolateral knee static stabilizers: biomechanical study. Clinics (Sao Paulo, Brazil). 2010; 65: 433-40.

26) 家入　章．生活指導について．In: 対馬栄輝，編．筋骨格系理学療法を見直す．東京: 文光堂; 2011．p. 290-305.

27) Ieiri A, Tushima E, Ishida K, et al. What predicts 36-item health survey version 2 after total hip arthroplasty. Arch Phys Med Rehabil. 2013; 94: 902-9.

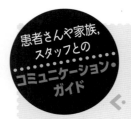

Communication Guide:
「XX?」ときかれたらどうする?

Q 「手術後にスポーツはできますか?」ときかれたらどうする?

A 手術前に行っていたスポーツがコンタクトスポーツ以外のものであった場合は,具体的な回答ができるように医師と相談を重ねて準備をしておきましょう.根拠のない安易な回答は,許可ができなかった場合に信頼関係が崩れてしまうので注意しましょう.まずは,復帰を望むスポーツの種類を確認します.基本的には,low-impact スポーツ(ゴルフ,水泳,ダンスなど)は問題ないとされています.米国では 2007 年の整形外科学会(AAOS)で moderate-impact スポーツ(ハイキング,テニス,ウェイトリフティングなど)まで許可していますが,日本は DOH による THA が多いことを考えると,年齢,併存疾患,手術方法(セメント or セメントレス,進入方法,骨移植の有無など),転倒リスクなどから医師と相談のうえで総合的に判断する必要があります.次に,実際に行う動作を確認しましょう.本人が言うスポーツ名から想像する動作と実際に行っている動作が異なる場合があります.危険な動作がみられた場合は,その動作に代わる方法を一緒に考え医師などと共有しておきましょう.スポーツ復帰を望まれている方は,それを生き甲斐にしていることが多く,可能な限り行える方法を見つけ出すという姿勢が大切です.

Q 「手術後の性生活はどうしたらいいですか?」ときかれたらどうする?

A このような悩みを抱えている方は多いように思います.まずは,説明を受けたいスタッフ(個人・性別)やパートナーへの説明も必要か,説明は個室がいいかなど,どのような環境での説明を望んでいるのかを確認しましょう.希望に合わせた環境で説明することが大切です.インターネットを使える方には,"Sexual Activity" と "Total Hip Arthroplasty" の用語を紹介し,自ら動画や画像を確認してもらった後に質問に答えるといった関わりを行うこともあります.

<家入 章>

3 股関節唇損傷

疾患の特徴

　股関節唇損傷とは，臼蓋辺縁についている環状の線維軟骨組織である股関節唇が損傷することである．股関節唇には股関節内を陰圧にして安定させる機能（suction 機能）と，関節内を密閉することで滑液を貯留して圧分布を均一化し少量の滑液でも軟骨に栄養を与えることを可能とする機能（sealing 機能）がある[1]．股関節唇損傷により上記

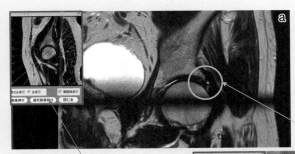
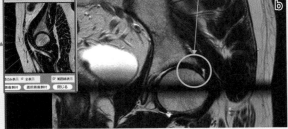

黒く写っている関節唇に白い線が入っている（股関節唇損傷像）

大腿骨頭を中心に放射上にスライスした断面像をみることで，どこにどの程度の大きさの股関節唇損傷があるかを確認する

図1　放射状スライス MRI（T2 強調画像）
a: 12：00 スライス画像，b: 12：30 スライス画像

表1 FAI（狭義＊）の診断指針

画像所見	●pincer type のインピンジメントを示唆する所見 ① CE 角 40°以上 ② CE 角 30°以上かつ acetabular roof obliquty 0°以下 ③ CE 角 25°以上かつ cross-over sign 陽性 ◆正確な X 線正面像による評価を要する．特に cross-over sign は偽陽性が生じやすいことから，③ の場合においては CT あるいは MRI で寛骨臼の後方開きの存在を確認することを推奨する． ●cam type のインピンジメントを示唆する所見 CE 角 25°以上 主項目: α 角（55°以上） 副項目: head-neck offset ratio（0.14 未満），pistol grip 変形，herniation pit （主項目を含む 2 項目以上の所見を要する）
身体所見	●前方インピンジメントテスト陽性 ●股関節屈曲内旋角度の低下（股関節 90°屈曲位にて内旋角度の健側との差を比較） 最も陽性率が高く頻用されている所見は前方インピンジメントテストである．Patric test（FABER test）も参考所見として用いられるが，他の股関節疾患や仙腸関節疾患でも高率に認められる．また，上記の身体所見も他の股関節疾患で陽性となり得ることに留意する必要がある．
診断の目安	上記の画像所見を満たし，臨床症状（股関節痛）を有する症例を臨床的に FAI と診断する
除外項目	以下の疾患のなかには二次性に大腿骨-寛骨臼間のインピンジメントをきたし得るものもあるが，それらについては本診断基準をそのまま適用することはできない ●既知の股関節疾患: 炎症性疾患（関節リウマチ，強直性脊椎炎，反応性関節炎，SLE など），石灰沈着症，異常骨化，骨腫瘍，痛風性関節炎，ヘモクロマトーシス，大腿骨頭壊死症，股関節周囲骨折の既往，感染や内固定材料に起因した関節軟骨損傷，明らかな関節性変化を有する変形性股関節症，小児期より発生した股関節疾患（発育性股関節形成不全，大腿骨頭すべり症，Perthes 病，骨端異形成症など），股関節周囲の関節外疾患 ●股関節手術の既往

＊明らかな股関節疾患に続発する骨形成異常を除いた大腿骨寛骨臼間のインピンジメント

機能が破綻することで変形性股関節症に移行するリスクが高まる可能性がある．股関節唇には感覚受容器である神経終末が存在していることから[2]，股関節唇損傷は股関節痛に関与する重要な因子の 1 つとい

える.

　股関節唇損傷は，股関節の形態的異常を基盤とし，外傷やスポーツ活動により股関節唇に一過性もしくは反復ストレスが作用した場合に発症する[3]．股関節の形態的異常には，寛骨臼形成不全と大腿骨寛骨臼インピンジメント（FAI: femoroacetabular impingement）が報告されている．寛骨臼形成不全における股関節唇の幅は正常股関節より増大しているため，荷重負荷が大きくなり股関節唇損傷の要因となることが推測される[4]．寛骨臼形成不全における関節唇損傷は，変形性股関節症の病期の早期から大部分の症例に観察される[5]．FAI は，大腿骨側の骨形態変形である cam type，寛骨臼側の骨形態異常である pincer type，両側の骨形態異常を併せ持つ mixed type の変形があり，股関節運動時に骨頭頚部移行部と寛骨臼縁に繰り返し衝突負荷が加わることで関節軟骨あるいは股関節唇に損傷をきたす病態である[6]．

　股関節唇損傷の画像診断には放射状スライス MRI が有用である 図1 [7]．寛骨臼形成不全は単純 X 線画像所見上の骨指標を用いたセンターエッジ角（CE 角），シャープ角，臼蓋骨頭指数から判断する[8,9]．FAI は日本股関節学会が提唱する FAI 診断基準 表1 を用いて判断する[10]．

1　理学療法評価

1-1　痛み

　痛みはしゃがみ込み動作，階段昇降，自動車への乗降動作，低めの椅子への立ち座り動作で起こることが多く[11,12]，鼠径部痛を主とし，ときに大腿前面痛や殿部痛を訴えることもある[13]．

　痛みの評価は問診，痛み誘発動作評価，圧痛の確認，関節可動域検査，整形外科的テストおよび筋力検査を用いて行う．

　問診では現病歴，既往歴，随伴性疼痛などについて詳しく聴取する 表2 ．下肢にしびれや感覚異常がある際には，触覚検査，筋力検査，下肢伸展挙上テスト，大腿神経伸展テストを用い腰椎神経根症状の有無を確認する．

　痛みの程度は Numerical Rating Scale（NRS）または Visual Analogue Scale（VAS）を用いる．NRS は，痛みを 0 から 10 の 11 段階に分け，痛みがまったくないを 0，考え得るなかで最悪の痛みを 10 として，痛みの点数を問うものである．VAS は，100 mm の線の左端を「痛みなし」，右端を「最悪の痛み」とした場合，患者の痛みの

表2 問診内容とその意義

問診内容	意義
どのようにして痛くなったのか	外傷・障害の見極め
いつから痛くなったのか	急性期か慢性期か
安静時痛はあるか	炎症の有無
夜間時痛はあるか	炎症の有無
どのような動作で痛くなるのか	疼痛誘発動作の確認
どのような格好をすると楽になるのか	疼痛回避動作の確認
下肢にしびれや感覚異常はないか	腰部疾患の可能性
股関節以外に痛むところはないか	随伴性疼痛の確認
過去に怪我や手術をした部位はあるか	既往歴の確認
内科的疾患はないか	既往歴の確認

程度を表すところに印を付けてもらうものである.

　痛みについての問診後,実際に痛みを誘発する動作の確認を行い,痛みの部位と質(鈍痛,鋭痛)を聴取する.痛みを誘発する動作を確認することは,動作上の問題点を評価することができるだけでなく,治療後に再確認することで治療の効果を判定することができる.治療効果判定は今後理学療法を継続していくうえで有用になるだけでなく,患者に理学療法の効果を実感させ,理学療法の継続意欲向上につながる.鼠径部や股関節周囲組織の圧痛も確認する.患者が痛みを訴えている部位と圧痛が一緒であり,明らかな圧痛や左右差を認める場合は,その組織が傷つき強い炎症が起きている可能性を疑う.強い炎症が起きている場合は関節可動域,整形外科的テスト,筋力検査でも同部位の痛みが出現する.各検査で出現する痛みの部位が異なる場合は,実際に痛みを誘発している動作における痛みの原因は局所の炎症によるものよりも周辺筋組織のインバランスによる影響が強いと考える.

1-2 | ROM 制限

　ROM 制限因子を追求するために,ROM 検査や整形外科的テストを用いる.この際,痛みの自覚部の確認,最終域感(骨性,軟部組織性など)の確認も同時に行う.

　大腿骨を外旋外転させると骨頭が前方変位し,前方関節唇,特に前上方にストレスが掛かる[3,14].屈曲内旋肢位も前上方にストレスが加わる[14].FAI では屈曲位での内旋,屈曲内転内旋(前方インピンジメ

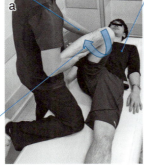 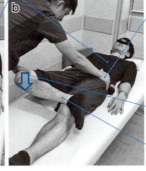

図2 股関節唇損傷に対する整形外科的テスト・ガイド

a: 前方インピンジメントテスト．股関節 90°屈曲位で最大内転させた後に内旋させた際，痛みが出現した場合を陽性とする．

b: FABER（flexion, abduction and external rotation）test．股関節に痛みが出現した場合もしくは脛骨結節から診察台までの距離が反対側に比して 5 cm 以上大きい場合を陽性とする．

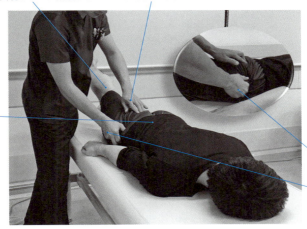

図3 股関節軸安定性の評価・ガイド

軸回旋がなされているか否かを大転子の動きから判断する．図は股関節伸展動作における評価である．患者は下肢の回旋中間位で，両上肢を体側に置き，足部をベッドから垂らした腹臥位とする．天井に向かって下肢をゆっくりと挙上するよう指示する．股関節伸展動作に伴い，大転子が蛇口のハンドルのように軸回旋していれば正常と判断する．異常時は大転子が殿部方向へシフトしてくる．
同時に大殿筋を触診し，収縮を確認する．大殿筋の収縮が不十分な場合は，膝の屈曲（ハムストリングス優位）や骨盤の前傾（脊柱起立筋優位）が出現する．

表3 肢位の違いによる内外旋を制限する筋要因

股関節	膝関節	予測される筋による内外旋制限因子の強弱
90°屈曲位	伸展位	後面の二関節筋＞後面の単関節筋＞前面の単関節筋＞前面の二関節筋
	屈曲位	後面の単関節筋＞後面の二関節筋＞前面の単関節筋＞前面の二関節筋
0°屈曲位	伸展位	前面の単関節筋＞前面の二関節筋＞後面の単関節筋＞後面の二関節筋
	屈曲位	前面の二関節筋＞前面の単関節筋＞後面の単関節筋＞後面の二関節筋

表4 股関節肢位別の筋による内外旋制限因子

股関節肢位	外旋制限（内旋筋）	内旋制限（外旋筋）
90°屈曲位	大殿筋上部線維, 中殿筋前部線維, 中殿筋後部線維, 小殿筋前部線維, 恥骨筋, 梨状筋, 大腿筋膜張筋, 半腱様筋, 半膜様筋,（長内転筋）,（短内転筋）,（大内転筋前部線維）	大殿筋下部線維, 小殿筋後部線維, 大腿方形筋, 内閉鎖筋, 外閉鎖筋, 上双子筋, 下双子筋, 縫工筋, 大腿二頭筋長頭,（腸腰筋）,（大内転筋後部線維）
0°屈曲位	中殿筋前部線維, 小殿筋前部線維, 恥骨筋, 大腿筋膜張筋, 半腱様筋, 半膜様筋,（長内転筋）,（短内転筋）,（大内転筋前部線維）	大殿筋上部線維, 大殿筋下部線維, 中殿筋後部線維, 小殿筋後部線維, 大腿方形筋, 内閉鎖筋, 外閉鎖筋, 上双子筋, 下双子筋, 梨状筋, 縫工筋, 大腿二頭筋長頭,（腸腰筋）,（大内転筋後部線維）

※　青字は股関節肢位の影響で作用が変わる筋
※　括弧内の筋は作用が小さい筋

ントテスト）や屈曲外転外旋（FABER test, Patrick test）の際に鼠径部痛による制限が生じることが多い[10]．前方インピンジメントテスト **図2a** は股関節90°屈曲位で最大内転させた後に内旋させたときの痛みの有無をみる[13]．FABER test **図2b** は反対側膝上に検査側足関節を置いて開排させたときの痛みの有無および脛骨粗面から床への距離の左右差をみる[13]．股関節屈曲位での内旋可動域の低下，前方インピンジメントテスト，FABER test は FAI の補助診断として有用であるが，他の股関節疾患でも陽性となり得ることを留意する[15,16]．

　短縮筋の確認には整形外科的テストを用いる **図3**．股関節90°屈

曲位と股関節 0°屈曲位における内外旋角度の差を計測することで短縮筋を特定する 表3 ， 表4 ．

1-3 筋機能異常

股関節深層筋の機能不全や股関節周囲筋のインバランスは股関節軸の安定性を低下させる．股関節伸展運動時に大殿筋機能異常があると寛骨臼内で大腿骨頭の前方すべりが誘発されるため，鼠径部への負担が大きくなる[17,18]．股関節内転筋力が外転筋力の 80％未満であると鼠径部痛が出現しやすくなる[19]．

股関節軸の安定性を評価する際は，股関節屈曲運動時や伸展運動時に大転子を触診し，股関節屈伸に伴い大転子が軸回旋しているかを確認する 図4 ．この際，骨盤などの代償がなく股関節を単独に動かせているかを視診や触診を用いて確認する[20]．

筋力検査をする際には筋力を定量化することのみならず，筋収縮の質と強度に注目するために，治療者は筋を触診しながら検査を行う．徒手筋力テストで抵抗を加える際，治療者は常に一定の抵抗を加えることができるように，力で押し込まず，自身の体重を掛けるだけの負荷に統一できるようにポジショニングする 図5 ．ハンドヘルドダイナモメーターを使用して数値化する際はベルトなどで固定すると再現性が高まる[21]．

股関節周囲筋だけではなく腹筋，背筋，膝，足，足趾筋力にも着目し評価する．上腕二頭筋，大胸筋，内腹斜筋は反対側の股関節外転筋群，縫工筋と連鎖して働き，菱形筋，前鋸筋，外腹斜筋は反対側の内腹斜筋と股関節内転筋群下肢屈筋群と連鎖して働く[20]．上腕三頭筋と広背筋は胸腰筋膜を介して反対側大殿筋，ハムストリングスと連動して働くため[20,22]，運動連鎖を考慮した評価となる．

1-4 静的アライメント異常

端座位，立位，片脚立位における静的アライメントを評価する．アライメントを評価する際はまず前後左右から全体を俯瞰するように行い，全体像を把握する．左右差を確認する際には，治療者の効き目が正中にくるようポジショニングし観察する．左右差の確認には，メジャーや角度計を用いて定量化する．臨床の場では指の本数で簡易的に数値化することもある．側方から観察する際には，後頭隆起，第7-

3. 股関節唇損傷　65

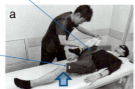
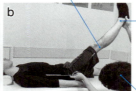
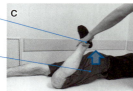
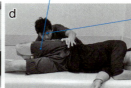

図4 股関節の整形外科的テスト・ガイド

a．Thomas test
患者は力を抜かせた背臥位とする．非検査側股関節を最大屈曲させたときに検査側股関節が屈曲してきた場合を陽性とする．検査側股関節屈筋群の短縮があることを示す．
数値化する際は，検査側股関節が屈曲する直前の非検査側股関節屈曲可動域を測定する．

b．SLR（Straight Leg Raising）test
患者は力を抜かせた背臥位とする．検査側の下肢を膝伸展位で骨盤の代償のない範囲で抵抗を感じるところまで他動的に挙上させたときの股関節角度を測定する．70°未満の場合や左右差がある場合はハムストリングスの短縮を示唆する．挙上させることで下肢にしびれや後面の強い神経痛が生じる場合は腰椎椎間板ヘルニアである可能性を示唆する．

c．Ely test
患者は力を抜かせた腹臥位とする．検査側の膝を他動的に屈曲させ，踵を殿部に近づけた際に，殿部が挙上してきた場合が陽性であり，大腿前面にある二関節筋（大腿直筋，縫工筋，大腿筋膜張筋）の短縮を示唆する．数値化する際は殿部が挙上する直前の踵と殿部の距離（HBD：Heel Buttock Distance）を測定する．HBDの正常値は0cmである．

d．Ober test
患者は力を抜かせた側臥位とする．上側下肢を膝関節90°屈曲位で他動的に股関節伸展・外転・外旋させる．この状態で力を抜かせ重力で内転させていく．上側下肢が水平より下に内転しない場合を陽性とする．大腿筋膜張筋の短縮を検査するテストである．数値化する場合は，両側上前（上後）腸骨棘を結んだ線に対する股関節の内転角度を測定する．ROMにおける内転角度との差や左右差を確認するとより明確に大腿筋膜張筋の短縮の有無を判断することができる．

9胸椎棘突起，第2仙骨棘突起が一直線上にあるか棒を用いて観察する 図6a ．腰部には生理的前弯があるため，腰部と棒との距離は手の厚み分のスペースが空いている状態が正常である．

正常アライメントから逸脱する場合は筋のインバランスがある可能性を考慮し，ROM検査や整形外科的テスト，筋機能異常検査を個別に評価し原因を追求する．

代償がでないように　力で押し込まず，自身の　大腿外側に手をあてて検査側　　　力で押し込まず，自身の
骨盤を固定する　　　体重を掛ける　　　　　下肢をコントロールする　　　　　体重を掛ける

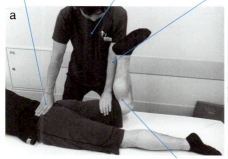
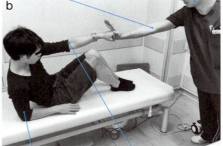

膝関節90°屈曲位　　　肘関節90°屈曲位　　　肘関節完全伸展位

図5　徒手筋力テスト・ガイド

徒手筋力テストでは，治療者は常に一定の抵抗を加えることができるように，力で押し込まず，自身の体重を掛けるだけの負荷に統一できるようにポジショニングする．

a：大殿筋筋力評価．患者は検査側膝関節を 90°屈曲位の腹臥位とする．天井へ下肢を骨盤の前傾が出ない範囲で最大限挙上させ保持させる．
b：腹斜筋筋力評価．図は左外腹斜筋，右内腹斜筋の筋力評価である．患者は両膝立て位の背臥位から右肘をベッドについた状態で上半身を起こし，左側を肘伸展位で右膝外側方向へ伸ばし保持させる．

棒を背中に当て，後頭隆起，第7-9　　　　　　正常アライメントでは，両目
胸椎棘突起，第2仙骨棘突起が一直線　　　　　中心，両肩中心を通る線が鼻
上にあることを確認　　　　　　　　　　　　梁，剣状突起，臍，恥骨結合
　　　　　　　　　　　　　　　　　　　　　を通る
　　　　　　　　　　　　　　　　　　　　　　　　　　　　　　　　正常アライメント
　　　　　　　　　　　　　　　　　　　　　　　　　　　　　　　　では両目を結んだ
　　　　　　　　　　　　　　　　　　　　　　　　　　　　　　　　線は水平となる

腰部に手の厚み分
のスペースが空い　　　　　　　　　　　　　　　　　　　　　　　　正常アライメント
ていることを確認　　　　　　　　　　　　　　　　　　　　　　　　では両肩を結んだ
　　　　　　　　　　　　　　　　　　　　　　　　　　　　　　　　線は水平となる

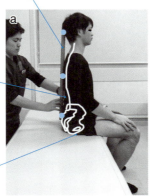
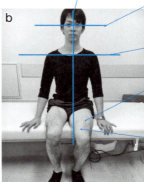

　　　　　　　　　　　　　　　　　　　　　　　　　　　　　　　　大腿部の回旋に左
　　　　　　　　　　　　　　　　　　　　　　　　　　　　　　　　右差がないか確認

坐骨の頂点の少し
手前に体重が掛か　　　　　　　　　　　　　　　　　　　　　　　　大腿部内側の筋肉
っていることを確　　　　　　　　　　　　　　　　　　　　　　　　が左の方が盛り上
認（正常脊柱アラ　　　　　　　　　　　　　　　　　　　　　　　　がっているように
イメントに整える　　　　　　　　　　　　　　　　　　　　　　　　見える
と自然と坐骨の頂
点少し手前に体重　　　　　　　　　　　　　　　　　　　　　　　　
が掛かる）
　　　　　　　　　　　　　　　　　　　　　　　　　　　　　　　　・筋ボリュームの影響
　　　　　　　　　　　　　　　　　　　　　　　　　　　　　　　　・大腿部回旋の影響
　　　　　　　　　　　　　　　　　　　　　　　　　　　　　　　　の2要因を考える
　　　　　　　　　　　　　　　　　　　　　　　　　　　　　　　　→周径を測り鑑別

図6　端座位姿勢評価・ガイド

a：矢状面．写真は正常脊柱アライメントを示している．
b：前額面．写真では左大腿部が外旋しており，左坐骨への荷重が不十分で大腿骨に荷重が多く掛かっている可能性が示唆される．

端座位にて両坐骨に体重を乗せられていない状態は，支持面が不安定となるため下肢挙上（股関節屈曲運動）時における股関節前方筋群の過収縮の要因となる 図6b．中殿筋機能低下が起きている場合は，片脚立位時にデュシェンヌ徴候やトレンデレンブルグ徴候が現れる．

1-5 動的アライメント異常

過度な股関節屈曲内転内旋動作では前方インピンジメントと後方回旋不安定性が，過度な股関節伸展外転外旋動作では後方インピンジメントと前方回旋不安定性が生じる[23]．様々な動作の中で股関節が屈曲内転内旋や伸展外転外旋の複合動作を起こしていないか着目しながら動的アライメントの観察を行う．

スクワット動作において膝が内側に入る「knee-in」動作は，股関

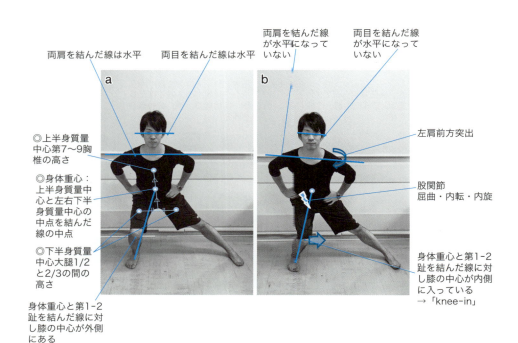

図7 サイドランジにおける前額面アライメント評価・ガイド
a：理想的なアライメント，b：股関節に負担の掛かるアライメント
膝が内側に入る「knee-in」動作は，股関節にとっては屈曲内転内旋動作となるため，前方インピンジメントや後方回旋不安定性を引き起こしやすい．

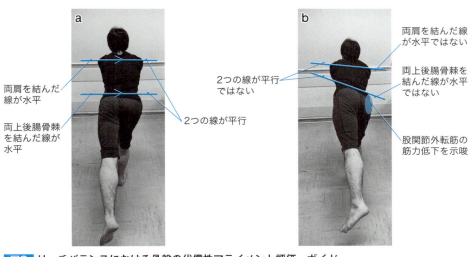

図8 リーチバランスにおける骨盤の代償性アライメント評価・ガイド
a：理想的なリーチバランス，b：骨盤の代償性アライメントがみられるリーチバランス
立脚側の股関節外転筋力が低下している場合には骨盤が立脚側に傾く代償性アライメントが観察される．

節にとっては屈曲内転内旋動作となるため，前方インピンジメントや後方回旋不安定性を引き起こしやすい肢位となる．スクワット動作よりも負荷の強い動作としてランジ，サイドランジ，ジャンプスクワット，シザースジャンプにおいても同様に「knee-in」の有無を確認する 図7 ．「knee-in」の原因として股関節外転筋および伸展筋，膝関節伸展筋，足関節底屈筋，足趾把持の筋力低下などが考えられるため，筋力検査の結果と照らし合わせ原因を追求していく．特に股関節外転筋の筋力低下は骨盤の代償性アライメントにつながりやすい．リーチバランスでは立脚側の股関節外転筋力が低下している場合には骨盤が立脚側に傾く代償性アライメントが観察される 図8 ．

これらの動作を観察する際には，体幹の安定性（コアスタビリティ）も同時に観察する．コアスタビリティの評価は棒を用いて行うとわかりやすい．端座位や立位姿勢における正常脊柱アライメントを保持しながら様々な運動を行う能力を観察する 図9 ．

1-6 生活動作能力の低下

生活動作能力を客観的に評価する場合には，日本整形外科学会股関

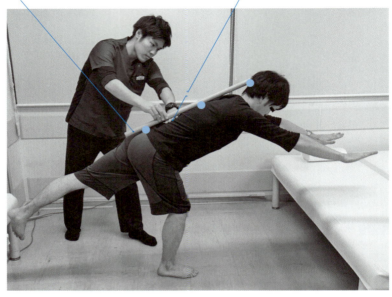

棒を背中に当て，後頭隆起，第7-9胸椎棘突起，第2仙骨棘突起が一直線上にあることを確認

手の厚み分のスペースが空いているかを確認

図9　動作中におけるコアスタビリティの評価・ガイド
図はリーチバランスにおけるコアスタビリティを評価しているものである．背中に棒を当てるとわかりやすい．端座位や立位のときと同様に脊柱の正常アライメントを保持させながら動作を行うことができるかを評価する．

節機能判定基準や，その他の股関節機能スコア（ハリス，アイオア，Charnley，アメリカ整形外科学など）を用いる[24]．主観的に評価する際には WOMAC や Lower Extremity Functional Score（LEFS）などを用いる[25]．LEFS には日本語版も開発されており，下肢に筋骨格系由来の症状を訴える外来患者において高い信頼性，妥当性，反応性を認めている[25]．日本語版 LEFS は活動レベルの 20 項目からなり，各項目 0 から 4 点で評価し，最高点は 80 点，最低点は 0 点である．趣味，レクリエーション，スポーツや平らな場所を走る，でこぼこの地面を走る，速く走っていて急激に方向を変える，飛び跳ねるなどの，高いレベルの評価項目が含まれているため，スポーツ疾患に多い股関節唇損傷患者の生活動作能力を評価するには有用である．

2 理学療法治療

FAI に対する関節鏡視下手術は良好な成績が報告されている[26]．本邦において特徴的な寛骨臼形成不全は FAI に対する関節鏡視下手術の成績不良因子の1つであり，手術によって関節内不安定性が増悪する可能性が示唆されている[27]．

筆者の所属する病院では，股関節唇損傷を認めたスポーツ選手の60％は，寛骨臼蓋形成不全，FAI を問わず，約4カ月間の理学療法を中心とした保存療法でスポーツ活動への復帰を可能としている．骨性インピンジメントや関節不安定性が起きにくい環境を作るように機能面を改善するために，筆者は3つの phase（phase 1：股関節機能回復時期，phase 2：基礎筋力・動作獲得時期，phase 3：競技復帰へ向けたトレーニング時期）に分けた理学療法を展開している．

2-1 ROM エクササイズを含めた徒手療法

痛みを軽減させることを目的に ROM エクササイズを行い，結合組織の柔軟性増大や筋緊張緩和を図る．すべての phase において実施するが，特に phase 1 である理学療法導入初期において重要なエクササイズとなる．ROM 最終域では痛みが出現し，筋に対する十分な伸張を加えることができないことが多い．そのため，治療する筋の線維方向を横断するように行う横断マッサージや筋線維を圧迫しながら筋が伸張される方向へ関節を動かすことで筋線維と平行に伸張を加える機能的マッサージを用いることで，最終域で関節に痛みが出るよりも前に特定の筋だけに伸張を加え，筋緊張の軽減を図る 図10 [28]．

治療時間は緊張が軽減するまで行うが，1つの筋に対し通常2～3分であり，5分を超えることはない．週に1回は外来通院し治療とセルフケア指導を行う．セルフケアはボールや棒を用いて筋を圧迫しながら伸張させることを，毎日1～2回行わせる 図11 ．

2-2 筋機能トレーニング

phase 1 である理学療法導入初期から1カ月前後は股関節深層筋の筋活動賦活を目的としたトレーニングを行う 図12 ．股関節深層筋は低負荷の運動で十分に活動するため[29,30]，痛みのある時期から股関節軸の安定化を目的に積極的にエクササイズとして導入可能である．痛みを伴わない範囲で等尺性運動，自動介助運動または自動運動を実施する．さらに，この時期に他動構成運動や抵抗構成運動を用いて股

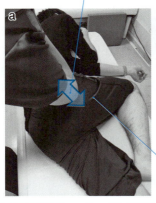
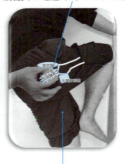
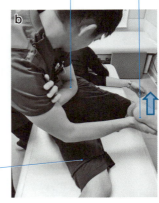

図10 横断マッサージと機能的マッサージ・ガイド
図は内閉鎖筋（上下双子筋）に対する横断マッサージと機能的マッサージを行っている写真である．
a: 横断マッサージ．治療する筋の線維方向を横断するように行う．
b: 機能的マッサージ．筋線維を圧迫しながら筋が伸張される方向へ関節を動かすことで筋線維と平行に伸張を加える．

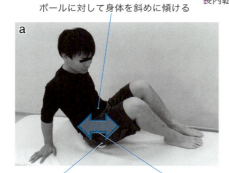
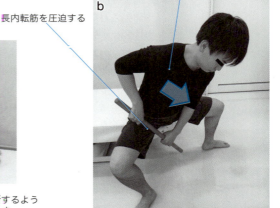

図11 セルフケアで行う横断マッサージと機能的マッサージ・ガイド
a: 内閉鎖筋（上下双子筋）のセルフ横断マッサージ．テニスボールで内閉鎖筋（上下双子筋）を圧迫しながら，筋の線維方向を横断するように行う．身体を前後に動かすことで筋を弛緩させていく．
b: 長内転筋のセルフ機能的マッサージ．長内転筋の筋線維を棒で圧迫しながら，力士の四股のように両脚開排姿勢で骨盤を前傾させていくことで長内転筋を伸長させていく．

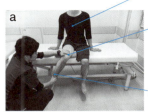

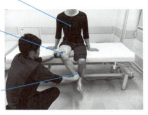
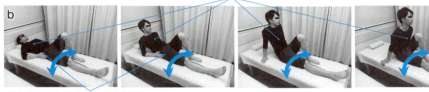

図12 股関節深層筋トレーニング・ガイド
a: 内外旋自動介助運動, b: 異なる股関節屈曲角度での自動内外旋運動
股関節深層筋活動を賦活するために, 痛みのない範囲で低負荷の回旋運動を行う.

関節単関節運動を再学習させる 図13 .

　phase 2は治療後に各方向における股関節最終可動域での痛みが出現しなくなった時期であり, 個人差はあるが治療開始から1カ月前後の時期となる. 開放運動連鎖 (open kinetic chain: OKC) でのトレーニングを開始し, 殿筋群や大腿四頭筋, ハムストリングスなどの基礎筋力の改善に努める. 安定した片脚立位獲得後は, リーチバランス, バックランジ, サイドランジなどの動きを伴った荷重下における閉鎖運動連鎖 (closed kinetic chain: CKC) でのトレーニングへと進めていく.

　phase 3は日常生活における痛みが消失し, 正常股関節可動域が獲得され, phase 2までの運動を安定して行えるだけの筋力, 筋持久力, バランス能力が獲得できているようになった時期であり, おおよそ治療開始から3カ月前後の時期となる. ジョギングやジャンプ動作を伴ったトレーニングを開始し, 徐々に競技特性に応じたトレーニングへと移行していく.

構成運動時は遠位に置いた手は動きを操作するために用いるのではなく，あくまで運動方向をアシストするためにだけに用いる

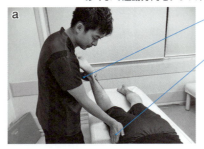
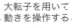
大転子を用いて動きを操作する

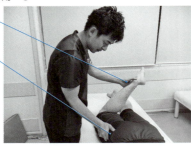

構成運動時は遠位に置いた手は動きを操作するために用いるのではなく，あくまで運動方向をアシストするためだけに用いる

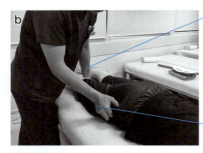

大転子を用いて動きを操作する
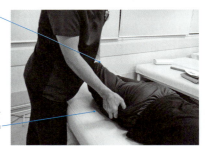

図13 構成運動・ガイド

a：内外旋運動，b：伸展運動

構成運動とは関節包内運動（すべり，転がり，軸回旋）を意識して関節を動かす運動である．股関節の場合は大腿骨頭を直接操作することはできないため，大転子を操作することで構成運動を行う．大転子を他動的に動かすことで骨頭の動きを誘導する他動構成運動や，大転子に抵抗を加えて骨頭の動きを誘導する抵抗構成運動を用いて股関節単関節運動を行う．

2-3　アライメント修正エクササイズ

　股関節単関節運動を安定して行うためには，体幹固定筋群（コアスタビリティ）の筋力獲得が重要な因子となる．phase 1 では股関節深層筋群の筋活動賦活とともに行う．背臥位で正常な脊柱アライメントを意識させながら呼吸時における脊柱アライメントに動揺がみられなくなるまで腹式呼吸や胸式呼吸を行う．背臥位における呼吸時の正常脊柱アライメント保持が可能となった後は，背臥位で上下肢の運動を行う．四つ這い位，端座位でも同様に正常脊柱アライメントを意識させながら腹式呼吸や胸式呼吸を行いつつ上下肢の運動を行わせる

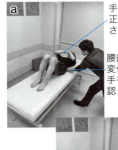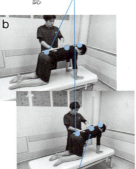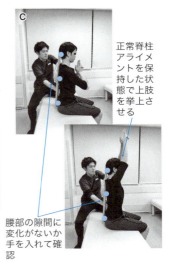

図14 phase 1 アライメント修正エクササイズ・ガイド
a：背臥位上下肢運動，b：四つ這い位上肢運動，c：端座位上肢運動
正常脊柱アライメント（背臥位：ベッドと腰の距離は手の厚み幅程度を目安とする．四つ這い位，端座位：後頭隆起-第 7-9 胸椎棘突起-第 2 仙骨棘突起が矢状面上で一直線になり，腰部には手の厚み程度の隙間ができることを目安とする）を保持した状態で上下肢の運動を行う．

図14．
　phase 2 では，phase 1 の時期には二関節筋に掛かる負荷が強くなるため行わないフロントブリッジやサイドブリッジを導入する 図15．片脚立位にて前額面および矢状面上でのアライメントを意識したトレーニングも開始する．安定した片脚立位を獲得した後は，リーチバランス，バックランジ，サイドランジなどの動きを伴ったトレーニングへと進めていく 図16．この際，正常な脊柱アライメントを保持させながら，knee-in 動作を防ぐ意識をもってトレーニングを行わせることで，股関節の屈曲内転内旋動作を制御するための股関節伸展外転外旋筋に対する求心性，遠心性，等尺性トレーニングを行うとともに，体性感覚を養わせ，次の phase 3 におけるより強く俊敏な運動負荷に耐え得る筋力と体性感覚を備えていく．
　phase 3 ではジャンプや各競技に即したトレーニングを行うが，phase 2 と同様に正常脊柱アライメントを保持させながら，knee-in 動作を防ぐ意識をもってトレーニングを行わせる 図17．

腰部の隙間に変化がないか手を入れて確認

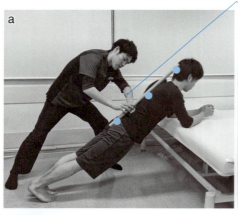 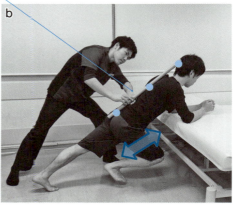

図15 phase 2 アライメント修正エクササイズ・ガイド①
a: ベッドを用いたフロントブリッジ，b: ベッドを用いたフロントブリッジからの股関節屈曲伸展運動
正常脊柱アライメント（後頭隆起-第7-9胸椎棘突起-第2仙骨棘突起が矢状面上で一直線になり，腰部には手の厚み程度の隙間ができることを目安とする）を保持した状態で運動を行う．

鏡を用いた視覚的フィードバック
・正中軸は立脚足の第1/2足趾間を通っているか
・両肩を結ぶ線と両上前腸骨棘を結ぶ線が水平になっているか

口頭指示による聴覚的フィードバック

棒を背中に置くことや手を腰の隙間に入れることは触覚的フィードバックになる

口頭指示による聴覚的フィードバック

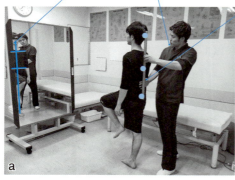 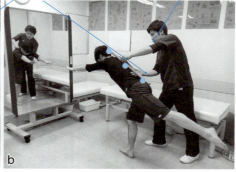

図16 phase 2 アライメント修正エクササイズ・ガイド②
a: 片脚立位保持，b: リーチバランス
前額面の修正は鏡を用いた視覚的フィードバックを用いる．矢状面は棒を用いた触覚的フィードバックを用いる．また，前額面，矢状面ともに口頭指示による聴覚的フィードバックを用いる．

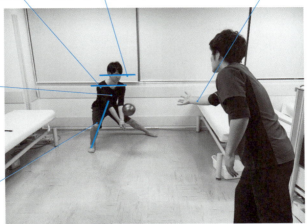

両肩を結んだ線は水平
両目を結んだ線は水平
初めは取りやすい速度で取りやすい場所に投げるが，動作が上手くできるようであれば徐々に速い速度で際どい場所に投げるようにする
矢状面における正常脊柱アライメントを崩さないよう意識させる
身体重心と第1-2足趾間を結んだ線に対し膝の中心が外側にある

図17 phase 3 競技特性に応じたエクササイズ・ガイド

図はバレーボールのレシーブ時におけるアライメントを意識したトレーニングである．ボールに反応しレシーブをするという，より俊敏な動作においても，サイドランジと同様に正常脊柱アライメントを意識すること，「knee-in」動作を出現させないことを意識させながらトレーニングを行う．

2-4 協調運動のエクササイズ

　股関節だけに負担が集中しないように，上肢・体幹・下肢を効果的に連動させる協調運動を改善する．

　phase 1 では四つ這い位，端座位，立位において，肩や骨盤に徒手による外乱負荷を加えたなかで正常アライメントを保持させる．上半身に回旋負荷を加えた際に正常脊柱アライメントを保持しようとすると，腰背筋膜や腹斜筋を介して反対側の下肢伸筋群や屈筋群が活動することを認識させる 図18 ．

　phase 2 では正常脊柱アライメントを保持した状態で反対側の上下肢を動かす OKC トレーニングを行う．CKC トレーニングにおいては，正常脊柱アライメントを保持させながら上半身に回旋負荷を加えつつトレーニングすることで，対側の下肢伸筋群（殿筋群やハムストリングス，足・足趾底屈筋）の筋活動を賦活する 図19 ．

　phase 3 ではより強く俊敏な運動の中でも，phase 1, 2 で養った上半身と下半身の協調運動を意識させる 図17 ．

3. 股関節唇損傷

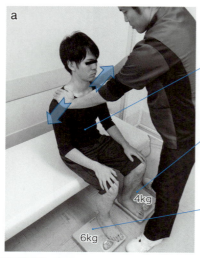 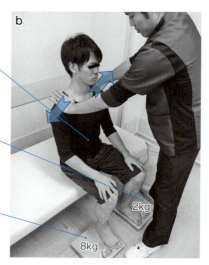

図18 運動連鎖の体験・ガイド

a：骨盤後傾位での端座位，b：骨盤中間位（正常脊柱アライメント）を保持させた状態での端座位
上半身に回旋負荷を加えた際に正常脊柱アライメントを保持しようとすると，腰背筋膜や腹斜筋を介して反対側の下肢伸筋群や屈筋群が活動する．図のように右肩甲骨に対し後下方，左肩甲骨に対し前上方への負荷を加え，姿勢を保持させようとすると，右肩甲骨に加えた負荷に抗する力は左下肢屈筋群の収縮を促し，左肩甲骨に加えた負荷に抗する力は右下肢伸筋群の収縮を促すが，骨盤後傾位では運動連鎖が破綻し，力の伝導が弱まってしまう．患者に体験させると，姿勢保持の重要性を認知し，トレーニング意欲が高まる．

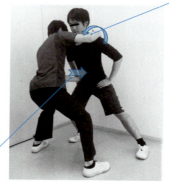

図19 phase 2 運動連鎖を意識したエクササイズ・ガイド

図の患者は，正常脊柱アライメントを保持させた状態で上半身に右回旋方向への負荷（骨盤の回旋を止めながら，左肩甲骨を前上方へ引き上げるように負荷が加えられている）に抗しながらサイドランジを行っている．姿勢を保持するための上半身の左回旋力（左肩甲骨を後下方へ引く力）は腰背筋膜を介し右下肢伸筋群の収縮を促すため殿筋群やハムストリングス，足・足趾底屈筋の筋活動が賦活される．

2-5 | 患者教育

　股関節唇損傷患者を対象とした患者教育についてのエビデンスは渉猟した限りみつからないが，変形性股関節症に関する研究では，運動指導を含んだ患者教育をすることで痛みが緩和するという報告が多い．

　股関節唇に負担をかける動作を回避するために必要な身体機能項目とその対処法について患者の十分な理解を得た上で理学療法を進めていく．

❖文献

1）Crawford MJ, Dy CJ, Alexander JW, et al. The 2007 Frank Stinchfield Award. The biomechanics of the hip labrum and the stability of the hip. Clin Orthop Relat Res. 2007; 465: 16-22.

2）Kim YT, Azuma H. The nerve endings of the acetabular labrum. Clin Orthop Relat Res. 1995;（320）: 176-81.

3）Dy CJ, Thompson MT, Crawford MJ, et al. Tensile strain in the anterior part of the acetabular labrum during provocative maneuvering of the normal hip. J Bone Joint Surg Am. 2008; 90: 1464-72.

4）Horii M, Kubo T, Inoue S, et al. Coverage of the femoral head by the acetabular labrum in dysplastic hips: quantitative analysis with radial MR imaging. Acta Orthop Scand. 2003; 74: 287-92.

5）Klaue K, Durnin CW, Ganz R. The acetabular rim syndrome. A clinical presentation of dysplasia of the hip. J Bone Joint Surg Br. 1991; 73: 423-9.

6）Ganz R, Parvizi J, Beck M, et al. Femoroacetabular impingement. A cause for osteoarthritis of the hip. Clin Orthop. 2003; 417: 112-20.

7）西井　孝，田村　理，濱田英敏，他．股関節鏡視下手術を行ううえで必要な画像診断．関節外科．2014; 33: 138-43.

8）中村　茂．日本人股関節の臼蓋・骨頭指数―400股の計測値．整形外科．1994; 45: 769-72.

9）藤井玄二，桜井　実，船山完一，他．日本人成人股関節の臼蓋・骨頭指数．整形外科．1994; 45: 773-80.

10）日本整形外科学会FAIワーキンググループ．大腿骨寛骨臼インピンジメント（FAI）の診断について（日本股関節学会指針）．Hip Joint. 2015; 41: 1-6.

11）Imam S, Khanduja V. Current concepts in the diagnosis and management of femoroacetabular impingement. Int Orthop. 2011; 35: 1427-35.

12）Philippon MJ, Stubbs AJ, Schenker ML, et al. Arthroscopic management of femoroacetabular impingement: osteoplasty technique and literature review. Am J Sports Med. 2007; 35: 1571-80.

13）井上正弘，増田武志，安部聡弥，他．FAIの診断（臨床所見）．関節外科．2011；30：1321-24.

14）Safran MR, Giordano G, Lindsey DP, et al. Strains across the avetabular labrum during hip motion：a cadaveric model. Am J Sports Med. 2011；39 Suppl：92S-102S.

15）Reiman MP, Goode AP, Cook CE, et al. Diagnostic accuracy of clinical tests for the diagnosis of hip femoroacetabular impingement/labral tear：a systematic review with meta-analysis. Br J Sport. 2015；49：811.

16）Laborie LB, Lehmann TG, Engesæter IØ, et al. Is a positive femoroacetabular impingement test a common finding in healthy young adults？ Clin Orthop Relat Res. 2013；471：2267-77.

17）Lewis CL, Sharmann SA, Moran DW. Anterior hip joint force increases with hip extension, decreased gluteal force, or decreased iliopsoas force. J Biomech. 2007；40：3725-31.

18）Sharmann SA. Diagnosis and treatment of movement impairment syndromes. Mosby；2001.

19）Tyler TF, Nicholas SJ, Campbell RJ, et al. The association of hip strength and flexibility with the incidence of adductor muscle strains in professional ice hockey players. Am J Sports Med. 2001；29：124-8.

20）Page P, Frank CC, Lardner R, 著．小倉秀子，監訳．ヤンダアプローチ—マッスルインバランスに対する評価と治療．東京：三輪書店；2013.

21）平尾利行，岡田　亨，片山　司，他．MISを用いたDAA-THAにおける術後機能評価について．Hip Joint. 2006；32 Suppl：118-21.

22）Vleeming A, Pool-Goudezwaard AL, Stoeckart R, et al. The posterior layer of the thoracolumber fascia. Its function in load transfer from spine to legs. Spine（Phila Pa 1976）. 1995；20：753-8.

23）Klingenstein GG, Martin R, Kivlan B, et al. Hip injuries in the overhead athlete. Clin Orthop Relat Res. 2012；470（6）：1579-85.

24）Kirmit L, Karatosun V, Unver B, et al. The reliability of hip scoring systems for total hip arthroplasty candidates：assessment by physical therapists. Clin Rehabil. 2005；19：659-61.

25）中丸宏二，相澤純也，小山貴之，他．下肢疾患外来患者における日本語版Lower Extremity Functional Scaleの信頼性・妥当性・反応性の検討．理学療法学．2014；41：414-20.

26）Byrd JW, Jones KS. Arthoscopic management of Femoroacetabular impingement：minimum 2-year follow up. Arthroscopy. 2011；27：1379-88.

27）Bognovic L, Gottlieb M, Pashos G, et al. Why do hip arthroscopy procedures fail？ Clin Orthop Relat Res. 2013；471：2523-9.

28）黒澤和生．軟部組織モビライゼーションのエビデンス．理学療法学．2009；36：465-7.

29）平尾利行，佐久間孝志，妹尾賢和，他．股関節深層筋トレーニングに

関する検討: 超音波画像診断装置を用いて. Hip Joint. 2009; 35: 62-5.

30）平尾利行, 竹井　仁, 佐久間孝志, 他. 磁気共鳴画像法（MRI）を用いた閉鎖筋の筋活動分析. 理学療法科学. 2016; 31: 297-302.

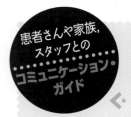

Communication Guide: 「XX?」ときかれたらどうする？

Q「股関節唇損傷は治るのでしょうか？ リハビリでよくなりますか？」ときかれたらどうする？

A 股関節唇には血行分布（前方より後方に多い）があるため，自然治癒能力がある可能性はありますが，どの程度の損傷であれば治癒するのか，または治癒しないのかについては明らかとなっていません．しかし，痛みに関しては保存療法で改善されることが多く，まずは股関節に負担を掛けている機能（柔軟性，筋力，動作）の改善を図りましょう．

Q「手術となる場合はどのようなものがあるのでしょうか？」ときかれたらどうする？

A 保存療法で痛みが改善されない場合は手術の可能性も含め医師と相談していくことになります．手術法については病院によって異なりますが，寛骨臼蓋形成不全の場合は寛骨臼回転骨切り術・寛骨臼移動術，Chiari 骨盤骨切り術，臼蓋形成術，大腿骨内反骨切り術などの関節温存術があります．FAI の場合は関節鏡視下手術，surgical dislocation，小切開手術による関節内治療があります．病院によって治療方針が異なることもありますので，よく確認し，医師との共通認識のもと説明するようにしましょう．

<平尾利行>

4 大腿骨近位部骨折

疾患の特徴

　大腿骨近位部骨折は，その骨折部位から骨頭骨折，頚部骨折，頚基部骨折，転子部骨折，転子下骨折に分類される 図1 [1,2]．頚部骨折（頚基部骨折を含む）・転子部骨折は，主に高齢者の転倒や転落，交通事故により生じ[3,4]，9割以上の患者が観血的治療を受けている[5]．骨密度の低下，骨折の既往，骨代謝マーカーの高値，血清ビタミンDの低値，頚部長が長い，喫煙，向精神薬の使用，加齢，低体重などが転倒以外の危険因子である[6]．本邦における頚部骨折および転子部骨折の発生数は，老年人口の増加に伴い，2020年には約25万人，2030年には約30万人に増えることが予測されている[7]．

　頚部骨折の分類には一般的に Garden 分類が用いられ，転位の程度により Stage ⅠからⅣの4段階に分類される．Stage Ⅰ とⅡ 図2 を非転位型，Stage Ⅲ とⅣ 図3 を転位型として分類することで，治療法の選択と予後予測を適切に判断できるとされている[8]．転子部骨折の分類には Evans 分類が用いられる．Evans 分類では，内側骨皮質の損傷の程度や整復位保持の難易度により，Type Ⅰ の group 1・2 図4 の安定型骨折，Type Ⅰ の group 3 図5 ・4 と Type Ⅱ 図6 の不安定型骨折に分類される．他にも，Evans 分類を改変した Jensen 分類も用いられている[9]．

　頚部骨折と転子部骨折の発生は，40歳代から加齢とともに増加し，80歳代で最も多い[3]．75歳未満では頚部骨折が多く，それ以上では転子部骨折が多く発生する[3]．本邦では男性に比べて女性で多く発生する傾向にある[10]．

　頚部骨折では骨折の重症度により，保存的治療，骨接合術または人

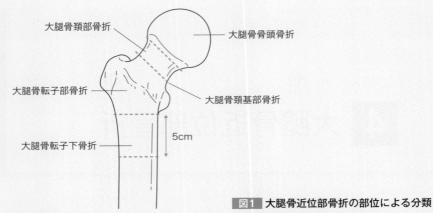

図1 大腿骨近位部骨折の部位による分類

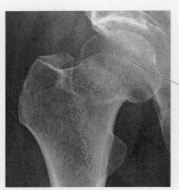

図2 非転位型頚部骨折画像
（Garden分類　StageⅡ）

完全骨折であるが，骨頭の傾斜がみられない

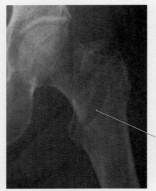

図3 転位型頚部骨折画像
（Garden分類　StageⅣ）

完全骨折であり，骨頭が転位している

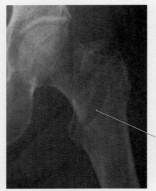

図4 安定型転子部骨折画像
（Evans分類 TypeⅠのgroup 2）

内側骨皮質の骨折があるが整復が容易

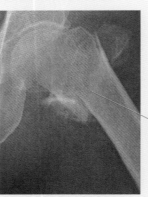

図5 不安定型転子部骨折画像
（Evans分類 TypeⅠのgroup 3）

内側骨皮質の粉砕で整復位保持が困難

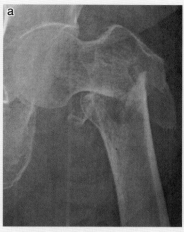
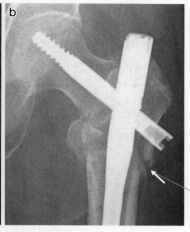

骨折線が小転子近傍から外側遠位に向かうのが確認できる

図6 不安定型転子部骨折画像（Evans 分類 Type Ⅱ）
a：骨折線が Tyoe Ⅰ と逆になる．
b：術後．術後の画像では，骨折線が小転子近傍から外側遠位に向かうのが確認できる．

工骨頭置換術が選択される．手術の侵襲は術後の痛み，筋力，関節可動域，筋緊張などに影響を及ぼすため，術後は進入方法と侵襲筋を確認しておくことが不可欠である．人工骨頭置換術の後方進入では大腿筋膜，大殿筋，深層外旋筋，後方関節包が切離され，前方進入では大腿筋膜，大腿直筋，前方関節包が切離されるのが一般的である．軟部組織の処置は術者により異なる．人工骨頭置換術は進入方法により脱臼の肢位や発生率が異なる．後方進入では屈曲・内転・内旋の複合運動，前方進入では伸展・内転・外旋の複合運動で脱臼が生じやすい．脱臼発生率は後方進入の方が前方進入より高いとされている[11]．人工股関節置換術（Total Hip Arthroplasty：THA）や，大腿直筋を切離しない Direct Anterior Approach（DAA）による最小侵襲手術も増えている．

　転子部骨折では転位のない場合でも変形治癒の可能性が高いため，一般的に骨接合術が推奨されている．骨接合術によって大腿部外側の皮膚，大腿筋膜，中殿筋，腸脛靱帯，外側広筋が侵襲されるため，股関節だけでなく膝関節の可動域制限や痛みが生じやすい．不安定型骨折の場合は一定期間の荷重制限を設けることが多い．

　手術後は痛み，関節可動域制限，筋力低下・筋機能異常，下肢長差，アライメント異常により様々な動作や日常生活が制限される．患者が

高齢な場合は，受傷前から脊柱や膝関節に痛みや変形を生じている者も多く，これらは術後の動作の獲得を阻害しやすい．受傷前の日常生活動作能力の再獲得には，骨折の重症度，年齢，受傷前の歩行能力や筋力，認知面が影響する[12,13]．

1 理学療法評価

1-1 痛み

手術後の痛みの原因は，受傷と手術による侵襲，骨・軟部組織への機械的ストレス，筋緊張異常などで，手術後の時期によりこれらの影響度は異なる．頚部骨折と比べて転子部骨折で痛みが強い傾向がある．

痛みは鼠径部や股関節前外側部，術創部，大転子周囲，殿部，坐骨結節部などに訴える．軟部組織の損傷，術前や術直後の筋緊張異常により腰部や膝に痛みを訴える患者もいる．痛みは大腿骨近位部のアライメント，術創部の状態，関節可動域，筋力，異常な動作パターンなどの構造的・機能的問題によって増減し，術後の不活動[14]，不安や抑うつ傾向などの精神心理的な問題も影響する[15]．

痛みは基本動作や歩行，日常生活動作の低下につながるため詳細に評価する．問診では痛みの部位，程度，質，誘発・緩和要因について詳細に確認し，理学療法アプローチの計画に役立てる．動作時に痛みを訴える場合は痛みが出現する姿勢やタイミングを詳細に確認する．術直後は腫脹により安静時の痛みを訴えやすい．夜間や翌日の痛みの程度を目安に運動量を調整する．股関節屈曲，伸展，屈曲・回旋の複合運動時，術側下肢への荷重時などに痛みを訴える患者が多い．受傷後からの痛みの変化を確認し，自然軽快や治療効果を判断する．痛みの程度を評価する際は，Visual Analogue Scale（VAS，図7）やNumeric Rating Scale（NRS，図8）を用いて数値化する．

1-2 大腿骨近位部アライメント異常，脚長差

大腿骨近位部骨折の手術後は，受傷時の骨損傷やインプラントの挿入位置により，頚部長や頚体角，前捻角といった大腿骨近位部の構造に変化を生じる．これらによるアライメントの非対称性は痛み，可動域，筋力，姿勢や歩行能力に影響を及ぼす．また，腰椎や骨盤，膝，足部の代償性アライメント不良や腰部や膝周囲の痛みにつながることがある．

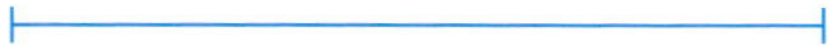

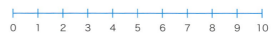

痛みがない　　　　　　　　　　　　　　非常に激しい痛み

図7 Visual Analogue Scale
100 mm の線上に痛みの程度を×または直角な線でチェックさせ，左端からの距離を mm 単位で計測する．

0　1　2　3　4　5　6　7　8　9　10

図8 Numeric Rating Scale
0 点から 10 点の表現方でまったく痛くない場合は 0 点，今まで経験したしたなかで最も強い痛みならば 10 点とし，現在の痛みが何点かを答えてもらう．小数点以下まで表現してもよい．

　頚部長や頚体角の変化は，寛骨や大腿骨頭から大転子または小転子までの距離が変化することで，骨盤から大腿部に付着している股関節周囲筋群のモーメントアームが変化し収縮効率に影響を及ぼす[16]．

　大腿骨近位部骨折術後の脚長差は，大腿骨近位部の構造学的な変化により生じる構造的脚長差と，股関節の拘縮や骨盤の傾斜，腰椎側弯，膝関節の変形によって生じる機能的脚長差に分類される[17]．まずは術後の X 線画像より構造的脚長差を計測する 図9 [18]．次に患者を背臥位とし，メジャーを用いて脚長を直接計測する．上前腸骨棘から内果もしくは外果までの距離，大転子から外果までの距離を計測し，脚長差への股関節部や他関節の影響を推察する．臥位と荷重位では異なるアライメントを呈することが多いため，最終的には立位での脚長差を確認する 図10 [19]．脚長の計測は，他のアライメント評価と統合しながら進め，脚長差を認めた場合は可動域などの身体機能の改善とともに補高を検討する．

　頚体角や前捻角の変化は，骨盤の傾斜や回旋，股関節の関節角度に影響するため X 線画像や CT 画像があれば計測しておく．股関節の前捻角はクレイグテストでも評価する．

1-3　関節可動域制限

　手術後の腫脹，痛み，アライメント変化，筋緊張異常，防御性の筋収縮により関節可動域が制限される．術直後は軟部組織の侵襲による腫脹が強く，他動運動時の防御性収縮がみられる．術創部周囲の軟部

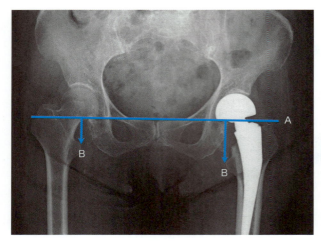

図9 構造的脚長差の計測・ガイド

左右寛骨涙痕下縁を通る基準線（A）から小転子内側端へ垂線（B）を引き，その距離を左右それぞれ計測する．術側と非術側の値の差を構造的脚長差（mm）とする．

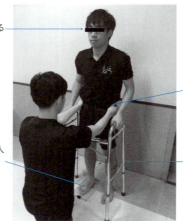

立位で前方を見るようにする

視診だけでなく骨盤を触知してアライメントを確認

5mm幅のパッドを短縮側に挿入し，最終的に1〜3mm幅のパッドで調整しながら両側の腸骨稜の高さが床に平行になった時点の高さを決定する

バランスの低下している高齢者には歩行器を使用したり平行棒内で実施する

図10 立位での脚長差計測・ガイド

組織は特に柔軟性が低下しやすい．股関節の屈曲・伸展角度の制限は歩行や起立・着座動作，日常生活の能力低下につながりやすい．内転・外転角度，回旋角度の左右差は，姿勢や動作時のアライメントの非対称性につながる．アライメントの左右差があると可動域制限が残存しやすいため，前述した構造学的な変化を考慮しながら可動域を評価する．免荷を強いられている時期や車椅子を使用している時期は下肢を屈曲位で保持する時間がより長くなるため，股関節屈曲に関与する筋

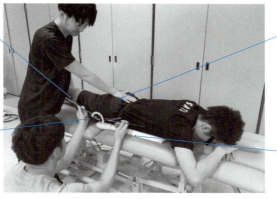

図11 股関節伸展 ROM 計測・ガイド
腹臥位にて伸展角度をゴニオメーターで計測する．2名で計測することで正確に計測できる．

群の過度な緊張により股関節伸展制限を認める．高齢者では，脊椎骨折の既往により脊柱の変形を呈している者が多いため[20]，脊柱の可動域も合わせて評価する．

　股関節の可動域は，ゴニオメーターや傾斜計を使用して運動方向別に計測する．痛み，防御性筋収縮，筋緊張異常などにより腰椎や骨盤の代償が生じやすいことを念頭に置き，計測条件を一定にして計測する 図11 ．2名の検者で計測することで，より正確な評価が可能である．計測時は数値だけでなく，骨性や軟部組織性の最終域感，痛みを訴えるタイミングについても確認する．制限因子を絞り込むために，Thomas test や Ober test，Ely test なども可能な範囲で実施する．膝や足関節の可動域も評価し股関節可動域制限との関連を推察する．

1-4　筋力，筋機能の低下

　受傷後や手術後の痛み，軟部組織の侵襲，安静期間による廃用性の筋萎縮などにより股関節周囲筋の力や機能は低下する．大腿骨近位部のアライメントが変化すると，モーメントアームも変化し力学的に股関節周囲筋の筋力を発揮しにくくなる．股関節周囲筋の筋力低下は，起立・着座動作や歩行時の腰椎・骨盤での代償運動，立位時の異常姿勢，バランス能力の低下につながる．股関節周囲筋の力や機能の低下は，内転筋群，大腿直筋，大腿筋膜張筋，ハムストリングスの代償的な過活動を生じさせ，二次的な痛みや可動域制限の原因となる．高齢

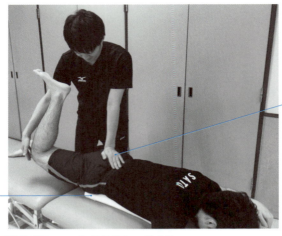

枕を敷いて股関節屈曲位からの筋活動を評価する

骨盤・腰椎の過度な代償動作を制動するために仙腸関節に手をおいて動きを確認する．同時に大殿筋の活動を確認する

図12 股関節伸展筋のパフォーマンステスト・ガイド
患者を腹臥位として股関節伸展筋を評価する．伸展最終域で保持する能力，抵抗に耐える能力，運動開始時の筋活動を評価する．股関節内転位や外転位での筋活動も評価する．

者では加齢による筋力低下や骨格筋量の変化[21]，受傷後の廃用性筋萎縮，脊柱の変形などにより，股関節だけでなく体幹・膝関節周囲の筋力低下も認めやすい．

　筋力は徒手筋力テストやハンドヘルドダイナモメータにて数値化する．股関節の可動域に制限がある場合は，計測肢位の統制や代償運動を慎重にコントロールしながら計測する．

　筋のパフォーマンスの評価として，対象となる筋を触知して硬度や活動のタイミングを指標とした筋機能の質を確認する[22]．筋機能を正確に把握するため，各運動方向の最終域における筋短縮域での活動，運動開始時の筋伸張域での活動を評価する 図12 ．股関節伸展筋のパフォーマンステストでは股関節内外転中間位での活動だけではなく，内転位・外転位での活動，ハムストリングスとの筋活動のタイミング，過度な脊柱起立筋の活動，腰椎・骨盤の代償運動も確認する．股関節外転筋のテストでは，大腿筋膜張筋活動とのタイミングを確認し，股関節屈曲位や伸展位での活動も評価する 図13 ．大殿筋や中殿筋の活動低下を代償するために，ハムストリングスや大腿筋膜張筋の活動のタイミングが過度に早いといった過活動を生じる．MMTで2レベルの場合は，他動運動にて運動できる範囲との差をゴニオメーターで計測することにより，治療の効果を判断できる．股関節屈曲位

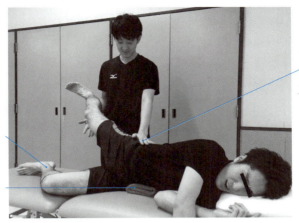

図13 股関節外転筋のパフォーマンステスト・ガイド

対側の下肢を屈曲させて支持基底面を広くする

タオルを敷いて腰椎のアライメントを中間位にする

骨盤・腰椎・股関節の代償をチェックする．中殿筋と大腿筋膜張筋の活動を確認

患者を側臥位として股関節外転筋を評価する．外転最終域で保持する能力，抵抗に耐える能力，運動開始時の活動を評価する．股関節屈曲位や伸展位での活動も評価する．

から伸展位での大殿筋や中殿筋の活動低下は，起立動作や歩行の立脚相における腰椎・骨盤の代償運動に影響する．股関節周囲筋の評価と基本動作や歩行能力の制限を関連付けて把握する．

1-5 姿勢不良

　手術後の痛み，前述した機能的・構造的障害によって身体各部の位置関係が不良となる．近位部骨折を受傷した高齢者では，脊柱の変形などの習慣性のアライメント不良を認めやすい．臥位から抗重力位へと肢位が変わっていく際のアライメント（過度，過少，偏位・非対称性）を詳細に確認しながら，機能的・構造的障害との関係性を推察する．車椅子を使用している患者では，車椅子上での座位姿勢も評価する．股関節伸展制限を有する患者では，立位時に骨盤の傾斜や回旋の不良姿勢を認め，歩行にも影響を及ぼす．

　背臥位，座位，立位を前額面や矢状面，水平面から全身的に観察する．静止画を撮影しておき，経時的な評価の参考とする．骨指標は目視だけでなく，触診しながら体幹・骨盤・下肢のアライメントを直接確認する．骨盤では，腸骨稜，上前腸骨棘，下前腸骨棘，恥骨結節などの位置を触知しながら，傾斜や回旋の程度を確認する 図14 ．

腸骨稜と左右の上前腸骨棘に手を当てて水平線に対する傾斜を評価する

上前腸骨棘と上後腸骨棘に指を当てて水平線に対する傾斜を評価する

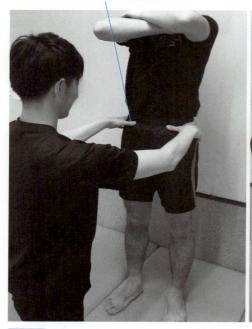
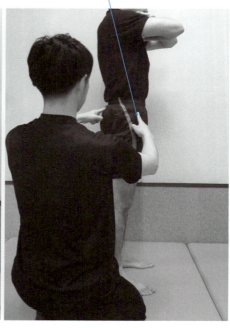

図14 骨盤の傾斜，回旋のチェック・ガイド
立位で骨盤のアライメントを評価する．検査者は目線を骨盤に合わせる．

1-6 下肢荷重時の安定性，バランスの低下

　前述した機能的，構造的な問題により術側下肢での片脚立位の安定性が低下する．荷重時の安定性が低下すると，重心移動が不十分となり骨盤や体幹での過度な代償運動が生じやすい．代償運動の習慣化は，股関節周囲筋の活動にインバランスや異常な筋緊張を生じさせ痛みの原因となる．股関節周囲だけでなく腰部や膝関節にも過度な力学的ストレスがかかり，痛みや変形などの二次的な問題につながる．

　高齢者は加齢による全身的な運動機能低下によって，受傷前からすでにバランス能力が低下していた可能性がある．非術側と比べて術側へ重心移動した際には特にバランスを崩しやすい．これを踏まえて，受傷時の転倒方向を確認した後にバランスの評価を実施する．

　立位で術側と非術側へ重心移動をさせながら代償性アライメント異常やバランス安定性を評価する．術側への重心移動時には，歩行時に

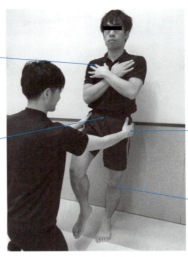

両肩峰を結ぶラインを水平に保てるかチェック

両腸骨稜を結ぶラインを水平に保てるか，股関節を伸展位に保てるかチェック

骨盤全体を評価するため，寛骨を全体的に触知する

膝関節の屈曲や過伸展，内外反の有無をチェック

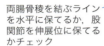 **図15** 片脚立位時のアライメント評価・ガイド
立位にて十分な重心移動が可能な場合は，片脚立位での評価を実施する．

みられる代償性アライメント異常の有無や程度を確認する．トレンデレンブルグ現象やデュシェンヌ現象は，腸骨稜や肩峰を結ぶラインを観察し，同時に股関節の屈曲・伸展や回旋が起きていないか確認する．片脚への重心移動，荷重が十分にできない場合には，アライメント確認時の荷重量を体重計で確認し記録しておく．左右への重心移動が十分に可能な場合は，片脚立位でのアライメント変化やバランス安定性を評価する 図15 ．バランス安定性の指標として片脚立位を保持可能な時間も記録しておく．立位とステップ肢位にて前後の重心移動，体幹回旋時や方向転換，Functional reach test など支持基底面内での重心移動の能力を評価する．また，Timed up & go などで支持基底面を変化させた際のバランス能力を評価する．これらは Berg balance scale で包括的に評価し数値化する．

　股関節屈曲位での安定性を浅いスクワット姿勢で評価する．立位とスクワット姿勢の変換運動中のアライメント異常やバランス安定性を評価することで，起立・着座動作のような生活動作能力を間接的に推察する．

1-7 | 基本動作能力，歩行能力の低下

これまでに述べた機能・構造的な問題により，基本動作や歩行能力が低下する．基本動作や歩行の評価では，機能・構造的な問題や姿勢と関連付けながら，治療対象となる問題点を把握していく．

起立・着座動作において術側下肢に十分に荷重ができているかを確認する．前述したように股関節の屈曲制限や，股関節屈曲位での荷重安定性が低下していると，体幹や骨盤での代償運動が過度に出現する．術側股関節の屈曲制限は座位で骨盤の回旋を生じさせる．起立動作時に骨盤の回旋が原因で大殿筋や中殿筋の活動も不十分となり，前方への重心移動不足や荷重安定性の低下により非術側へ重心が変位しやすいため座位姿勢と関連付けて評価していく．

立脚相でのトレンデレンブルグ現象やデュシェンヌ現象はよくみられる代償性異常歩容であり，股関節伸展・外転筋力の低下や股関節内転の関節可動域制限，痛みによる荷重時の安定性不良が原因となる[23,24]．受傷前の歩行能力は受傷後の歩行能力予後と関連する[12,13]．理学療法の開始前や初期の段階で受傷前の歩行能力を詳細に把握しておく．患者本人に認知機能の低下を認める場合は，家族から情報を収集する．受傷前より介護保険サービスを利用している場合は，ケアマネージャーからの情報も大切である．股関節伸展位での荷重安定性が低下した状態での過度な歩行練習は，大腿直筋や大腿筋膜張筋の緊張を亢進させ痛みの原因となる．他にも大腿骨近位部のアライメントや脚長差，腰椎の側弯，下肢関節のアライメント不良により歩容が異常パターンになりやすいため，これらの要因との関連性についても確認しておく．立脚相のどの時期で代償性の歩行パターンが出現するのか，同時に股関節の伸展不足や回旋が出現しているかを確認することで，筋力強化・筋機能トレーニングや荷重エクササイズの肢位選択に役立てる．脊柱や対側下肢の変形を有する症例は，対側の立脚相から体幹の側屈や骨盤の傾斜などに着目して観察する．目視で確認しにくい骨盤部のアライメントは歩行中に触知しながらその動きを確認する．可能なら動画を撮影して，後にアライメントを確認する．

歩容の確認を合わせて，10 m 歩行に要する時間や歩数，6 分間歩行テストにて歩行能力を数値化する．退院後の生活に必要な歩行距離を把握し，症例に合わせて獲得歩行距離の目標を設定する．歩行能力に合わせて，杖や歩行器を使用しての評価も行う．

94　4. 大腿骨近位部骨折

1-8 生活動作能力の低下

　これまでに述べた機能的・構造的な問題により，日常生活動作が制限される．基本動作や歩行とともに，階段昇降，入浴動作，靴と靴下の着脱，爪切りなどが制限されやすい．人工骨頭置換術後患者では，脱臼肢位をとらないように患者と確認しながら評価する．動作の可・不可だけでなく，実際の動作を実施しながら動作様式を把握する．看護師，作業療法士から情報収集を行うことも必要である．

1-9 生活環境

　理学療法を実施するにあたり，受傷前の生活状況を確認する．高齢者の場合は，自宅での転倒により受傷する症例も多いため特に重要である．患者本人からの聴取だけでなく，家族から自宅環境の写真や図面などを提供してもらう．物的な環境だけでなく同居者の有無，同居者が介護に協力できるかどうかの確認を行う．必要な場合は患者と一緒に自宅を訪問し具体的な状態や，実際の環境での動作能力を確認する．

2 理学療法治療

　頚部骨折・転子部骨折患者への理学療法治療の目的は，身体機能および動作能力を向上させ，受傷前の歩行レベル・生活レベルに近づけることである．理学療法により，痛みの軽減，可動域制限や筋力低下の改善，動作能力の向上が期待される．診療ガイドラインにおいて[25]，患者教育，高負荷の筋力強化エクササイズ，歩行指導，電気刺激が有効な手段として推奨されている．受傷前に自宅で生活しており，Barthel Index が 95 点以上の症例に対してのクリニカルパスに基づいたリハビリテーションや，退院後のリハビリテーションの継続は有効とされている．患者個々の機能・能力低下の原因を把握した上で，後述する治療を組み合わせた包括的な理学療法を術後早期から実施する．

2-1 ROM エクササイズを含めた徒手療法

　結合組織の柔軟性の増大や筋緊張の緩和，組織間の滑走を改善させるために筋膜リリースや軟部組織モビライゼーション，ストレッチングを行う[26]．人工骨頭置換術を施行された症例では，術創部の治癒が

4．大腿骨近位部骨折　　95

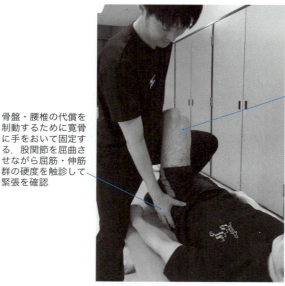

図16 他動運動での股関節屈曲 ROM エクササイズ・ガイド
自動介助運動を適時用いて防御性の過度な筋収縮が生じないように慎重に行う.

（検査者の大腿部に患者の下肢をのせて緊張をコントロールする）

（骨盤・腰椎の代償を制動するために寛骨に手をおいて固定する．股関節を屈曲させながら屈筋・伸筋群の硬度を触診して緊張を確認）

すすみ殿筋群の筋力が向上するまで屈曲・内転・内旋の複合運動による後方脱臼のリスクが高いため肢位や運動方向に注意する.

術直後は軟部組織の侵襲による腫脹が強く，他動運動時の防御性収縮がみられる．術創部周囲の炎症が強い場合はアイシングを実施した後にエクササイズを行う．術直後は術創部周囲の痛みも強いため，最初は大腿中央部から遠位部の軟部組織に対してアプローチする．手掌あるいは指腹全体を大腿部に接触させ，長軸方向に皮膚や筋膜を伸長して柔軟性改善を促す．他動運動による ROM エクササイズでは，痛みによる防御性の筋活動や腰椎・骨盤の異常な運動が出現しやすいため，愛護的な操作で適度な伸張痛を自覚する強度から開始する 図16 ．過度な痛みを繰り返し経験させると慢性化するため十分に注意する．術後早期は姿勢を変化させ，自動運動や自動介助運動を組み合わせながら可動域の拡大を図る．端座位にて骨盤の前傾エクササイズを組み合わせることで股関節の屈曲を促す 図17 ．腹臥位を長時間とらせることで股関節前面や大腿部前面の持続的伸張と，股関節伸展角度の拡大を促す 図18 ．姿勢を変えるなかで脊柱の可動域エクササイズも並行して行う．

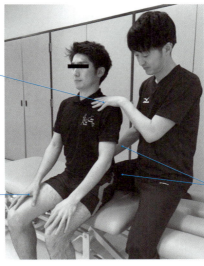

脊柱の伸展制限を呈する患者も多いため，肩甲帯や胸部を誘導しながら脊柱の伸展も同時に促す

上肢で患者自身の大腿部を支えて脊柱の伸展位保持をサポートさせる．マット上に手をついてもよい

上肢と大腿部を骨盤に当てて前傾を促す

図17 端座位での骨盤前傾エクササイズ・ガイド
端座位で骨盤の前傾・後傾運動を促し股関節の屈曲可動域の拡大を図る．

　可動域の増大には筋収縮後の弛緩，拮抗筋の収縮による筋の相反抑制も利用する．筋の収縮時に痛みや微細損傷が生じる可能性もあるため，筋収縮の強度は段階的に高める．自動運動では腰椎や骨盤の代償運動がより生じやすいため，コントロールできるように十分に指導する．

2-2 筋力強化・筋機能トレーニング

　評価にて筋力や筋機能に低下を認めた筋を中心にアプローチする．トレーニングは，OKC運動から開始し，抵抗負荷を段階的に増大させる．歩行能力の改善には高負荷トレーニングが重要とされているため，自重や軽負荷で留めずに十分な負荷を与える[27]．歩行の立脚初期から中期で大殿筋や中殿筋の活動が低下している場合は，股関節屈曲位，膝関節伸展位といった実際の動作，関節角度を再現した肢位で行う．関節の牽引や圧縮により固有受容器を刺激することで筋活動を促通する．

　術直後は筋の侵襲や創部痛により股関節周囲筋が活動しにくく腰椎・骨盤の運動が股関節の運動より先行しやすいため，自動介助運動

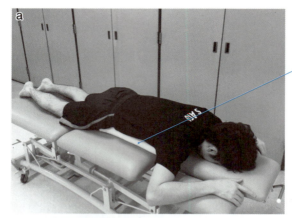

股関節伸展制限が強い場合は枕を下腹部に敷いて軽度屈曲位から開始し，徐々にはずしていく

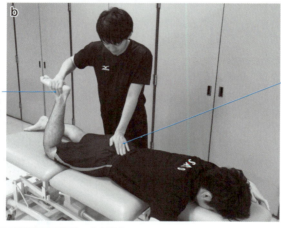

股関節の内外転・回旋中間位を保持し，慎重に膝関節を屈曲させる

仙腸関節部に手をおいて骨盤前傾・腰椎伸展の代償動作を確認，制動

図18 腹臥位での股関節屈筋群，大腿前部のストレッチング・ガイド
a：股関節前面と大腿部前面の持続的ストレッチング
b：腹臥位にて膝を自動介助運動にて屈曲し，股関節前面と大腿部前面の筋をストレッチングする．

を組み合わせて，創部痛を確認しながら股関節運動に直接関わる筋の活動を促す．肢位を変えながら腸腰筋や外旋筋群，中殿筋や大殿筋の活動を促す．側臥位や腹臥位での外転運動，伸展運動で中殿筋や大殿筋を十分に活動させる 図19 ．腹臥位や側臥位をとることが難しい場合は，背臥位で殿筋の活動を促していく 図20 ．様々な肢位で静止性，短縮性，伸張性の異なる収縮様式で運動を行わせる．殿筋の活動を効率的に高めるためにエクササイズ中は体幹筋群の活動を促す．術後は股関節の可動域制限や股関節周囲の筋力低下により骨盤が対側

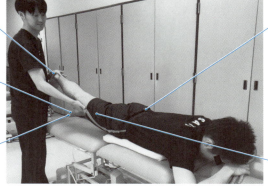

図19 大殿筋の活動促通エクササイズ・ガイド
股関節伸展運動にて大殿筋・中殿筋の筋活動を促す．股間節内外転中間位だけでなく，内転位や外転位での筋活動も促す．

踵骨を把持し，屈曲・内転方向へ抵抗をかけ大殿筋と中殿筋の筋活動を促通する

大腿部を把持し，股関節内転位や外転位に誘導する

殿筋群の筋力が低下している場合は，下肢の重量を軽減させることでハムストリングスの過活動を抑制する

体幹筋群の活動を意識させ，骨盤の前傾や腰椎の前弯といった代償動作をコントロールさせる

膝関節を伸展させる

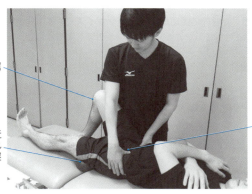

図20 背臥位での殿筋活動促通・ガイド
股関節中間位だけでなく，内外転や回旋角度を変化させて実施する．

対側の下肢を屈曲位とする

ボールを大腿近位部の下にいれて，股関節伸展を促す

腹筋群を触診して筋活動を促し，腰椎前弯・骨盤前傾の代償をコントロールさせる

へ傾斜しやすいため，腰椎や骨盤の代償運動をコントロールさせ，体幹と股関節の協調した運動を学習させる 図21 ．

2-3 アライメント，脚長差の修正

　股関節周囲の筋機能や異常な筋緊張が骨盤傾斜や機能的脚長差の原

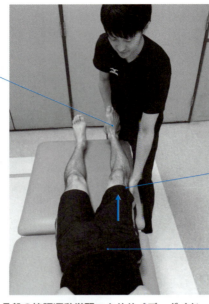

図21 股関節，骨盤の協調運動学習エクササイズ・ガイド
骨盤を右に傾斜させながら右の股関節の伸展や外転を実施させる．背臥位だけでなく側臥位や腹臥位でも実施する．

（踵骨を把持して長軸方向への運動を誘導する）

（股関節伸展の運動を誘導して殿筋群の活動を促通する）

（骨盤の側方傾斜を誘導）

因である場合は，対象となる筋群の柔軟性を改善させ，筋機能トレーニングを通して骨盤の運動を伴った股関節の運動を学習させる **図21**．機能的脚長差の場合でも治療に補高を併用することにより，立位や歩行時の腰椎・骨盤での代償を軽減できるため積極的に利用して徐々に高さを減らしていく．エクササイズで修正しきれない脚長差や，構造的脚長差にはインソールやソールによる補高を検討する．必要な場合は屋内での履き物による補正も検討する．

2-4 姿勢の修正

評価に基づいて，臥位・座位・立位時のアライメント不良や左右の非対称性を修正する．股関節の可動域制限や筋力低下が原因で不良姿勢を呈している症例では機能的問題に対してのアプローチも継続する．高齢者では脊柱や膝，足関節の変形によりアライメントが崩れている場合が多いため，中間位に固執しすぎずに各症例の状態に適した

姿勢を指導する．口頭指示，徒手誘導，鏡や動画を用いて姿勢を修正する．この際，患者自身で骨盤などの向きや位置を触知させ自覚させながら修正を図る．車椅子上の座位姿勢が股関節屈曲制限や習慣により崩れている場合はシーティングで修正する．股関節屈曲制限にはクッションの使用やフットレストの高さを下げるなどの調整を行う．シーティングを実施した際は，他部門と情報を共有して座位姿勢やセッティングを確認する．

2-5 荷重下での股関節安定性化エクササイズ

股関節に荷重させた状態でのエクササイズで股関節の安定性と運動性の向上を図る．荷重位でのエクササイズは，バランス能力や起立動作能力，段差昇降能力の向上に有効とされている[28]．歩行や起立・着座動作を想定して，ブリッジングや四つ這い位 図22 ，膝立ち位 図23 でのエクササイズにより股関節の屈曲位や伸展位での荷重時の安定性を向上させ，動作能力の向上につなげていく．これらのエクササイズによって股関節の ROM 改善も期待できる．四つ這い位では股関節屈曲位での安定性低下により，骨盤の傾斜と腰椎の側屈で術側へ体幹が側屈する症例が多い．術側への体幹側屈は，対側へ重心を偏位させ術側股関節への荷重低下の原因となる．膝立ち位では股関節の伸展制限と大殿筋や中殿筋の筋力低下により，骨盤の前傾や回旋を呈し術側下肢への荷重が低下する症例が多い．高齢者では脊柱の変形の影響でアライメントが崩れている場合が多いため，各症例の状態に適したアライメントで実施し，運動中は腰椎・骨盤・股関節のアライメントを意識させる．

2-6 歩行練習

近位部骨折術後の患者では，腸腰筋・大腿直筋・大腿筋膜張筋の伸張性低下，大殿筋・中殿筋の筋力低下によって股関節伸展位での荷重量と安定性が低下する．特に立脚相で跛行が出現することが多いため，立脚相を想定して，術側下肢を1歩前に出した位置での荷重練習 図24 ，1歩前に出した下肢に重心を移動する練習，非術側下肢を1歩前に出す練習を繰り返し，より正常な運動パターンを学習させる．必要に応じて股関節を伸展させるように誘導・介助し，股関節内外転，骨盤の回旋や傾斜を修正しながら実施する 図25 ．各時期でのコン

4. 大腿骨近位部骨折

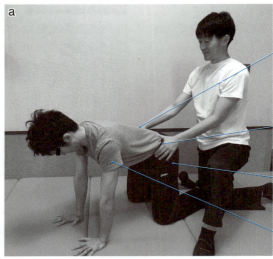

体幹のアライメントを修正しながら前後左右への重心移動を誘導

骨盤を触知して回旋や傾斜の代償を確認

股・膝関節屈曲90°で膝を床面に接地する．膝関節の痛みに注意する

肩関節屈曲90°，肘関節伸展位で手を床面に接地する

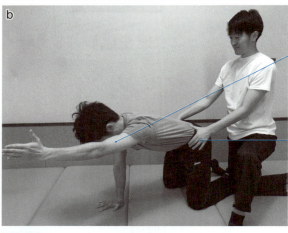

左上肢を挙上後に重心移動を誘導し左股関節への荷重を促す

骨盤を触知して，回旋や傾斜の代償を確認

図22　四つ這い位での股関節荷重エクササイズ・ガイド
a：股関節屈曲位での荷重エクササイズ
b：上肢を挙上して体幹と股関節周囲筋の活動を促進し，重心が前後左右に大きく移動しないようにコントロールさせる．次に上肢または下肢を挙上した状態で前後左右への重心移動を誘導する．左右上肢・下肢と順に挙上させる．

トロールを学習させた後に，歩行周期を統合していく．股関節の可動域制限や軟部組織の柔軟性低下，筋力低下が運動を阻害している場合は，機能的な問題へのアプローチも継続する．対側下肢の変形を有する症例は，対側の立脚相から体幹の側屈や骨盤の傾斜など姿勢が崩れ

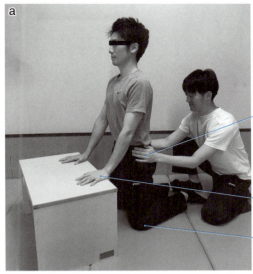

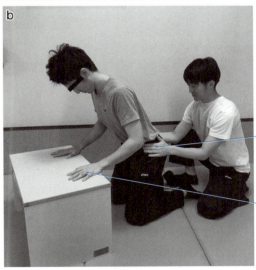

図23 膝立ち位での股関節荷重エクササイズ・ガイド
a: 股関節伸展位でのエクササイズ
b: 股関節屈曲位でのエクササイズ

4. 大腿骨近位部骨折

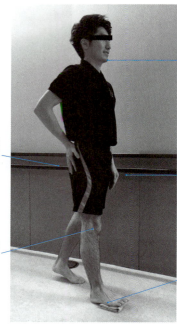

- 前方を見るようにして姿勢を意識する
- 大殿筋と中殿筋を触知して荷重時の筋活動を意識させる
- バランスを崩しやすい場合は手すりを使用する
- 股関節と膝関節が過度に屈曲しないように注意する
- 前足部に数cmの厚さのあるものを敷くと踵接地・荷重を意識させやすい

図24 立脚初期の術側下肢荷重エクササイズ・ガイド
術側下肢を1歩前に出した状態で荷重を促す．踵接地のタイミングを意識して実施する．

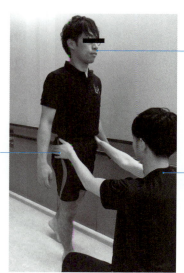

- 前方を見るようにして姿勢を意識する
- 左右の寛骨を全体的に触知する．骨盤の代償動作を制動する．大殿筋と中殿筋の活動を確認する
- 前方への重心移動を誘導する．前方から抵抗をかけて大殿筋と中殿筋の活動を促通する

図25 立脚相での術側下肢荷重エクササイズ・ガイド
立脚初期から後期まで荷重練習を実施する．

4．大腿骨近位部骨折

ている場合もある．脊柱や膝・足関節のアライメントが歩行に影響を及ぼしている場合も多い．杖や歩行器が必要な場合は高さなどを調整しながら各症例に必要な連続歩行距離を目標に歩行距離の延長を図る．

2-7 バランスエクササイズおよび転倒予防指導

大腿骨近位部骨折の既往は，反対側の骨折のリスクを高める[29]．再転倒を予防するためバランス能力の向上を図る．支持基底面内での重心移動から，動的なバランス練習へと段階的に進める．大腿骨近位部骨折は側方への転倒により生じやすいとされているため[30]，受傷時の状況を確認し，左右への重心移動や方向転換の練習を重点的に行いバランス能力を向上させる．

動作能力の補助，転倒予防を目的に，手すりの設置や補助具の使用をすすめる．自宅で転倒した患者に対しては，生活スペースを詳細に確認し，自宅内での再転倒を予防するために移動の範囲や方法を患者の家族とともに検討する．可能なら家屋調査を行い環境を一緒に確認し，退院前に外出や外泊をすすめる．

2-8 脱臼予防指導

人工骨頭置換術後の患者に対して脱臼予防指導を行う．前述したように，前方進入では伸展・内転・外旋の複合運動で前方脱臼が，後方進入では屈曲・内転・内旋の複合運動で脱臼しやすいため，回避動作を十分に指導する．術直後で股関節伸展・外転・外旋筋力が低下している段階では，寝返りなどの動作練習時も屈曲・内転・内旋の複合運動が過度に生じないように注意する．床への着座，トイレでの殿部の清拭，浴槽内での着座，物を拾う際は屈曲・内転・内旋の複合運動に特に注意する必要があるため練習を繰り返し行う．足趾の爪切りには介助を要することが多い．ソックスエイドやリーチャー，高めの椅子を使用することで股関節の過度な屈曲を回避できる．脱臼への不安から，股関節の屈曲や内転を過度に避ける患者も多いため，適度な脱臼回避動作の重要性を理解してもらう．認知機能が低下している場合は家族や介護協力者とともに指導する．

❖文献

1) 日本整形外科学会診療ガイドライン委員会, 大腿骨頚部/転子部骨折診療ガイドライン策定委員会. 大腿骨近位部骨折の分類. In: 日本整形外科学会, 他編. 大腿骨頚部/転子部骨折診療ガイドライン. 第2版. 東京: 南江堂; 2011. p. 9-17.

2) 糸満盛憲. 骨折・脱臼 (各論). In: 国分正一, 他監修. 標準整形外科学. 第10版. 東京: 医学書院; 2008. p. 657-712.

3) Committee for Osteoporosis Treatment of The Japanese Orthopaedic Association. Nationwide survey of hip fracture in Japan. J Orthop Sci. 2004; 9: 1-5.

4) Horii M, Fujiwara H, Ikeda T. Urban versus rural differences in the occurrence of hip fractures in Japan's Kyoto prefecture during 2008-2010: a comparison of femoral neck and trochanteric fractures. BMC Musculoskelet Discord. 2013; 14: 304.

5) Hagino H, Sakamoto A, Haraca A, et al. Nationwide one-decade survey of hip fractures in Japan. J Orthop Sci. 2010; 15: 737-45.

6) 日本整形外科学会診療ガイドライン委員会, 大腿骨頚部/転子部骨折診療ガイドライン策定委員会. 大腿骨頚部/転子部骨折の危険因子. In: 日本整形外科学会, 他編. 大腿骨頚部/転子部骨折診療ガイドライン. 第2版. 東京: 南江堂; 2011. p. 27-43.

7) 日本整形外科学会診療ガイドライン委員会, 大腿骨頚部/転子部骨折診療ガイドライン策定委員会. 大腿骨頚部/転子部骨折の疫学. In: 日本整形外科学会, 他編. 大腿骨頚部/転子部骨折診療ガイドライン. 第2版. 東京: 南江堂; 2011. p. 19-26.

8) Parker MJ. Garden grading of intracapsular fractures: meaningful or misleading? Injury. 1993; 24: 241-2.

9) Jensen JS, Michaelsen M. Trochanteric femoral fractures treated with McLaughlin osteosynthesis. Acts Orthop Scand. 1975; 46: 795-803.

10) Orimo H, Yaegashi Y, Onoda T, et al. Hip fracture incidence in Japan: estimates of new patients in 2007 and 20-year trends. Arch Osteoporos. 2009; 4: 71-7.

11) Keene GS, Parker MJ. Hemiarthroplasty of the hip-the anterior or posterior approach? A comparison of surgical approaches. Injury. 1993; 24: 611-3.

12) 市村和徳, 石井佐宏. 高齢者大腿骨近位部骨折の退院時歩行能力に影響を与える因子: ロジスティック回帰分析を用いた解析. 整形外科. 2001; 52: 1340-2.

13) Matsueda M, Ishii Y. The relationship between dementia score and ambulatory level after hip fracture in the elderly. Am J Orthop. 2000; 29: 691-3.

14) Skein Y, Nagano Y, Hamaue S, et al. Sensory hyperinnervation and increase in NGF, TRPV1 and P2X3 expression in the epidermis following cast immobilization in rats. Our J Pain. 2014; 18: 639-48.

15) Leeuw M, Goossens M, Linton J. The fear-avoidance model of musculoskeletal pain: current state of scientific evidence. J Behave Med. 2007; 30: 77-94.

16) Neumann DA. Hip. Kinesiology of the musculoskeletal system. Mosby; 2002. p. 387-433.

17) Bolz S, Davis GJ. Leg length differences and correlation with total leg strength. J Orthop Sports Phys Ther. 1984; 6: 123-9.

18) Woodson ST. Leg length equalization during total hip replacement. Orthopedics. 1990; 13: 17-21.

19) Sabharwal S, Kumar A. Methods for assessing leg length discrepancy. Cain Orthop Relat Res. 2008; 466: 2910-22.

20) Kanis JA, Johnell O, De Laet C, et al. A meta-analysis of previous fracture and subsequent fracture risk. Bone. 2004; 35: 375-82.

21) Koster A, Ding J, Stenholm S, et al. Health ABC study: Does the amount of fat mass predict age-related loss of lean mass, muscle strength, and muscle quality in older adults? J Gerontol A Biol Sci Med Sci. 2011; 66: 888-95.

22) Sahrmann SA. 運動の概念と理念. In: 竹井 仁, 他監訳. 運動機能障害症候群のマネジメント. 医歯薬出版. 2007. p. 9-49.

23) Perry J, Burnfield JM. Hip gait deviation. Gait analysis. 2nd ed. Slack; 2010. p. 237-58.

24) 松野丈夫. 股関節. In: 国分正一, 他監修. 標準整形外科学. 第10版. 東京: 医学書院; 2008. p. 503-55.

25) 日本整形外科学会診療ガイドライン委員会, 大腿骨頚部/転子部骨折診療ガイドライン策定委員会. 大腿骨頚部/転子部骨折のリハビリテーション. In: 日本整形外科学会, 他編. 大腿骨頚部/転子部骨折診療ガイドライン. 第2版. 東京: 南江堂; 2016. p. 19-26.

26) 竹井 仁, 砂川 勇, 佐伯武士. 結合組織の解剖・生理学的基礎と治療手技の展開. In: 奈良 勲, 他編. 系統別・治療手技の展開. 第2版. 東京: 協同医書出版社; 2008. p. 81-147.

27) 松田雅弘, 小山貴之, 塩田琴美. 大腿骨頚部骨折後の運動療法に関するシステマティックレビュー. 理学療法学. 2011; 38: 633-6.

28) Sherrington C, Lord SR, Herbert RD. A randomized controlled trial of weight-bearing versus non-weight-bearing exercise for improving physical ability after usual care for hip fracture. Arch Phys Med Rehabil. 2004; 85: 710-6.

29) Schroder HM, Petersen KK, Erlandsen M. Occurrence and incidence of the second hip fracture. Cain Orthop Relat Res. 1993; 289: 166-9.

30) Cummings SR, Melton LJ. Epidemiology and outcomes of osteoporotic fracture. Lancet. 2002; 359: 1761-7.

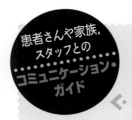

Communication Guide:
「XX？」ときかれたらどうする？

Q 「リハビリでよくなりますか？ リハビリはいつまで続ければよいですか？」ときかれたらどうする？

A 大腿骨近位部骨折の術後の回復は，受傷前の活動能力や認知面，骨折の重症度により度合いが異なります．身体機能や動作能力，退院後のリハビリに関して患者さんや家族から質問を受けることが多々あります．リハビリにより歩行可能となる症例は5割から7割と報告されており，受傷前の歩行能力や筋力，認知機能が大きく影響します．経験的な見解だけでなく，過去の報告や院内のデータに基づく予後予測や理学療法効果について説明しましょう．他部門のスタッフと議論し，共通の認識を得たうえで説明する必要があります．退院後もリハビリを継続する患者さんが多いですが，リハビリの内容や頻度は，理学療法士だけでなく医師や他のコメディカルのスタッフの意見，患者さんと家族の希望，ケアマネージャーの意見などを考慮して決定することを説明しましょう

Q 「受傷前と同じような生活ができますか？ また転んでしまわないか心配です」ときかれたらどうする？

A 家屋環境や家族関係，受傷前の生活状況について確認しておきましょう．受傷前の生活に戻れるかどうかは，身体機能や動作能力だけでなく家屋環境や家族の協力の有無などの影響も受けます．また，入院中の患者さんや家族は，退院後の生活が想像できない場合に漠然とした不安を抱えていることが多いです．自宅の環境を確認し，入院時から対応できるようにしていく必要があります．必要性がある場合は家屋調査を行い，患者さんと一緒に自宅を訪問しましょう．家屋調査の際には，ケアマネージャーや福祉業者にも参加してもらい，退院後の生活について議論し情報を共有しましょう．退院前に外出や外泊を実施することで，退院後の生活に関する不安も軽減していきます．屋外歩行練習なども入院中から積極的に実施しましょう．

<島村亮太>

5 大腿部の筋損傷
（ハムストリングス肉離れ）

疾患の特徴

　大腿部筋損傷の代表例としてあげられるのがハムストリングスの肉離れである．ハムストリングス肉離れはスプリント動作中に発症することが多く[1,2]，大腿二頭筋に好発する[2,3]．スプリント動作中のハムストリングスの筋腱長を推定すると[4,5]，遊脚期後半，接地直前の下腿の振り出し期に最も伸張する．また，大腿二頭筋は内側ハムストリングスに比べて遊脚期後半の筋活動が高く[6]　図1　，さらにこの筋活動ピークのタイミングと筋伸張のタイミングが同時期に発生している[7]．これらのことから，ハムストリングス肉離れはスプリント動作遊脚期後半の接地直前に大腿二頭筋に発生しやすいと考えられている．

　肉離れの多くは筋腱移行部での損傷であり，重症度はⅠ～Ⅲ度に分けられる[3,8]．Ⅰ度（軽度）は筋腱移行部の血管損傷のみ，Ⅱ度（中等度）は筋腱移行部，特に腱膜の損傷，Ⅲ度（重症）は腱性部（付着部）の完全断裂である[8]．症状としては大腿後面の痛みと，誰かに叩かれたような感触を訴える．筋力も明らかに低下し，通常，選手は全速力では走ることができなくなる[9]．

　ハムストリングス肉離れは陸上スプリント種目やフットボールで好発し，これらの種目では1位ないし2位の発生率を有する外傷である[10]．ハムストリングス肉離れには再受傷率が高い（12～35%）[2,11]という特徴がある．再受傷のリスクファクターは明らかではないが，患部の不完全な治癒や瘢痕形成に加え，神経筋活動抑制[12]やランニングフォーム不良が挙げられている．そのため，患部の痛みのみならず，スプリント動作に対応した筋機能の回復や動作の改善を含めたアプローチが必要となる．

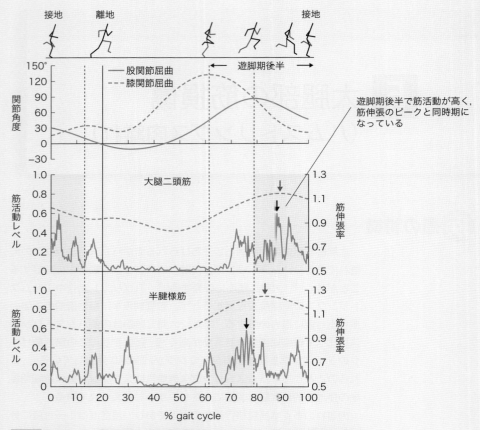

図1 スプリント動作中の大腿二頭筋と内側ハムストリングスの筋活動例

1 理学療法評価

1-1 炎症症状

　受傷後は他の急性外傷と同様に腫脹，熱感，痛みなどの炎症症状が現れる．腫脹・熱感は受傷直後には明らかではない場合が多いが，時間経過とともに現れる．Ⅰ度ないしⅡ度の軽傷の場合は受傷部位の周辺の筋緊張が落ち腫脹が感じられる．Ⅱ度以上の場合は受傷部位に加え，腫脹により大腿全体が膨隆する 図2 ．痛みは受傷部位の圧痛および後述する運動痛（伸張痛，収縮痛）がみられる．圧痛により受傷部位をある程度特定できるが，受傷直後は痛みを悪化させる危険があるため愛護的に圧迫する．圧痛に加えⅢ度に近づくほど受傷部位に陥凹を認める．一方で，受傷後一定時間経過後もしくは既往のある場合

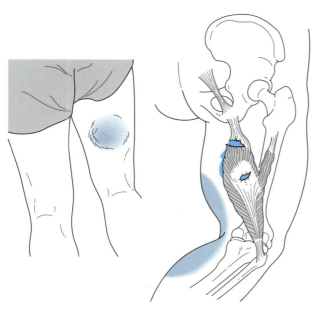

図2 大腿二頭筋に好発するハムストリングス肉離れ
(Verrall GM, et al. Thigh: acute thigh injuries In: Bahr R, editor. The IOC manual of sports injuires. UK: John Wiley & Sons; 2012. p. 344-6[9])より改変)

は受傷部位に硬結がみられる場合が多い．この硬結が受傷後の伸張-収縮不全につながり，再受傷につながる要因となる．

1-2 関節可動域制限

受傷後は受傷部位の伸張痛により関節可動域が制限される．Ⅲ度に近いほど制限が大きくなり，膝関節の伸展制限がみられる．この場合，腹臥位にて膝関節伸展が可能か確認する[8] 図3a ．膝関節伸展が最終域まで可能であれば，背臥位にてハムストリングスのタイトネステストを下肢伸展挙上（Straight leg rasing, SLR）テストで確認する[8] 図3b ．挙上角度を非受傷側と比較することで，制限の程度を確認する．この際，伸張痛の部位が圧痛の部位と一致するかも確認しておく．

SLR テストはリハビリテーションの進行にあわせて随時実施し，受傷部位の回復の指標とする．受傷直後は受傷部位の限局的な伸張痛が特徴であるが，次第にハムストリングス全体の伸張感に変化する．一方，既往があり筋の一部に硬結がみられる場合は，局所的な伸張感がみられることがある．

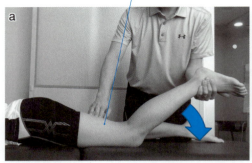
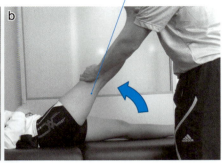

膝関節を他動的に伸展させ伸展制限と疼痛部位を確認する

膝関節伸展位にて股関節を屈曲させ可動域の健患差および疼痛の部位を確認する

図3 ハムストリングス受傷後の関節可動域計測・ガイド
a：腹臥位，b：背臥位

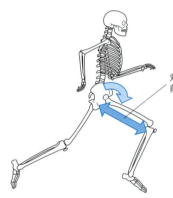

対側股関節の伸展制限により遊脚期後半で骨盤前傾が強まり，ハムストリングスが伸張される

図4 スプリント遊脚期後半におけるハムストリングスの伸張

　ハムストリングスは股関節と膝関節をまたぎ，2つの関節の運動に関与する二関節筋であるため，両関節の可動域を確認する．股関節では伸展，内外旋角度を計測する．股関節伸展の制限は骨盤の前傾を引き起こし，ハムストリングスの伸張増大につながる．ハムストリングスが伸張される遊脚期後半では同時に逆側の股関節伸展筋の張力が増すため[13]，逆側の股関節伸展制限が骨盤前傾を誘導し，ハムストリングスの伸張をさらに増大させる[14]．**図4**．このため，受傷側だけでなく非受傷側の股関節伸展の制限の有無を確認しておく．股関節内外旋の制限はスプリント動作中の股関節運動を制限し，ハムストリングス

の遠心性負荷を高める要因となる．膝関節では，背臥位での伸展制限の有無も確認する．膝自体の伸展制限がわずかでもあると，ハムストリングスが十分に伸張しない状態で遊脚期後半の振り出しにより伸張が強制されることにより，遠位の筋腱移行部が過伸張される危険性が高まる．

1-3 筋機能低下

受傷後は受傷部位の収縮痛により筋力発揮が困難となる．Ⅲ度に近いほど収縮自体が困難となる．筋収縮が可能であれば軽度の徒手抵抗をかけ，収縮痛の部位より受傷筋とその部位を推定する．筋収縮を確認する肢位の選択では，膝軽度屈曲位では半膜様筋，大腿二頭筋が主に収縮し，膝屈曲位では半腱様筋が主に活動する[15]ことを考慮する．

関節可動域と合わせて収縮痛もリハビリテーションの進行に合わせて随時確認する．等尺性収縮，求心性収縮，遠心性収縮の順に抵抗をかけ，収縮痛がなく筋力が発揮できる抵抗量や運動範囲でトレーニング方法を計画する．リハビリテーションの後半では，可動域の全域で筋力発揮が可能であるかを確認する．膝関節伸展・股関節屈曲位の最大伸張位と，膝関節屈曲・股関節伸展位の最大収縮位での膝関節屈曲筋力を評価する 図5 ．肉離れ後のハムストリングスの収縮動態は受傷筋に限らず筋収縮不全に陥ることがある[16]ため，筋力発揮時に各筋の収縮が十分か確認する．特に最大収縮位にて外側ハムストリングス（大腿二頭筋）の収縮に対して，内側ハムストリングス（半膜様筋，半腱様筋）が十分に収縮可能かを各筋の筋硬度を触知して確認する．

患部外の筋機能としては，大殿筋，下部腹筋について評価する．大殿筋は股関節伸展の共働筋であり，遊脚期後半の同時期に張力を発揮する[13]ことから，大殿筋の機能不全は代償的にハムストリングスへの負荷を増大させる．単関節での股関節伸展筋力評価に加え，前述の最大収縮位にてハムストリングスと共同して収縮できるかを確認する 図5 ．腹斜筋，腹横筋を中心とした下部腹筋の適切な活動は骨盤の過度な前傾の抑制に必要となる．腹部引き込み運動（ドローイン）に加え，能動的に下部腹筋を用いて骨盤の後傾運動が可能か確認する．

1-4 スポーツ動作の問題

ハムストリングス肉離れに繋がるスプリント動作の特徴として以下

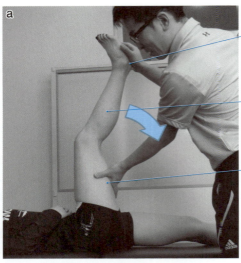

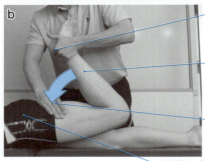

図5 最大伸張位および最大収縮位での筋収縮評価・ガイド
a: 最大伸張位, b: 最大収縮位

があげられる[17].
- 接地直前の大きな膝関節伸展 図6
- 股関節伸展（足趾離地）の減少，および屈曲（遊脚後期）の遅延
- 対側股関節伸展（逆側遊脚後期）の減少，および骨盤前傾の増大 図4
- 股関節外旋の減少（遊脚中期），および骨盤回旋の増大

受傷筋の筋機能回復が不十分であると無意識に遊脚後期における膝関節伸展を抑制してしまう例もみられる[17].

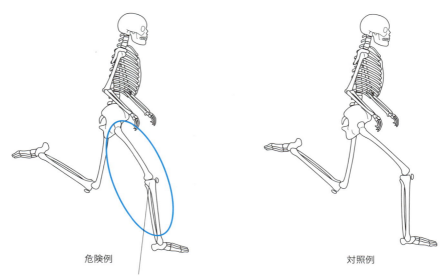

危険例　　　　　　　　　　　　　対照例

危険例では接地直前の膝関節が伸展位に近い

図6 スプリント動作接地直前における膝伸展角度

ハムストリングス肉離れを起こす前のスプリント動作（危険例）と健常選手（対照例）の比較

　受傷場面をみると，スプリント走のフィニッシュ場面[8]や球技において前方に出されたボールに反応する際[18]の体幹前傾時にハムストリングス肉離れを受傷することも多い．実際に，スプリント動作中の体幹前傾角度を増加させると，ハムストリングスの筋腱長が有意に長くなる[19]．現実的に体幹前傾動作を避けることは困難な場合が多いが，体幹前傾に抗するハムストリングスの遠心性筋活動がスポーツ復帰には必要となる．

2 理学療法治療

2-1　炎症症状への対応

　受傷後の炎症症状への対応はRICE（rest, icing, compression, elevation）処置が基本となる．肢位としては受傷筋が伸張されることを防ぐため，股関節伸展・膝関節屈曲位にて行う 図7 ．アイシングをしていない時間は，テーピングパッドを受傷部位にあわせて成形したものをあてがい局所的な圧迫をした上で大腿全体を末梢から弾性包帯で圧迫する 図8 ．腫脹軽減を目的とした物理療法として，微弱電流や非温熱モードでの超音波治療を活用する．急性炎症は受傷後

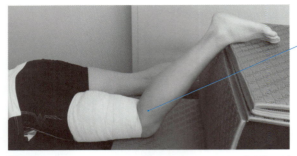

アイシングと圧迫をする肢位は股関節伸展・膝関節屈曲位とし受傷筋の伸張を避ける

図7 ハムストリングス肉離れ受傷後のアイシング肢位・ガイド

患部を圧迫するためのテーピングパッドを当てる

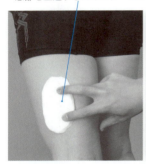 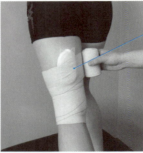

末梢から弾性包帯でパッドを含めて大腿部を圧迫する．
過度な締め付けによる血行障害に注意する

図8 炎症症状の抑制を目的とした受傷部圧迫・ガイド

48時間が特に明らかとなるが，重症度によっては数日間続くこともあるため症例ごとの炎症症状を適時確認して対応する．

2-2 関節可動域改善のためのアプローチ

受傷部位への対応は炎症の急性期後から開始する．目安としては受傷部位の限局的な伸張痛がハムストリングス全体の伸張感に変化したタイミングである．受傷筋においては受傷部位のみならずその近位，遠位の筋緊張が適度に高まる場合が多いため，はじめは周辺部位から超音波や電気療法などの物理療法を用いてリラクセーションを図りつつ伸張性を回復させる．続いて受傷部位に対してもアプローチする．ストレッチはハムストリングスの局所ではなく全体的に伸張感があることを確認しながら行う．膝伸展位で股関節屈曲させる通常のストレッチの他に，膝屈曲位での股関節屈曲や股関節屈曲位・膝関節屈曲

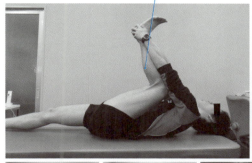
膝屈曲位にて踵を引き寄せるように股関節を屈曲させストレッチし，近位の伸張を感じる

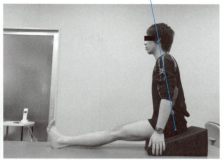
膝伸展位でのストレッチでは斜面クッションなどを用いて骨盤前傾をうながしながら行う

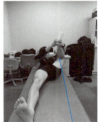
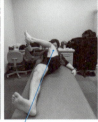
股関節外転位，内転位でも上記同様にストレッチし，内外側のハムストリングス毎にストレッチする

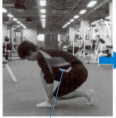
患側を前にした状態で股関節・膝関節屈曲位とする

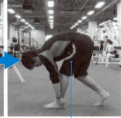
股関節屈曲位を保持した状態で膝関節を伸展し，ハムストリングスをストレッチする

図9 ハムストリングスのセルフストレッチング・ガイド

位からの膝関節伸展など両関節の肢位を変えながら筋腱を伸張させ，スプリント中の動作に対応できる伸張性まで段階的に高める **図9** [17]．

股関節伸展制限を効果的に改善するために，股関節前外側に位置する大腿筋膜張筋および中殿筋の前部の緊張を十分にとる **図10** ．骨盤前傾が十分に改善しない場合は，腸骨稜後方の脊柱起立筋や大殿筋上部付着部の緊張をマッサージやストレッチで軽減させ，骨盤後傾時の制限因子を取り除く．理学療法評価の項で述べたように，対側股関節伸展可動域の減少がスプリント動作中のハムストリングス負荷の増加につながる可能性があるため，対側においても股関節伸展の十分な可動域を確保する．骨盤の前傾が改善されることで股関節回旋可動域も自然に拡大することが多いが，不十分な場合は適時内旋・外旋を加えたストレッチを行う．膝関節伸展制限はハムストリングスと腓腹筋内外側頭との間の癒着が原因となることが多いため，この部分に対し

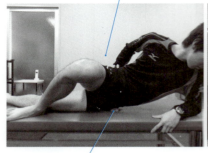
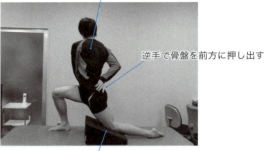

身体を上下左右に動かしセルフマッサージを行う

テニスボールやマッサージボールなどを筋の縁にあてる

体幹は前傾させすぎない．対側に回旋させることで伸張感が増す

逆手で骨盤を前方に押し出す

膝下にクッションなどをおくことで姿勢が安定する

図10 大腿筋膜張筋へのセルフマッサージおよびストレッチング・ガイド

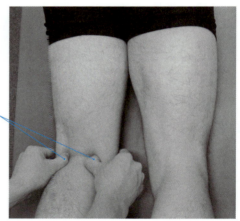

腓腹筋外側頭と大腿二頭筋の間，腓腹筋内側頭と半膜様筋の筋間に癒着が起こりやすい

図11 膝伸展制限の原因となる癒着部リソース・ガイド

ても徒手療法や物理療法を用いて伸張性を確保する 図11 ．

2-3 筋機能トレーニング

　筋機能の回復のために収縮時痛のない範囲でトレーニング強度をあげていく．等尺性収縮や軽負荷求心性収縮で痛みを訴えなくなれば自転車エルゴメータやジョギング，ヒップリフトエクササイズを段階的

に開始する．ヒップリフトエクササイズでは膝関節を約90°屈曲させ，大殿筋との協調性を意識するように指導する．大殿筋の収縮が十分でない場合は，ヒップリフトの挙上前に自動での骨盤後傾を行い，大殿筋を収縮させた上で実施する．求心性収縮時の痛みが消失すれば，レッグカールなどのトレーニングを開始するが，ハムストリングスの内外側どちらかに機能不全がみられると代償運動として下腿の過剰な内・外旋を伴う場合があるのでコントロールさせる．

　復帰前にはスプリント動作に対応して大きな関節可動域で筋が伸張-短縮する必要があるため，最大収縮位から最大伸展位までの全域において機能するまで獲得させる．最大収縮位におけるトレーニングとしては，股関節伸展位での膝自動屈曲エクササイズを指導する **図12** ．股関節を伸展位に保持したまま膝を最大屈曲位まで屈曲させることで，大殿筋の活動と協調させながら最大短縮位での収縮機能を向上させる[17]．膝伸展方向へのトレーニングとして，遠心性負荷への耐容能の改善を目的にノルディックハムストリングスを指導する[20] **図13** ．このトレーニングは特別な器具を必要とせず，様々な現場で導入しやすいが，遠心性の膝関節屈曲運動はハムストリングスのうち，半腱様筋への負荷が大きい[21,22]，とされている．ハムストリングス全体に負荷をかけるために，股関節伸展の遠心性トレーニングも併せて指導する **図14** ．骨盤の前傾のコントロール向上を目的に下腹部筋の遠心性トレーニングを指導する **図15** [17]．

2-4 スポーツ動作トレーニング

　理学療法評価の項ではスプリント動作の特徴をあげたが，スプリント動作自体への介入はパフォーマンスへの影響も大きいためスキルコーチや指導者に委ね直接指導しない場合が多い．しかし，スプリント動作中の股関節運動が不十分な場合にはボックスを用いて昇段動作中の股関節運動パターンを指導する **図16** [17]．

2-5 競技復帰の判断

　実際の競技復帰は，痛み（圧痛，伸張痛，収縮痛）が消失していること，等速性筋力測定で左右差がないこと，スポーツ動作トレーニングが問題なく可能であることなどから総合的に判断する．特に遠心性収縮が求められるトレーニング後は当日だけでなく翌日にも患部に違

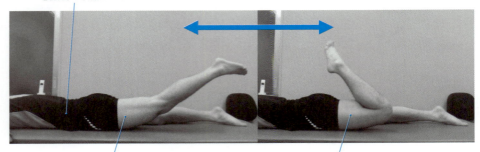

図12 股関節伸展位での膝関節自動屈曲エクササイズ・ガイド

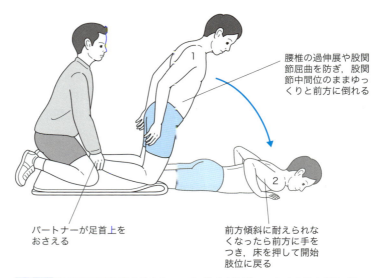

図13 膝関節伸展の遠心性トレーニング（ノルディックハムストリングス）・ガイド（Mjolsnes R, et al Scand J Med Sci Sports. 2004; 14: 311-7[20] より改変）

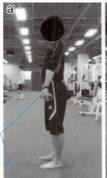
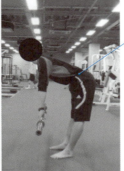

体幹は屈曲せず股関節を屈曲させると大腿二頭筋,半膜様筋が遠心性収縮する[23]

ダンベルやウェイトバーを用いる

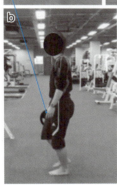
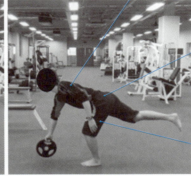

体幹の側方傾斜,回旋を防ぐ

骨盤も水平位を維持する

受傷機転に近い体幹前傾位でのハムストリングスの遠心性活動を得る

図14 股関節伸展の遠心性トレーニング・ガイド
a: 両脚, b: 片脚

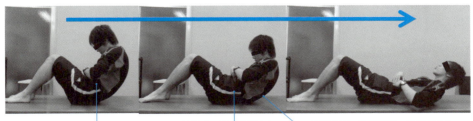

下腹部を引き込む

腹筋群の緊張を保ちながら後ろにゆっくりと倒れる

骨盤後傾→腰椎屈曲→胸椎屈曲と順を追って体幹を後傾させていく

図15 下部腹筋の遠心性トレーニング・ガイド

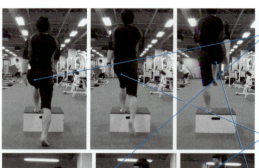
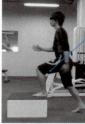
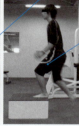
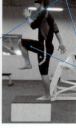

台上に脚をかけた股関節屈曲位から，骨盤中間位を保ったまま昇段を行う．昇段の前にハムストリングスに収縮を感じておく

支持側に荷重がかかった際に，骨盤の回旋や側方傾斜の代償がでないよう注意する

振り上げ側も股関節屈曲に伴う骨盤の側方傾斜や体幹の屈曲の代償がでないよう注意する

図16 ボックスを用いた昇段動作における動作トレーニング・ガイド

和感が出ないことを確認して復帰を判断するべきである．受傷後には患部を圧迫するテーピングを行う場合もあるが，筋収縮を抑制してしまうため復帰時にはキネシオテーピング程度にとどめることが望ましい．

❖文献

1) Brooks JH, Fuller CW, Kemp SP, et al. Incidence, risk, and prevention of hamstring muscle injuries in professional rugby union. Am J Sports Med. 2006; 34: 1297-306.
2) Woods C, Hawkins RD, Maltby S, et al. The Football Association Medical Research Programme: an audit of injuries in professional football--analysis of hamstring injuries. Br J Sports Med. 2004; 38: 36-41.
3) 奥脇 透．トップアスリートにおける肉離れの実態．日本臨床スポーツ医学会誌．2009; 17: 497-505.
4) Chumanov ES, Heiderscheit BC, Thelen DG. Hamstring musculotendon dynamics during stance and swing phases of high-speed running. Med Sci Sports Exerc. 2011; 43: 525-32.
5) Schache AG, Dorn TW, Blanch PD, et al. Mechanics of the human hamstring muscles during sprinting. Med Sci Sports Exerc. 2012; 44: 647-58.

6）Higashihara A, Nagano Y, Ono T, et al. Differences in activation properties of the hamstring muscles during overground sprinting. Gait Posture. 2015；42：360-4.

7）Higashihara A, Nagano Y, Ono T, et al. Relationship between the peak time of hamstring stretch and activation during sprinting. Eur J Sport Sci. 2016；16：36-41.

8）奥脇　透．大腿部のランニング障害―その病態と治療方法―．In：増田雄一，編．ランニング障害のリハビリテーションとリコンディショニング．東京：文光堂；2012．p. 79-87.

9）Verrall GM, Martin JA, Engebretsen L, et al. Thigh：acute thigh injuries In：Bahr R, editor. The IOC manual of sports injuires. UK：John Wiley & Sons；2012. p. 344-6.

10）Verrall GM, Arnason A, Bennell K. Preventing hamstring injuries. In：Bahr R, Engebretsen L, editors. Sports injury prevention：Olympic handbook sports medicine. UK：John Wiley & Sons；2009. p. 72-90.

11）Gibbs NJ, Cross TM, Cameron M, et al. The accuracy of MRI in predicting recovery and recurrence of acute grade one hamstring muscle strains within the same season in Australian Rules football players. J Sci Med Sport. 2004；7：248-58.

12）Fyfe JJ, Opar DA, Williams MD, et al. The role of neuromuscular inhibition in hamstring strain injury recurrence. J Electromyogr Kinesiol. 2013；23：523-30.

13）Nagano Y, Higashihara A, Takahashi K, et al. Mechanics of the muscles crossing the hip joint during sprint running. J Sports Sci. 2014；32：1722-8.

14）Riley PO, Franz J, Dicharry J, et al. Changes in hip joint muscle-tendon lengths with mode of locomotion. Gait Posture. 2010；31：279-83.

15）Makihara Y, Nishino A, Fukubayashi T, et al. Decrease of knee flexion torque in patients with ACL reconstruction：combined analysis of the architecture and function of the knee flexor muscles. Knee Surg Sports Traumatol Arthrosc. 2006；14：310-7.

16）Nagano Y, Higashihara A, Edama M. Change in muscle thickness under contracting conditions following return to sports after a hamstring muscle strain injury―A pilot study. Asia-Pacific Journal of Sports Medicine, Arthroscopy, Rehabilitation and Thchnology. 2015；2：63-7.

17）永野康治，東原綾子．スプリント動作の特徴からみたハムストリングス肉離れの危険因子とリハビリテーション．In：福林　徹，他，編．下肢スポーツ疾患治療の科学的基礎：筋・腱・骨・骨膜．東京：ナップ；2015．p. 119-27.

18）Verrall GM, Slavotinek JP, Barnes PG. The effect of sports specific training on reducing the incidence of hamstring injuries in professional Australian Rules football players. Br J Sports Med. 2005；39：363-8.

19）Higashihara A, Nagano Y, Takahashi K, et al. Effects of forward trunk lean on hamstring muscle kinematics during sprinting. J Sports Sci. 2015; 33: 1366-75.

20) Mjolsnes R, Arnason A, Osthagen T, et al. A 10-week randomized trial comparing eccentric vs. concentric hamstring strength training in well-trained soccer players. Scand J Med Sci Sports. 2004; 14: 311-7.

21) Kubota J, Ono T, Araki M, et al. Non-uniform changes in magnetic resonance measurements of the semitendinosus muscle following intensive eccentric exercise. Eur J Appl Physiol. 2007; 101: 713-20.

22) Ono T, Okuwaki T, Fukubayashi T. Differences in activation patterns of knee flexor muscles during concentric and eccentric exercises. Res Sports Med. 2010; 18: 188-98.

23) Ono T, Higashihara A, Fukubayashi T. Hamstring functions during hip-extension exercise assessed with electromyography and magnetic resonance imaging. Res Sports Med. 2011; 19: 42-52.

24) 奥脇　透．部位別外傷・障害　G．大腿．In: 中嶋寛之，他編．新版スポーツ整形外科学．東京: 南江堂; 2011．p. 253-68.

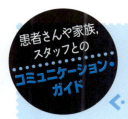

Communication Guide:
「XX?」ときかれたらどうする?

Q 「どれくらいで復帰できますか?」ときかれたらどうする?

A 医療機関でMRI検査を行った場合,その結果から復帰の目安を立てることができます.Ⅰ度では数日から数週で復帰が見込めますが,Ⅱ度では明らかな筋腱移行部の損傷があるため復帰には1〜3カ月(平均6週)がかかり,Ⅲ度では手術療法を検討しなければならず,復帰には数カ月を要すといわれています[3,8,24].

臨床所見としては,伸張痛や収縮痛の程度からおおよその重症度を判断することはできますが,これらの情報と選手個々の症状や機能の状態を考慮して,医師とも相談しながら慎重に返答しましょう.また,経過によっては復帰時期が前後することも必ず付け加えておきましょう.

<永野康治>

6 変形性膝関節症（保存療法）

Introduction

疾患の特徴

　変形性膝関節症（膝関節症）は関節軟骨の変性・損傷による摩耗，軟骨下骨の硬化，滑膜の活性化や肥厚増殖，半月板変性そして骨髄内の変化などを特徴とした関節の退行性変性疾患である[1]．つまり関節軟骨のみの変化ではなく，関節周囲の骨組織を含んだ変化である．この他にも，加齢に伴って生じる関節構成体の力学特性や構造的変化と，異常な負荷による外傷などの生体力学的変化もあり，多層的な問題を含んだ病態である．

　膝関節症は，明らかな成因を特定できない一次性関節症と，特定される原因をもった二次性関節症に分けることができ，本邦では一次性が多い[1]．疫学調査によると，X線画像上，40歳以上の潜在的な膝関節症患者は約 2,530 万人（男性 860 万人，女性 1,670 万人）と推計されており，女性の有病率が高い[2]．

　膝関節症は臨床症状と X 線所見で診断されるのが一般的である．膝関節症の統一された診断基準になく，単純 X 線所見による診断では Kellgren–Lawrence 分類[3]が用いられ，グレード II 以上が膝関節症と定義されている 図1．膝関節症は大きく内側型と外側型に分かれ，X 線上，関節裂隙の狭小を内側に認めれば内側型，外側に認めれば外側型とよばれる．

　膝関節症の初期は運動開始時の痛みが主な症状であるが，ROM 制限，筋機能異常，アライメント異常などが加わることで，歩行や階段昇降などの荷重動作における痛みや障害が徐々に増大する．運動減少や臥床による関節面負荷の過度な低下は膝関節症の発症・進行の要因の 1 つであり，活動性低下によって症状悪化や機能障害の悪循環に陥

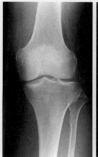 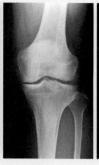 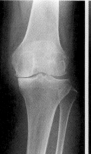 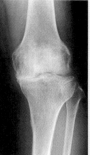

グレード0　　　　グレードⅠ　　　　グレードⅡ　　　　グレードⅢ　　　　グレードⅣ

図1　Kellgren-Lawrence 分類の病期分類
グレード0：正常（骨棘なし）
グレードⅠ：疑わしい骨棘形成，関節裂隙の狭小化
グレードⅡ：軽度関節症，明確な骨棘形成あり，関節裂隙狭小化・骨硬化・骨嚢腫形成を認めることがある
グレードⅢ：中等度関節症，中等度で複数の骨棘形成と中等度の関節裂隙狭小化
グレードⅣ：高度関節症，著明な関節裂隙の狭小化と大きな骨棘形成

りやすい[1]．

　関節の痛み，拘縮，腫脹は，高齢者の日常生活活動性（activity of daily living：ADL）と生活の質（quality of life：QOL）を阻害する最も多い原因の1つである[1]．平成25年度国民生活基礎調査[4]によると，関節疾患は要介護認定の要支援レベルとなる原因疾患として1位であり，膝関節症を含めた関節疾患が ADL や QOL に与える影響は多大である．

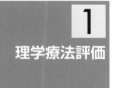

1　理学療法評価

　評価はやみくもに実施するのではなく，体系立てて実施する．まず問診から始め，視診，自動運動，他動運動，抵抗運動テスト，症状局在化・誘発軽減テスト，筋の長さテスト，スパズム・圧痛の確認などを実施していき，患者の訴える症状の原因を特定していく[5]．

1-1　痛み

　膝関節痛の原因組織には滑膜，関節包，骨，骨膜，靱帯，筋，腱，脂肪体などがあげられる．軟骨が磨り減ることで痛みが生じると誤解されがちだが，関節軟骨の表層には感覚神経は存在しないため痛みの発生源とはなりえない．しかし，関節軟骨の変性によって軟骨片が関節内に剥落すると，軟骨基質から巨大分子やサイトカインが放出され，

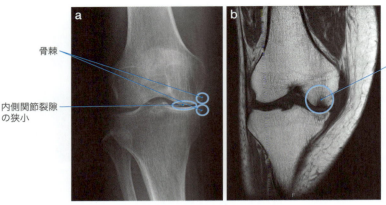

図2 骨髄病変（bone marrow lesion: BML）チェック・ガイド
a：単純 X 線画像，b：MRI 像（T1 強調）
X 線ではわからないが，MRI だと BML が確認できる．

これが滑膜の1型細胞を活性化し滑膜炎を生じることで痛みにつながる[6]．滑膜炎は膝関節症の 89.2% に存在し，痛みと密接に関連する[7]．

骨も痛みの発生源となる．MRI で確認できる骨髄病変（bone marrow lesion: BML）には，骨の微小損傷，骨内の線維化，壊死，浮腫，炎症などが含まれ，進行すると骨嚢胞へと移行する[8]．図2．骨内には感覚神経が分布しているため，骨の微小損傷による発痛物質や骨内圧の亢進などが侵害受容器を刺激し痛みが発生する[9]．BML の大きさと歩行時痛の強度には関連があり，大きな BML を有する膝関節症では痛みがより強い可能性が高い[10]．

膝関節症の痛みは関節裂隙部や膝窩部を中心に訴えることが多い．しかし，それ以外の部位に痛みを訴える症例も少なくないため，たとえ画像上で変形や BML を認めたとしても，関節や骨に由来する痛みであると決めつけずに正確な評価によって関節，筋，神経，筋膜，さらには他関節からの影響など，その原因を特定していく．

痛みの評価は，問診から始める．問診では症状や既往歴について詳細に聴取していく．症状については，どんな症状であるか，いつ自覚したか，どのようなときにどのようにすると増悪または緩和するか，常に一定なのか，について聞き取る[5]．なかでも，増悪要因と緩和要因を明確にすることが，原因を特定するために必須となる．

痛みがどこからきているかを鑑別するためのテストとして誘発軽減テストがある．これは，どのような状況で痛みが出現しているのかを

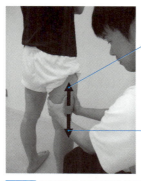

【軽減】
患者に痛みが生じるまで荷重してもらい，セラピストは大腿を頭側へ動かす

【誘発】
患者に痛みが生じる直前まで荷重してもらい，セラピストは大腿を尾側へ動かす

図3 膝関節の誘発軽減テスト・ガイド
荷重によって痛みが出現している場合，大腿部に徒手的な圧迫と牽引を加える．応用として，膝関節の屈曲角度を変え，どの角度で特に痛みが誘発されるのかを確認してもよい．

表1 膝 OA の定量的評価

1. 日本整形外科学会変形性膝関節症治療成績判定基準（JOA score）
2. Western Ontario McMaster Universities Osteoarthritis Index: WOMAC
3. 日本版変形性膝関節症患者機能評価法（Japanese Knee Osteoarthritis Measure: JKOM）
4. SF-36（MOS Short-Form 36-Item Health Survey）

明確にするために実施する．荷重によって膝関節に痛みが出現する場合を想定すると，図3 に示すように膝関節に対して圧迫と牽引を実施する．さらに膝関節の屈曲角度を変えることで，特にどの角度で痛みが誘発されるのかを確認する．

痛みの程度は，理学療法の効果判定のためにも毎回評価し数値化する．評価法としては様々なものがあるが，Numerical Rating Scale（NRS）や Visual Analogue Scale（VAS）を用いるのが最も簡便である（4 大腿骨近位部骨折の項，図7，8 を参照）．これとあわせて 表1 に示すような評価尺度を用いて機能障害や QOL を含めて定量化する．

1-2 アライメント異常

膝関節症では内側型，いわゆる内反膝の症例が最も多く 80％を占めている．膝内反などのアライメント不良の状態が続くことは，膝関節

症がさらに悪化するリスクとなる[11]．したがって，アライメントの評価は必須であり，何故そのようなアライメントを呈しているのかを考察する．

視診によって静的・動的アライメントを確認する．静的アライメントは，背臥位や立位を中心に評価していき，膝だけでなく他関節まで広く確認する．特に内反膝では骨盤後傾位，膝関節内反屈曲位を認めることが多い．可能であれば画像を撮影し客観的評価のために角度や距離を測定する[12,13] 図4，5．

動的アライメントは，特に患者自身が痛みを訴える動作中のものを中心に確認する．しゃがみ込み動作であれば，膝屈曲角度，アライメント変化，痛みの部位を確認する．歩行であれば，立脚初期において膝関節は伸展しているか，立脚中期において膝の外側への動揺は認めるか，デュシェンヌ徴候を認めるか，歩行周期を通してダブルニーアクションを認めるかなどを評価する．

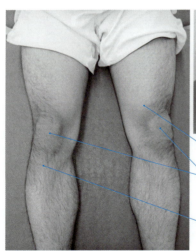
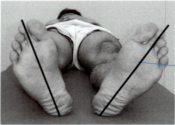

足の向きから下肢の回旋の左右差を評価．下肢全体の回旋なのか脛骨の回旋なのかも確認する

筋の膨隆・萎縮などを視診

膝蓋骨の高さ・位置（偏位）を評価

膝蓋腱の傾きや脛骨粗面の位置から脛骨の回旋を評価

図4 背臥位での下肢アライメント評価・ガイド
膝蓋骨の高さ・位置（偏位）については，膝蓋骨の頭尾側方向の高さに左右差がないか，内側や外側に偏位していないかなどを評価する．脛骨の回旋については，膝蓋腱の傾きや脛骨粗面の位置を確認する．膝蓋腱が外側に傾き，脛骨粗面が過度に外側に位置すると，脛骨は大腿骨に対して外旋していることになる．また，足底側から足部の向きを確認する．膝蓋骨が正面を向いており，足部は外側を向いているようであれば，下腿は外旋していることになる．

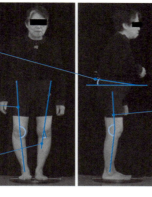
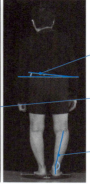

骨盤前傾角度
上前腸骨棘と上後腸骨棘を結ぶ線と水平線との成す角度

臨床的大腿脛骨角度
上前腸骨棘,内側・外側膝裂隙中央を結ぶ中点,内外果を結ぶ中点の成す角度

大腿四頭筋角度
上前腸骨棘・膝蓋骨中央・脛骨粗面の成す角度

骨盤傾斜角度
左右腸骨稜頂点の成す角度

膝伸展角度
大転子・外側膝裂隙中央・外果の成す角度

下腿踵骨角度
下腿の二等分線と踵骨の二等分線の成す角度

図5 立位でのアライメント評価・ガイド
客観的評価のために可能であれば角度を測定する.

1-3 ROM 異常

　ROM制限の要因は痛み,関節包内運動(副運動)の低下,筋・腱の短縮,筋スパズム,靱帯の短縮,関節包の短縮や癒着,骨棘,腫脹・浮腫など多岐にわたる.

　膝関節症患者の立位は骨盤後傾位(股関節は屈曲位),膝関節内反屈曲位であり,同時に後方重心となる.筋のバランスとしては,広筋群は弱化しており,大腿直筋,大腿筋膜張筋,膝窩筋,ハムストリングス(内反膝では特に半腱・半膜様筋),下腿三頭筋(内反膝では特に腓腹筋内側頭)は短縮しやすい.これらの要因によって膝関節の屈曲,伸展ともに制限されることが多い.そのため,何が制限因子であるのかを特定するために,問診から得られた情報も加味しながら,痛みの有無や部位,自動・他動運動時のROMやエンドフィール,軟部組織の状態,誘発軽減テスト,関節可動性テストなども組み合わせて絞り込んでいく.

　ROMは関節角度計を使用して計測し,他動運動での測定値を記載する[14].痛みなどによって自動運動と他動運動の計測値に明らかな差を認める場合は,自動運動を確認した後,他動運動によって同じ角度で同じ症状が出現するのか否かをエンドフィール 表2 を含めて確認し,角度とともに記載しておく.ただし,膝屈曲の正常可動域は自動運動135°,他動運動155°であり,20°の差があることを理解しておく.

表2 エンドフィールの種類[15-27)

・正常なエンドフィール	
最終域感	特徴
soft（筋性）	軟部組織の接近・伸張（例：膝関節屈曲，SLR)
firm（関節包・靱帯性）	関節包・靱帯の伸張（例：股・肩関節内外旋，手指 MP 関節伸展）
hard（骨性）	骨または軟骨の衝突（例：肘関節伸展）
・異常なエンドフィール	
最終域感	特徴
less elastic（弾性の減少）	瘢痕，短縮した結合組織
more elastic（弾性の増大）	筋スパズム，筋短縮
springy block（バネ様遮断）	半月板損傷など跳ね返りが感じられる関節内障害
empty（無抵抗感，空虚感）	滑膜炎などの痛みにより物理的な停止感がなく制限がある状態
premature（正常より早い）	RA・OA の関節，拘縮した靱帯・関節包
extended（正常より遅い）	不安定性・過可動性
・膝関節の正常なエンドフィール	
脛骨大腿関節	屈曲 ： soft（大腿と下腿後面軟部組織の接触感） 伸展 ： firm（膝後方関節包・靱帯の伸張感）
膝蓋大腿関節	全方向： firm（膝蓋骨付着組織の伸張感）

左右の可動域を比較することも重要である．エンドフィールの例として，筋短縮によって膝屈曲が制限されている場合は more elastic となり，痛みなどによってエンドフィールを感じられない場合は empty と判断する．

　関節可動性テストでは，徒手操作中に副運動の状態を確認する．牽引，滑りなどを実施し，低可動性なのか過可動性なのかを，図 13 a に示すように 7 段階でどの程度か左右差などから評価する．膝関節は脛骨大腿関節と膝蓋大腿関節によって構成されるため，それぞれにおいて評価する 図6 ．

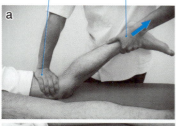
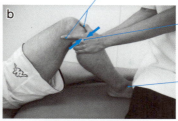
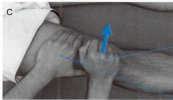
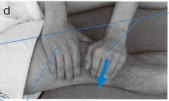
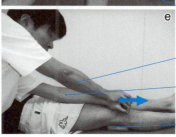

図6 脛骨大腿関節，膝蓋大腿関節の可動性テスト・ガイド
a：脛骨大腿関節の牽引，b：脛骨大腿関節の滑り，c：膝蓋骨の内側滑り，d：膝蓋骨の外側滑り，
e：膝蓋骨の尾側滑り

1-4 筋機能異常

　膝関節症では痛みによる筋出力低下，廃用性筋萎縮による筋力低下などの筋機能異常を認める．痛みによって身体活動量が低下し，これがさらに廃用性筋萎縮を招くという悪循環に陥ることが多い．
　内側型膝関節症では，内側広筋の萎縮とそれに伴う筋出力低下，外側広筋の硬さの増大を認めることが多い．同時に膝関節の外側支持機構の1つである腸脛靱帯が内反膝によって伸張され，緊張が高まりやすい．腸脛靱帯は膝蓋骨にも付着があるため，広筋群のインバランス

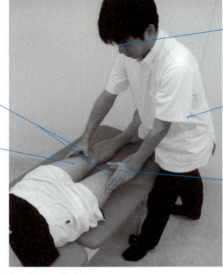

セラピストの利き目が中央にくるようにすると，左右均等に見ることができ左右差を捉えやすい

セラピストの姿勢が悪いと正しい触診ができないためベッドの高さ調整，膝の屈伸などで体幹が真っ直ぐになるようにする

左右を比較するためには同じ部位を触診する

片脚の中でも内・外側広筋，大腿直筋など各筋を触診し緊張程度など比較することでインバランスの評価をする

どの筋を触っているのかを意識しながら触診する

図7 膝関節周囲筋の触診・視診・ガイド

も影響することで膝蓋骨の外上方偏位を呈し，さらにインバランスを助長することとなる．また，股関節内転筋群，外転筋群の筋力低下によって前額面での腰椎骨盤股関節複合体が不安定となり，膝関節周囲の筋・靱帯などの支持機構に頼ることで，負荷を増大させているケースもある．したがって，膝関節周囲筋のみならず，股関節周囲筋の機能も評価する．

まずは，触診・視診によって筋の硬さや萎縮などを確認する **図7** ．次に筋の長さテストにより短縮の有無を確認する．大腿直筋，大腿筋膜張筋，腸腰筋，ハムストリングス，下腿三頭筋，膝窩筋については必ず評価する．これらは Ely test, Ober test, Thomas test などによっても確認できるが，各筋のストレッチ肢位で確認するとより安全で確実にチェックできる **図8** ．

筋力は，徒手筋力検査（manual muscle test: MMT）による主観的評価法と，ハンドヘルドダイナモメーター（hand held dynamometer: HHD）などの計測機器を用いた客観的評価法を用いて計測する **図9** ．HHD を用いた測定では，固定用ベルトを用いることで検者内・間の信頼性を高める[18]．

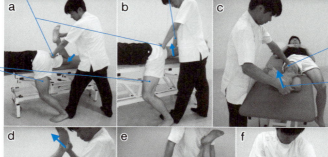

図8 筋の長さテスト・ガイド

a：大腿四頭筋，b：腸腰筋，c：膝窩筋，d：ハムストリングス，e：大腿筋膜張筋，f：下腿三頭筋

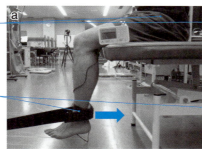
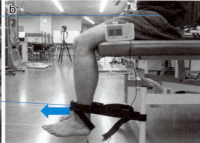

図9 ハンドヘルドダイナモメーターによる筋力測定・ガイド

a：膝関節屈曲，b：膝関節伸展

6．変形性膝関節症（保存療法）

1-5 身体活動量・運動耐用能の低下，高 BMI

膝関節症では歩行時の荷重痛によって身体活動量が低下する．これが廃用性筋萎縮，骨量減少，肥満へと結びつき，運動耐用能も低下する．その結果，痛みがさらに増悪するばかりか，高血圧や糖尿病，高脂血症などの罹患率が高まる．高血圧や糖尿病，高脂血症などの疾患が，膝関節症の発症や重症化に関与するという指摘もある[19]．

現在の身体活動量を把握しておくことは重要である．様々な方法が存在するが，METs という活動強度を表す単位を知っておくとよい．例えば，普通歩行（平地，67 m/分）を 20 分では 3.0 METs，風呂掃除を 16 分では 3.8 METs となる[20]．患者から問診にておおよその活動量を聞いておくことで，現在の活動強度を把握することができる．このような客観的数値をもとに，活動量の増減を定期的に確認し，患者と共有する．

一次性膝関節症の高い危険因子として肥満があり，筋肉量低下や関節に加わる負荷の増大がその主な理由である．BMI が $25\,\mathrm{kg/m^2}$ 以上あると膝関節症進行リスクが増大するとの報告もある[21]．膝関節症のガイドラインでは，体重が標準を超えている膝関節症患者には，減量し体重をより低く維持することが推奨されている[22]．患者自身，減量の重要性は理解していても実際に実行するのは簡単ではなく，患者に対する丁寧な説明と，必要であれば栄養士など他職種と連携しつつエネルギー摂取量を把握する．

2 理学療法治療

評価によって症状の原因となっている部位，組織を特定し，それに対して適切にアプローチしていく．低可動性に対してはモビライゼーションを実施し，過可動性に対してはスタビライゼーションエクササイズを実施する．膝関節症に対する筋力強化トレーニングには，痛みを軽減し身体機能や健康状態を改善する効果が認められており，ガイドラインでも推奨されている[22]．膝関節症に対する理学療法を調査したシステマティックレビューでは，徒手的なモビライゼーションと筋力トレーニングを併用することが疼痛軽減に有効であったと報告されている[23]．

姿勢・アライメント不良の状態が続いていると，一時的に痛みが軽減したとしても再発する可能性がある．したがって，膝関節のみではなく全身の姿勢・アライメントを修正する必要がある．日常生活動作に困難を訴える患者は多く，個々の動作を確認・修正し QOL 向上を

図ることが重要である．さらに，患者教育として，膝関節症の基礎的知識を始め，関節への負担を軽減する方法なども含め指導する．加えて，活動量が低下することで筋力・体力が低下し，体重が増加するという負の循環に陥る可能性が高いため，有酸素運動も指導する．

2-1 モビライゼーション

　治療する筋線維の線維方向を横断するように深部組織を局所的，特異的に摩擦する横断マッサージによって軟部組織の運動性維持，癒着防止，痛みの軽減を図る[24]．

　関節を一緒に動かしながら，治療する筋を伸張する機能的マッサージで，筋緊張の軽減を図る[24]．これらのマッサージは，いずれも緊張が軽減するまで1つの筋に対して通常2〜3分行う 図10 ．

　膝関節症患者では大腿四頭筋，大腿筋膜張筋，膝窩筋，ハムストリングス，下腿三頭筋などの柔軟性が低下しやすいが，やみくもにすべてを治療するのではなく，評価によって対象筋を絞り込んだのちに

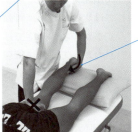

筋腹，腱を横断するようにマッサージする

内反膝では半腱・半膜様筋が短縮していることが多い

膝伸展制限を認めることも多いため，リラックスさせるためにも膝関節の緩みの肢位（約25°屈曲位）を意識し下腿前面にクッションを置く

皮膚が突っ張らないように右手で皮膚を膝方向に弛ませるようにしながら筋を軽く圧迫

右手の圧迫を保持しながら，左手で膝を伸展．半腱・半膜様筋の場合，下腿を外旋しながら実施

図10 ハムストリングスに対する横断・機能的マッサージ・ガイド
a：横断マッサージ，b：機能的マッサージ

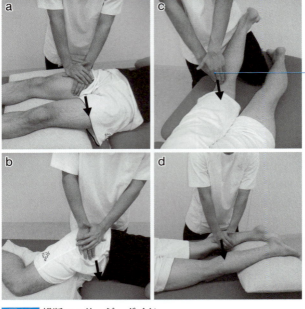

図11 横断マッサージ・ガイド
筋腹,腱を横断するようにマッサージする. a: 大腿四頭筋, b: 大腿筋膜張筋, c: 膝窩筋, d: 下腿三頭筋

マッサージを実施する 図11, 12 .

　関節原性の低可動性の改善と,痛み・緊張の緩和を目的に関節モビライゼーションを行う.主に滑膜関節における圧迫・牽引検査(誘発軽減テスト)や,関節可動性テスト 図13 ,エンドフィール(firm, less elastic, premature)などから治療の可否や方法を判断する.低可動性1または2が関節モビライゼーションの対象であり,0(強直)や過可動性に対しては実施しない.可動性の評価については,反対側の同部位と比較もするが,膝関節症では両側とも低可動性を呈している可能性がある.したがって,特に疾患を有さない健常者の可動性を基準とし,それに対して低可動性なのか過可動性なのかを評価する.

　関節モビライゼーションの主なテクニックには牽引と滑りがある.牽引は治療面に対し垂直に,滑りは治療面に対し平行に副運動を生じさせる.つまり,脛骨大腿関節では脛骨関節面が治療面となる 図14 .関節モビライゼーションで用いる強さは,グレードⅠ〜Ⅲの3段階に分けられる 図13b .グレードⅠは,関節内の圧迫状態を

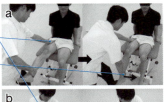
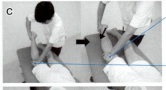
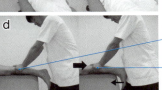

図12 機能的マッサージ・ガイド
a：大腿四頭筋，b：大腿筋膜張筋，c：膝窩筋，d：下腿三頭筋

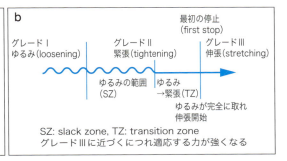

図13 副運動可動性の評価と関節モビライゼーションのグレード（富 雅男, 他監修. 整形徒手理学療法. 東京: 医歯薬出版; 2011）[5]
a：可動性の評価，b：関節モビライゼーションのグレード

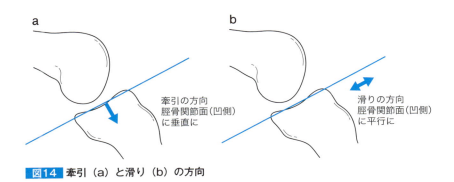

図14 牽引（a）と滑り（b）の方向

6. 変形性膝関節症（保存療法）

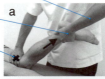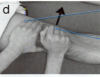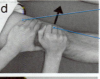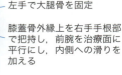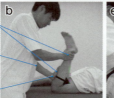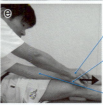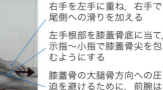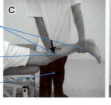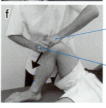

図15 脛骨大腿関節（a〜c），膝蓋大腿関節（d〜f）に対する関節モビライゼーション・ガイド
a：牽引（第1選択肢），b：背側滑り（屈曲制限の改善），c：腹側滑り（伸展制限の改善），d：内側滑り（外側偏位の改善），e：尾側滑り（屈曲制限の改善），f：尾側滑り（屈曲位で実施）

取り除く牽引のみで関節面は引き離さない範囲である．グレードⅡは，関節周囲組織のゆるみが取れ（SZ），結合組織の緊張で運動が停止するまでの範囲の牽引あるいは滑りである．グレードⅢは，ゆるみを越えた範囲の牽引あるいは滑りである．疼痛緩和にはグレードⅠからⅡのSZまでの牽引，緊張緩和にはグレードⅠからⅡのTZまでの牽引を用いる．可動性の改善にはグレードⅢの牽引や滑りを用いる．

膝関節では，脛骨大腿関節の牽引と滑り，膝蓋大腿関節の滑りを実施する **図15**．安静肢位から開始し，徐々に制限域の直前で実施していく．滑りを実施する際は，グレードⅠでの牽引を加えながら行うことで，関節面の接近による摩擦を防ぐ．

2-2　ストレッチング

ストレッチングは病的に短縮した軟部組織の構造体を伸張し，可動

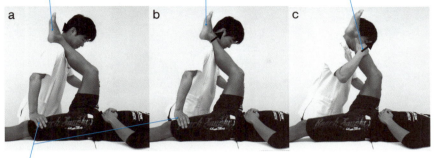

図16 ハムストリングスに対するストレッチング・ガイド
a：等尺性収縮-弛緩，b：持続伸張（静的ストレッチング），c：拮抗筋の最大収縮ストレッチングおよび拮抗筋の収縮を行う際，患部への痛みが生じないよう，痛みに配慮しながら収縮・伸張の強さを調整する．

範囲を増大する手技である[24]．効果的な筋の緊張緩和と伸張性改善を図るために，①等尺性収縮と弛緩を繰り返すことによるレンショウ細胞を介した反回抑制，②持続伸張（静的ストレッチング）によるⅠb抑制，③拮抗筋収縮による相反抑制（Ⅰa抑制）を利用する 図16 ．効果を持続させるためには，これに加えて患者自身が実施できるオートストレッチも指導する．持続伸張の実施時間は筋によって差があるが，大腿四頭筋，ハムストリングスでは30秒，下腿三頭筋では60秒といわれている．このような長時間の持続伸張のみを行うより，①〜③のような方法を可能な限り組み合わせることで，実施に際する持続伸張時間を減じながら効果的ストレッチングとする．

2-3 筋機能トレーニング

患者が訴える動作障害でどのような筋機能低下が主に影響しているかを評価した後に，開放性運動連鎖（open kinetic chain：OKC）と閉鎖性運動連鎖（closed kinetic chain：CKC）でのパターンを考慮してトレーニングメニューを計画する．OKCトレーニングは，目的とする筋に選択的にアプローチするために用いる．CKCトレーニングは共同収縮（大腿四頭筋とハムストリングスなど）や協調運動の促

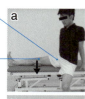
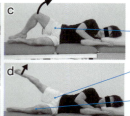
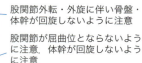

股関節は軽度外転位で骨盤後傾しないように

膝伸展制限がある場合，クッションなどを膝窩に入れ，適宜調整する

ボールやクッションなどを挟む

股関節外転・外旋に伴い骨盤・体幹が回旋しないように注意

股関節が屈曲位とならないように注意．体幹が回旋しないように注意

下側の下肢は屈曲位とし安定を保つ

膝の間隔は肩幅程度とする

体幹・大腿が一直線になるようにする

図17 下肢の筋機能トレーニング・ガイド①（ベッド上でのトレーニング）
a：大腿四頭筋セッティング，b：股関節内転筋，c：股関節外転筋（股・膝関節屈曲位），
d：股関節外転筋（股・膝関節伸展位），e：ブリッジ
各トレーニングにおいて、必ずどこに力を入れるのか意識させる．

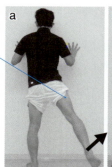
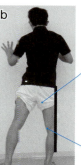
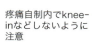
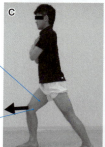
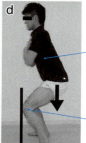

右股関節を伸展位で外転しOKCトレーニング

右股関節が内転しないよう中間位を保ちながら，左股関節を外転することで，右外転筋のCKCトレーニング

患側支持の場合，痛みが生じないよう注意

大腿四頭筋・ハムストリングスの共同収縮を行う

疼痛自制内でknee-inなどしないように注意

体幹は一直線

足部より膝が前に出ると膝蓋大腿関節の負荷量が高くなるため注意

図18 下肢の筋機能トレーニング・ガイド②（立位でのトレーニング）
a：股関節外転筋（患側外転），b：股関節外転筋（健側外転），c：フォワードランジ，
d：スクワット
各トレーニングにおいて，必ずどこに力を入れるのか意識させる．また，何に注意すればいいのかを指導する．

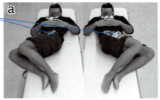
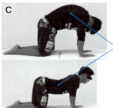
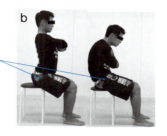
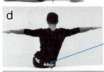
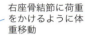
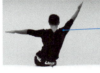

図19 体幹の筋機能，可動性改善エクササイズ・ガイド
a: 体幹回旋，b: 骨盤前後傾，c: 脊柱前後弯，d: 座位バランス

進，荷重による圧縮刺激による軟骨代謝の促進などを目的に実施する．膝関節症では，膝・股関節周囲筋の筋力低下と荷重痛によりCKCトレーニングを十分に実施できない場合がある．このような場合は，OKCトレーニングを先行して実施することで個別に筋力強化を図る．そして，モビライゼーションを併用して荷重痛の軽減を図り，徐々にCKCトレーニングを実施していく．

大腿四頭筋は膝関節の安定性や衝撃吸収の役割を担うため，この筋力が低下すると膝関節のメカニカルストレスの増大につながる[25]．大腿四頭筋の機能を高めつつ，膝関節の安定性に間接的に関わる股関節周囲筋のトレーニングも実施する 図17, 18 ．膝関節の安定性を高めるために体幹筋の柔軟性や機能にも着目したトレーニングを指導する 図19 ．いずれのトレーニングでも目的，対象筋，注意点を患者に理解させることが重要である．

2-4　姿勢・アライメント修正

評価によって個々の症例で姿勢やアライメントのパターンを明らかにした後に治療で修正を図る．膝関節症患者は頭部前方突出，腰椎屈

曲,骨盤後傾しており[26)],上部頸椎が過伸展し,下部頸椎から胸椎,腰椎,骨盤が一体となったCカーブのアラインメントになっていることが多い.骨盤は後傾しているが股関節は屈曲位にあり,股関節伸筋群の弱化,股関節屈筋群の過緊張や短縮,腰椎伸展方向への低可動性などが生じやすい.短縮筋に対してはストレッチング,過緊張に対しては軟部組織モビライゼーション,弱化に対しては筋力トレーニング,低可動性に対しては関節モビライゼーションといったように状態に合わせて治療する.

　また,患者自身にアライメント不良を修正するようコントロールしてもらう必要がある.この際,立位で膝関節に伸展制限がある場合,膝を伸ばすよう指示するのみでは不十分であり,下肢のみではなく骨盤や脊柱などの上半身に対しても意識的に修正してもらうべきである.実際の指導では,「骨盤を前に倒して,胸を張って,顎を引いて」のような細かすぎる指示では患者は混乱しやすい.そのため,「天井から引っ張られるような感覚で立って」などのようなシンプルな指示を工夫し理解を促す.座位でも同様に指示し,患者自身にアライメントコントロールを学習してもらう.

　膝関節症では下腿は外旋傾向にあり[27)],下腿外旋が過度であるとスクリューホームムーブメントが正しく起こりにくい.スクリューホームムーブメントとは膝関節の最終伸展約30°前より起こる下腿の外旋であるが,元々,下腿が外旋位にある場合はこれが正しく生じない可能性がある.適切な運動が生じない結果,膝の伸展制限などにつながるため,必要に応じ下腿内旋エクササイズも指導する 図20 .

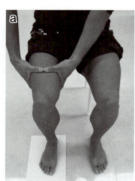 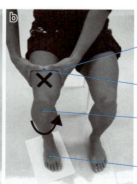

固定している手で内外側ハムストリングを触知し,内旋時に内側ハムストリングが収縮しているのを確認してもらう

膝が動かないよう大腿を押さえてもらう

下腿のみ内旋する

タオルや紙など滑りやすいものを足底に敷く(足底をスライドさせる)

図20 下腿内旋エクササイズ・ガイド
a:開始肢位,b:下腿内旋

2-5 生活動作練習，補装具，補助具

膝関節症患者では歩行，階段昇降，しゃがみ込み動作が困難となることが多い．歩行時の痛みが強い場合は杖使用を勧め，膝関節への荷重量を軽減させる．起立後の歩行開始時に痛みを訴える患者には，起立前にウォーミングアップとして膝の屈伸を行うよう指導する．

階段昇降では，昇降のどちらがより問題となっているか聴取し，手すりや杖も併用しながら，昇段は健側から降段は患側から二足一段での昇降，自宅階段では四つ這い昇段や，着座しながらの降段など，痛みを増悪させない方法を提案し指導する．寝具については布団からベッドへの変更を含めて，膝への過度なストレスを考慮してできる限り洋式の生活様式を提案する．

補装具としては，膝関節症用の軟性・硬性装具があり，痛みの減少効果，保温効果，姿勢バランスの改善効果などが報告されている[28]．また，足底挿板療法も検討する．これによって膝関節内転モーメントを減少させるかはいまだ議論の余地があるが，適切な評価をもとに利用することで疼痛減少に有用であり，患者の負担や苦痛も少ない．

生活動作や補装具の指導では方法や手段を押し付けずに患者個々の家屋状況，経済状況，価値観などを考慮して，自治体の福祉施策の提供なども含めできる限り選択肢を提示し，十分に相談しながら患者とともに選択していく．

2-6 患者教育

すべての患者に対して，膝関節症の疾患概要，治療の目的と生活様式の変更，運動療法，生活動作の適正化，減量，および損傷した関節への負担を軽減する方法に関する情報を提供し，教育する[22]．患者教育の方法としては，パンフレットなどを用いて説明するとよい．

特に治療効果を継続するためには，患者自身によるセルフトレーニングが重要な位置を占め，何故この運動をやるべきなのかも含め，適切に指導する．

2-7 有酸素運動（水中含む）

疼痛軽減，機能向上，QOL 向上を目的に，陸上および水中での有酸素運動が推奨されている[22]．これによって減量や運動耐用能向上も期

待できる．

　膝関節は荷重関節であり，歩行時に痛みを生じることが多い．そのため，エアロバイクや水中歩行など免荷された環境で継続して運動を実施するように指導する 図21 ．

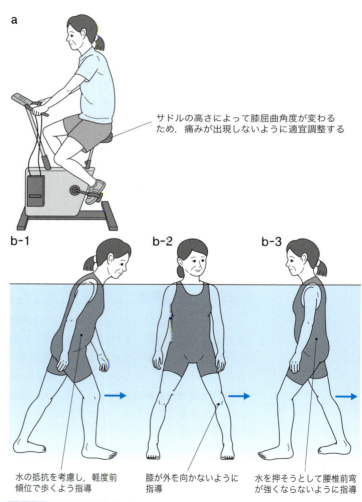

図21 有酸素運動指導ガイド
a：エアロバイク，b：水中歩行（b-1：前歩き，b-2：横歩き，b-3：後ろ歩き）

❖文献

1) 古賀良生. 変形性膝関節症—病態と保存療法. 東京: 南江堂; 2008. p. 2-15, p. 178-83.

2) Yoshimura N, Muraki S, Oka H, et al. Cohort profile: research on Osteoarthritis/Osteoporosis Against Disability study. Int J Epidemiol. 2010; 39: 988-95.

3) Kellgren J, Lawrence J. Radiological assessment of osteo-arthrosis. Ann Rheum Dis. 1957; 16: 494-502.

4) 厚生労働省ホームページ. 平成25年国民生活基礎調査の概況. http://www.mhlw.go.jp/toukei/list/20-21.html

5) 富 雅男, 砂川 勇, 監修. 整形徒手理学療法. 東京: 医歯薬出版; 2011.

6) 赤木將男. 変形性膝関節症のX線像と痛み 解離はなぜ生じるのか. 臨床リウマチ. 2015; 27: 157-61.

7) Baker K, Grainger A, Niu J, et al. Relation of synovitis to knee pain using contrast-enhanced MRIs. Ann Rheum Dis. 2010; 69: 1779-83.

8) Roemer FW, Nevitt MC, Felson DT, et al. Predictive validity of within-grade scoring of longitudinal changes of MRI-based cartilage morphology and bone marrow lesion assessment in the tibio-femoral joint--the MOST study. Osteoarthritis Cartilage. 2012; 20: 1391-8.

9) 池内昌彦. 変形性膝関節症の病態と痛み. 日本運動器疼痛学会誌. 2016; 8: 49-52.

10) 阿漕孝治, 杉村夏樹, 泉 仁, 他. 内側型変形性膝関節症における軟骨下骨の Bone marrow lesions の局在と痛みの関係. JOSKAS. 2015; 40: 392-3.

11) Sharma L, Song J, Dunlop D, et al. Varus and valgus alignment and incident and progressive knee osteoarthritis. Ann Rheum Dis. 2010; 69: 1940-5.

12) 松村将司, 宇佐英幸, 小川大輔, 他. 骨盤・下肢アライメントの年代間の相違とその性差. 理学療法科学. 2014; 29: 965-71.

13) 多田勇貴, 鈴木克彦, 日下部明. 健常成人における臨床的な下肢アライメント計測方法の検討. 山形理学療法学. 2005; 2: 20-3.

14) リハビリテーション医学会, 編. 関節可動域表示ならびに測定法. リハ医学. 1995; 32: 207-17.

15) Evjenth O, Hamberg J. Muscle stretching in manual therapy. Alfta, Sweden: Alfta Rehab; 1988. p. 9-10.

16) 岸清 監, 竹井 仁. 触診機能解剖カラーアトラス 上. 東京: 文光堂; 2008. p. 36-7.

17) Kaltenborn F. Manual mobilization of the joints. volume I: the Extremities. 6th ed. Norway: Norli Oslo; 2007.

18) 松村将司, 竹井 仁, 市川和奈, 他. 固定用ベルトを用いたハンドヘルドダイナモメーターによる等尺性筋力測定の検者内・間の信頼性. 日保学誌. 2012; 15: 41-7.

19) Hart D, Doyle D, Spector T. Association between metabolic factors and knee osteoarthritis in women: the Chingford Study. J Rheumatol. 1995; 22: 1118-23.

20) Ainsworth BE, Haskell WL, Whitt MC, et al. Compendium of physical activities: An update of activity codes and MET intensities. Med Sci Sports Exerc. 2000; 32 (Suppl): S498-S516.

21) Yusuf E, Bijsterbosch J, Slagboom PE, et al. Body mass index and alignment and their interaction as risk factors for progression of knees with radiographic signs of osteoarthritis. Osteoarthritis Cartilage. 2011; 19: 1117-22.

22) McAlindon TE, Bannuru RR, Sullivan MC, et al. OARSI guidelines for the non-surgical management of knee osteoarthritis. Osteoarthritis Cartilage. 2014; 22: 363-88.

23) Jansen M, Viechtbauer W, Lenssen A, et al. Strength training alone, exercise therapy alone, and exercise therapy with passive manual mobilisation each reduce pain and disability in people with knee osteoarthritis: a systematic review. J Physiother. 2011; 57: 11-20.

24) 黒澤和生. 軟部組織モビライゼーションのエビデンス. 理学療法学. 2009; 36: 465-7.

25) 大森　豪, 渡辺博史, 古賀良生. 変形性膝関節症の発症・進行への膝周囲筋力の影響. 臨スポーツ医. 2011; 28: 603-6.

26) 春田みどり, 水田洋平, 伊藤隆安, 他 内側型変形性膝関節症患者における身体アライメントの分析. 理学療法科学. 2016; 31: 661-6.

27) Hamai S, Moro-oka TA, Miura H, et al. Knee kinematics in medial osteoarthritis during in vivo weight-bearing activities. J Orthop Res. 2009; 27: 1555-61.

28) Chuang SH, Huang MH, Chen TW, et al. Effect of knee sleeve on static and dynamic balance in patients with knee osteoarthritis. Kaohsiung J Med Sci. 2007; 23: 405-11.

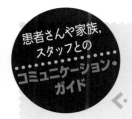

「XX?」ときかれたらどうする？

Q 「O脚って治らないですよね？」ときかれたらどうする？

A 膝関節症患者は痛みの軽減や動作の改善だけでなく，見た目を気にして内反膝そのものを治したいと希望する方もいます．このような場合，安易な返答をすると過剰な期待を抱いてしまう恐れがあります．完全に元に戻ることは難しいことを説明したうえで，足部や股関節のアライメントの修正に加えて，トレーニング，減量などを実施していくことで，見かけ上，現状よりはよくなる可能性があると説明する程度に留めておくべきでしょう．ただし，変形が重度の場合は見かけ上でも修正することが難しいです．いずれにしても，O脚を治すというよりも，現在，困っている症状（痛み，動作制限など）を治す・改善することを最優先にすることが重要であることを説明しましょう．

Q 「軟骨がすり減っていて痛いのですよね？」ときかれたらどうする？

A 軟骨には神経が存在しないため痛みを感じることはありません．痛みを感じているのはその周りにある滑膜，関節包，骨，骨膜，靱帯，筋，腱，脂肪体などです．そのため，X線において内反膝となり関節裂隙の狭小化を認めても，それが直接的に痛みと結びつくわけではありません．これらの説明を行い，「軟骨がすり減っているから私の膝はもうダメだ」と脳に刷り込まれている固定観念を修正する手助けをしましょう．この固定観念がなくなることによって，痛みが軽減し，理学療法により積極的に取り組む患者は少なくありません．

＜松村将司＞

7 変形性膝関節症（TKA）

Introduction

疾患の特徴

人工膝関節全置換術（total knee arthroplasty: TKA）は，変形性膝関節症（膝関節症）等に対して関節面を人工物に置換する手術の1つである 図1．TKA は，膝痛，日常生活動作能力低下，生活の質の低下などが生じた患者に行われている[1]．TKA の術後成績は安定しており患者の満足度も高いため，手術施行数は増加傾向にある[2]．

TKA で用いられるインプラントは，後十字靱帯温存型（posterior cruciate retaining: CR 型）と後十字靱帯代償型（posterior stabilized: PS 型）に分けられる．CR 型では前十字靱帯（anterior cruciate ligament: ACL）のみを切除し，後十字靱帯（posterior cruciate ligament: PCL）を温存する．PCL が温存されることで，

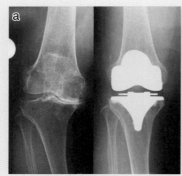 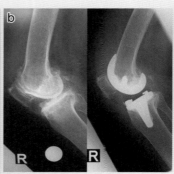 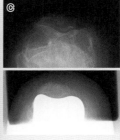

図1 右変形性膝関節症の人工膝関節全置換術前後の X 線画像
a：前額面，b：矢状面，c：水平面

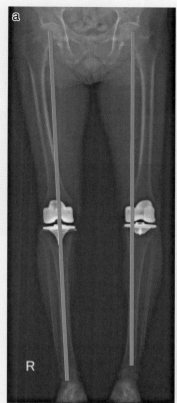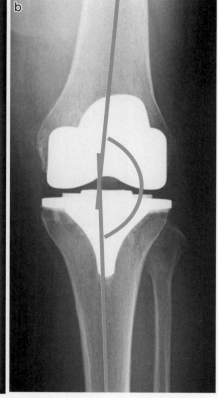

図2 単純X線画像での下肢アライメント評価・ガイド

a: 下肢機能軸（Mikulicz line）．大腿骨頭中心と足関節中央を結ぶ線．線が膝関節の中心を通ることが理想的なアライメントと判断される．左下肢の下肢機能軸は，膝関節の内側を通るため，膝内側コンパーメントへの負荷が強いことが考えられる．

b: 大腿脛骨角（femorotibial angle：FTA）．大腿骨の長軸と脛骨の長軸が交わる角度．176°を正常，180°以上を内反膝，165°以下を外反膝と判断する．大腿脛骨角は173°であるため，正常なアライメントであると判断される．

膝関節の応力軽減，後方安定性，転がり-滑り運動の誘発などに利点がある．PS型ではACLとPCLの両方が切除され，PCLの機能をインプラントが代償し，膝関節の転がり-滑り運動を誘発する．手術方法として，従来法と最小侵襲手術（minimum invasive surgery：MIS）がある．従来法は手術視野を広げるために15〜20 cm程度の皮切で，膝関節周囲の筋や靱帯を切開する方法である．MISはできるだけ侵襲を減らすために8〜12 cm程度の皮切で，その他の組織に対しても

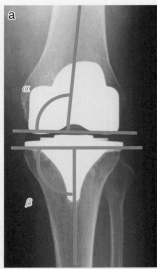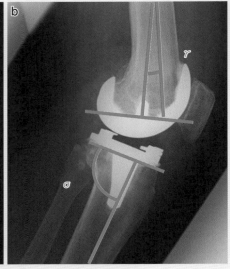

図3 単純X線画像での大腿骨,脛骨,コンポーネントのアライメント評価・ガイド(左膝)

a: α=大腿骨長軸と大腿骨コンポーネントのなす角度.大きくなるほど外反位,小さくなるほど内反位で設置されていると判断する
β=脛骨長軸と脛骨コンポーネントのなす角度.大きくなるほど外反位,小さくなるほど内反位で設置されていると判断する

b: γ=大腿骨長軸と大腿骨コンポーネントのなす角度(膝屈曲角).この角度が大きくなるほど,膝屈曲位で設置されているため患者は膝屈曲位をとりやすい
σ=脛骨長軸と脛骨コンポーネントのなす角度(後傾角).この角度が小さくなるほど,膝屈曲位で設置されているため患者は膝屈曲位をとりやすい

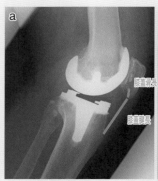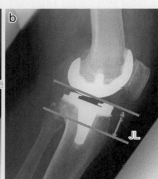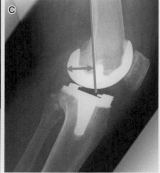

図4 単純X線画像での膝蓋骨,大腿骨,脛骨,コンポーネントのアライメント評価・ガイド

a: 膝蓋骨の高さ:膝蓋腱長に対する膝蓋骨長の比率
0.8〜1.2を正常,0.8以下を膝蓋骨低位(位置が低い),1.2以上を膝蓋骨高位(位置が高い)と判断する.接触面積の減少
b: joint line (JL) の高さ(脛骨粗面から大腿骨インプラント下端の距離)
c: posterior condylar offset (PCO) 大腿骨骨幹部の後方皮質から大腿骨後顆までの距離
術前のPCOが基準値となる.

表1 インプラントのアライメント異常

インプラントのアライメント異常	X線画像所見	症状
人工関節の緩み（図5）	インプラントと骨切り面との隙間が2 mm以上	膝痛，膝不安定感
膝蓋骨低位（図6）	膝蓋腱長に対する膝蓋骨長の比率が0.8以下	膝痛，膝関節可動域制限 膝伸展筋力低下（extensor lag）
膝蓋骨高位（図7）	膝蓋腱長に対する膝蓋骨長の比率が1.2以上	膝痛，膝蓋骨と大腿骨の接触面積減少
膝蓋骨外側偏移（図8）	膝蓋骨がインプラントの中心から外側へ偏移	膝痛，膝関節可動域制限
joint lineの上昇（図9）	脛骨粗面から大腿骨下端までの距離が長い（術前と比較）	靱帯の過緊張，膝関節可動域制限，膝蓋骨とインプラントのインピンジメント
posterior condylar offset（PCO）長い・短い（図10）	大腿骨骨幹部の後方皮質から大腿骨後顆までの距離が長い，または短い（術前と比較）	距離が長い：靱帯が過緊張となり膝屈曲を制限 距離が短い：大腿骨後顆と脛骨のインピンジメントにより膝屈曲を制限

侵襲を最小限にする方法である．筋や関節包の展開方法は多岐にわたり，疾患の重症度によって選択される[1]．術後のインプラントの位置は，単純X線画像上の指標を用いて評価される　図2, 3, 4　．インプラントのアライメント異常は，膝の痛みや関節可動域制限，筋力低下の要因になるため，X線画像から情報を収集する　表1　，図5〜10　．

TKA後に注意すべき主な合併症は，深部静脈血栓症，肺塞栓症，感染症，腓骨神経麻痺，術後せん妄である．特に深部静脈血栓症は発生しやすく，肺塞栓症の起因ともなる[3]．そのため，リスク管理に十分に配慮する．糖尿病は術後感染症，肥満は再置換術のリスクを高める．

TKA後は，手術侵襲による痛みや腫脹などにより，膝関節可動域制限や術側下肢の筋力低下が生じやすい．これらの機能障害が姿勢異常，移動能力障害を引き起こす．術後経過に伴い手術侵襲による痛みは軽減する．しかし，痛みを回避し，機能障害を代償するための動作が習慣化すると両下肢への荷重量が不均等となり，他部位の過大なストレスにつながりやすい[4]．このようなケースでは術後も身体活動量が低下しやすい．

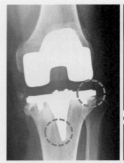
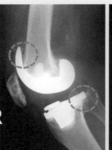
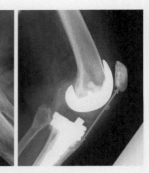

図5 人工関節の緩み　　図6 膝蓋骨低位　　図7 膝蓋骨高位

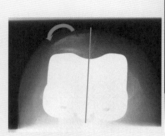
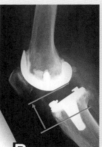
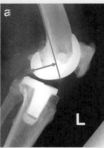

図8 膝蓋骨の外側偏移　図9 joint line の上昇　図10 posteirior condylar offset: PCO
a: PCO が長い，b: PCO が短い．
*術前との比較

1 理学療法評価

1-1 全身状態の悪化

術後早期,特に離床時に併存症,術後合併症,循環動態異常により全身状態が悪化することがある.全身状態の悪化を防ぐために,術前,術中,術直後の情報を集約し,リスク発生を予測しながら,早期離床のタイミングを判断する 表2, 3 .

深部静脈血栓症（deep vein thrombosis: DVT）は四肢の静脈に血栓が生じる疾患である.術後の合併症として下腿の DVT は高い確率で発生しやすい.血流の停滞,血液性状の変化,血管の障害が要因となり,しびれ,皮膚色の変化,浮腫,Homans 徴候（足関節背屈に伴う下腿痛),下腿の把持痛が主な症状となる.評価では検査技師による超音波エコー検査の結果と,症状の有無を確認する.肺血栓塞栓症（pulmonary embolism: PE）は,下肢に発症した DVT が静脈内

表2 TKA 患者の全身状態に関する情報収集項目・ガイド

既往，並存症	手術歴，他部位の痛み 糖尿病，高血圧，心疾患，感染症など
術後血液データ	赤血球，白血球，ヘモグロビン，C 反応性蛋白，アルブミンなど ※術後数値と術前後の変化量を確認
体内水分出納量	術中から術後までの水分バランス（in-out バランス）の確認 術後の脱水を評価
深部静脈血栓症の有無	超音波エコー検査，Homans 徴候
手術記録	手術方法，インプラントの種類，術中の膝関節角度，術中の合併症の有無
麻酔情報	麻酔時間，麻酔方法
術後の疼痛管理	患者調節鎮痛法使用の有無，使用した薬剤，服薬
術後合併症	深部静脈血栓症，肺塞栓症，腓骨神経麻痺，術後せん妄
術後プロトコル	荷重制限，関節可動域制限
術後バイタルサインの変動	血圧，脈拍，動脈血酸素飽和度（SpO₂）
心電図波形	異常波形の有無

表3 早期離床時の全身状態チェック項目・ガイド

離床前	離床時
1．バイタルサイン 2．コミュニケーションの可否 3．安静時痛，動作時痛の評価 4．眩暈，吐き気，呼吸苦などの有無 5．感覚障害，しびれの有無 ・腓骨神経障害の確認 ・患者調節鎮痛法の影響を確認 6．下肢随意運動の可否 ・足関節底背屈運動 ・大腿四頭筋の収縮	1．バイタルサイン変動 ・収縮期血圧 　30 mmHg 以上の低下：休憩または終了 　20 mmHg 以上の低下：注意して離床 ・拡張期血圧 　10 mmHg 以上の低下：注意して離床 ＊その他は日本リハビリテーション医学会のリハビリテーション中止基準に準ずる[6] 2．眩暈，吐き気，呼吸苦などの有無 3．下肢荷重時の膝折れと痛み

を移動して肺動脈を閉塞することで生じる疾患である．突然の胸痛，呼吸困難，頻呼吸，SpO_2 の低下が主な症状となる．評価では胸部 X 線画像，心電図，動脈血ガス分析などの結果を確認する．

　循環動態は血液データや水分バランスなどの情報をカルテより収集

し，確認する．血液データよりヘモグロビンの数値を確認し，数値が低い場合は，離床時の貧血症状に注意する．また，尿量を確認し，少量である場合は脱水症状に注意する．

1-2 術後の痛みと炎症症状

TKA後は手術侵襲とそれによる急性炎症や，筋緊張異常により膝前面に痛みを訴えやすい．後方関節包の侵襲による膝窩部痛を訴える患者もいる．手術中の駆血帯絞扼で大腿部に痛みを訴える場合もある．痛みが数カ月にわたって残存する症例では，インプラントのアライメント異常，代償性の異常動作パターン，心理的な問題などが原因となりうる[5]．

評価では問診により痛みの強さや質，誘発・緩和要因などについて確認する．確認の際には，鎮痛薬の影響について考慮する必要があり，効用や服薬時間によって痛みは日内変動する．薬剤には半減期があり，服薬から時間が経つにつれて薬成分の血中濃度が低下する．例えば，服薬直後と服薬から4〜6時間以上経過したときには鎮痛薬の作用が低いため，痛みを強く訴えることがある．そのため，服薬状況を確認した上で痛みの評価を行う．

問診では，まずは患者が自由に答えることのできる開かれた質問（open-ended question）から行う．「今日の膝の痛みはどうでしょうか？」などの質問で，主訴を聞き出す．さらに「ここの部位は痛みますか？」など，答えが「はい」または「いいえ」となる閉ざされた質問（closed question）や，「痛みはいつからありますか？」，「どのようなときに痛みますか？」などの焦点を絞った質問（focused question）を行い痛みの症状を特定していく．患者によって，質問に対する返答が様々なので，質問の種類を変えながら主訴を整理・解釈する．評価を進めるにあたり，患者の痛みに対して共感することや患者に考える時間を与えるために適切な間（沈黙）をとりながら，患者との信頼関係を築いていく．痛みの変化を追うために，Visual Analogue Scale（VAS）などを用いて数値化する．痛みの詳細な部位は圧痛テストで特定する．

発熱は手の甲を用いて患部を触診し，熱感の強さや部位について左右差を確認する．発赤は視診にて範囲や部位について左右差を確認する．腫脹はメジャーテープを用いて，膝関節から大腿部までの周径を計測し，左右差を確認する．また，ストロークテスト[7]を用いて腫脹

156　7. 変形性膝関節症（TKA）

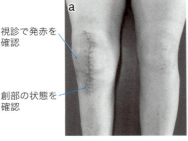
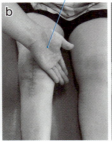
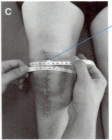

視診で発赤を確認
創部の状態を確認
手の甲で発熱を確認
膝蓋骨直上の周径をメジャーテープで確認

図11 炎症症状評価・ガイド
a: 視診．発赤・創部のチェック
b: 触診．手の甲で発熱のチェック
c: メジャーテープを用いて腫脹のチェック

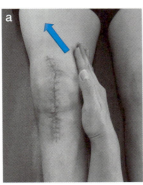
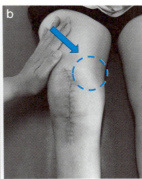

腫脹の程度（5段階）
zero: 下方への軽擦による関節液の移動を認めない．
trace: 下方への軽擦により関節液のわずかな内方移動を認める．
1+: 下方への軽擦により膝蓋骨内側に大きな膨隆が観察される．
2+: 内側を上方へ軽擦した後に，下方への軽擦を行う前に膝蓋骨内側への関節液の移動を認める．
3+: 液量が過剰なため膝蓋骨内側から関節液を移動させることができない．

図12 ストロークテスト・ガイド
a: 検査者の手掌で，検査側下肢の膝内側から外上方にかけ大腿部を軽擦し関節内液を移動
b: 大腿部の外上方から膝内側へ軽擦し，関節内液を移動．その際に膝内側部の腫脹の変化を確認

のグレードをより詳細に確認する．これらの評価は炎症症状の改善を確認するために経過を追って実施する 図11, 12 ．

1-3 関節可動域制限

術後早期は，手術侵襲による痛み，腫脹，それに伴う防御性筋収縮により関節可動域が制限される．術後数週から数カ月経過後は，創部の伸張性低下，膝周囲筋の短縮，防御性筋収縮の残存，膝蓋上嚢の癒着などの軟部組織による問題によって関節可動域が制限されやすい．インプラント設置位置不良，靱帯バランス不良，パテラトラッキング

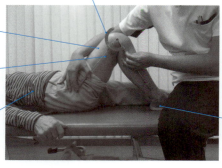

図13 膝関節の屈曲 ROM 計測・ガイド
背臥位にて膝屈曲角度をゴニオメータで計測する．

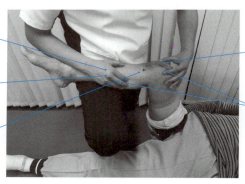

図14 膝関節屈曲・伸展に伴う異常運動チェック・ガイド
セラピストは患者の膝関節を他動的または自動的に屈曲・伸展させ，触診で異常運動をチェックする．左右差を確認し，異常運動の程度を把握する．

不良などの手術要因によっても可動域は制限される．関節可動域を評価する前に，術前の可動域，術中閉創後の可動域，X線画像所見の情報を把握しておく．膝屈曲角度の制限は，日常生活動作能力の低下に影響しやすく，転倒の要因にもなる[8]．

関節可動域は角度計で計測する　図13．異常な筋緊張を生じさせないために，患者に測定方法を説明し，関節を動かすことを一言伝えてから計測を開始する．逃避動作に注意し，セラピストの身体を用いて下肢を固定しながら計測する．毎回計測で肢位は統一する．膝だけでなく股関節，足関節，体幹の可動域も計測しておく．膝関節では屈伸のみでなく，それに伴う脛骨の回旋（屈曲に伴う内旋，伸展に伴う

表4 TKA後の最終域感の特徴

最終域感（end feel）	原因	セラピストの感じ方
無抵抗感 (empty end feel)	創部痛などの手術侵襲による痛み	患者が痛みを訴え、それ以上動かすことができない。抵抗感は感じない。
沼地様 (boggy end feel)	腫脹，血腫	水風船が張るような感覚（ムニュまたはグニュ）
筋スパズム性 (muscle-spasm end feel)	大腿直筋やハムストリングスなどの防御性収縮	患者が「グッ」と関節運動を止める感覚。最終域で筋収縮が起こる。筋腹の膨隆を触診にて確認することもよい
筋伸張感 (muscular end feel)	膝関節周囲筋の短縮	ゴムが伸びるような感覚（ビョーン）
弾性の減少 (less elastic end feel)	創部の瘢痕形成，結合組織の短縮	ベルトが伸びるような感覚（バツン）

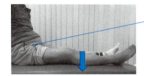
股関節屈曲にて膝伸展制限が減少した場合、股関節屈筋の短縮が主な原因と判断する。続いてThomas testで腸腰筋、大腿直筋、Ober test、大腿筋膜張筋の筋長を評価する

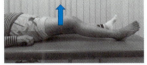
膝伸展制限

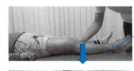
足関節底屈にて膝伸展制限が減少した場合、下腿三頭筋または足底筋の短縮が主な原因と判断

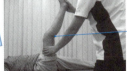
股関節90°屈曲位で膝関節を伸展し膝伸展制限が20°以上となる場合はハムストリングの退縮が主な原因であると判断

図15 膝関節伸展制限要因の評価・ガイド
セラピストは膝伸展制限の要因を各評価から判断する。図内に示した要因に当てはまらなければ、膝窩筋の短縮、腫脹、インプラントのアライメント不良などが原因となる。

外旋）[9] や膝関節の転がり-滑り運動[10]，膝蓋骨の軌道を触診で確認する **図14**．これらの評価と最終域感を統合して関節可動域の制限因子を推察する **表4**．股関節や足関節の肢位を変えながら膝関節の可動域制限をチェックし主な制限因子を特定する **図15**．

1-4 筋機能異常

術前からの廃用性筋萎縮に，術後の痛みや腫脹による関節原性筋抑制が加わり筋力が低下する．筋力低下は数カ月経過後も残存し[11]，これによって歩行や階段昇降が制限されやすい．

関節原性筋抑制とは，関節内に生じた腫脹や侵害入力によって関節周囲筋の筋出力を反射的に抑制させてしまう現象であり，主に伸筋を抑制する[12]．

徒手筋力テストや筋力計を用いて数値化する 図16 ．筋萎縮の程度を判断するために大腿周径の左右差を確認する．

TKA 後患者では，大腿直筋や外側広筋の過活動とともに内側広筋の活動不良や遅延などの問題を認めることが多い．そこで膝関節の安定性に関わる筋の活動タイミングを触診で確認する 図17 ．

1-5 姿勢・アライメントの異常

TKA 後患者は，疼痛回避や関節可動域制限，筋力低下によって，姿勢が異常パターンとなる．術前からの膝関節内反変形は，頭部前方位，脊椎後弯位，骨盤後傾位などの他部位のアライメント異常を生じさせる．膝の伸展制限や，体幹のアライメント異常によって機能的脚長差が生じやすく，この脚長差はアライメント異常を助長する．姿勢の異

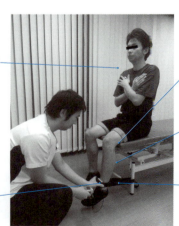

体幹と骨盤帯の代償運動を確認しコントロールさせる

ベッドと膝の間に1横指が入る程度に，ベッド端へ座る

5秒間かけて最大伸展筋力を発揮させる．練習の後に本計測をする

外果より3横指近位の下腿前面にセンサーパッドを位置させる．膝関節裂隙からセンサー位置までの距離を計測しておく

膝屈曲角度が80°程度になるようにバンドの位置と長さを設定

図16 徒手筋力計を用いた膝伸展筋力測定・ガイド
患者を端座位とし，骨盤と大腿を中間位とし最大等尺性膝伸展筋力を計測する．1度練習をした後に計測する．

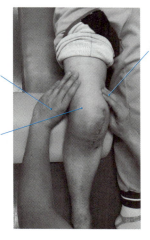

等尺性収縮や等張性収縮において，触診で外側広筋と内側広筋の収縮のタイミングを確認する．また，姿勢を変えた評価も行う

筋収縮に痛みが伴うか確認する．痛みが出現する際は，収縮のタイミングに異常をきたしていることが多い

ハムストリングスや股内転筋の代償性の活動を触診で確認する

図17 筋活動の評価・測定ガイド

特に内側広筋の収縮のタイミングが遅延しやすい．痛みが出現する場合，間違った収縮方法を行っていると考えられる．

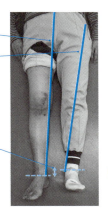

臍果長（臍から内果までの距離）
棘果長（上前腸骨棘から内果までの距離）

棘果長に左右差がなく，臍果長に左右差があれば，骨盤帯のアライメントによる脚長差だと判断する

図18 機能的脚長差の評価・ガイド
背臥位での臍果長と棘果長の計測による機能的脚長差の評価

常な非対称性は両下肢への荷重を不均等にさせる．
　背臥位，座位，立位での姿勢やアライメントを前額面，矢状面，水平面から観察する．そして，骨盤，股関節，足関節を含めて触診しながら各身体部位の位置関係を確認する．
　臍果長および棘果長の計測を組み合わせて，アライメントに相互に影響し合う機能的脚長差の原因部位を絞り込む **図18** ．アライメントを評価しながら，習慣的に筋の起始部と停止部の距離が延長し伸張

表5 TKA 後患者の異常運動パターンの特徴

立ち上がり	歩行	階段（昇段）
● 非術側下肢への荷重偏位 ● 術側股関節屈曲角度の増大 ● 術側膝関節屈曲角度の減少 ● 術側股関節伸展・膝関節伸展モーメントの減少 ● 重心移動距離の増大 ● 起立時間の延長	● 遊脚相での最大膝屈曲角度の減少 ● 踵接地時の膝伸展モーメントの減少 ● 荷重応答期・足趾離地での膝屈曲角度減少 →stiff knee ● 踵接地・荷重応答期に体幹屈曲の増大 →quadriceps avoidance gait	● 膝関節屈曲角度減少 ● 股関節屈曲角度増大 ● 膝関節伸展モーメントの減少 ● 股関節・膝関節外転モーメント増大

位にある筋では筋力が低下していると推察する．一方，筋の起始部と停止部の距離が短縮し筋長が短縮位にある筋は柔軟性が低下していると推察できる．

1-6　動作中の運動パターンの異常

　術前からの習慣的な疼痛回避反応や機能障害により動作が異常なパターンとなりやすい．特に，立ち上がり[13]，歩行[14,15]，階段昇降[16]で痛みとともに異常運動パターンが生じやすい　**表5**，　**図19, 20**．TKA 後患者の動作特徴として，立ち座り動作で非対称性動作が出現しやすく，特に健側への荷重量や体幹の傾きが大きくなる．

　各々の動作を前額面，矢状面，水平面から観察する．その後，痛みや異常運動パターンが出現している動作の各時期で身体各部の位置や傾きを触知しながら確認する．運動パターンの異常を確認した後に口頭指示や徒手誘導で運動パターンが修正されるかを確認する　**図21**．異常パターンを修正するなかで痛みが軽減するようであれば，その修正が痛みの治療のポイントとなる．患者は実際の運動パターンを誤認していることが多いため，評価，修正の過程では異常運動パターンの患者の認識，感覚についても確認する．

1-7　総合的な下肢パフォーマンスと身体活動の低下

　痛みや各身体機能の低下によって総合的な下肢機能が低下する．

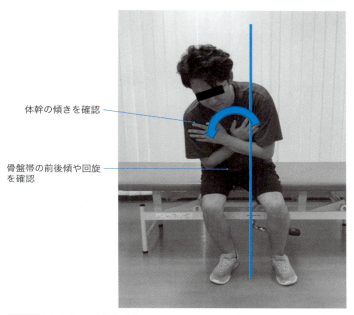

図19 立ち上がり動作（左 TKA）での異常運動パターン評価・ガイド
立ち上がり動作での非術側への過剰な重心移動を確認

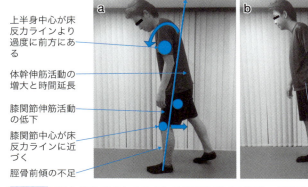

図20 TKA 後患者でよくみられる異常歩行での運動，筋活動パターン評価・ガイド
a: quadriceps avoidance gait（ローディングレスポンス〜ミッドスタンス）[15]
　大腿四頭筋の筋力低下による体幹伸筋群の代償
b: stiff knee gait（トゥーオフ〜ミッドスイング）[14]
　膝伸筋と屈筋の同時収縮延長による knee action の減少

7．変形性膝関節症（TKA）

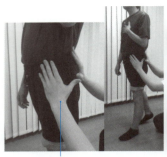 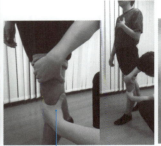 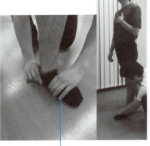

荷重時の骨盤の傾斜や回旋を評価・修正する　荷重時の膝関節の屈伸，内外反，回旋角度を評価・修正する　荷重時の距骨下関節の回内外，足部のアーチを評価・修正する

図21 異常歩行の評価・測定ガイド

異常運動や症状が起こる時期で，各身体部位の動きを触診で評価する．修正によって運動パターンが改善されるかを確認する．

表6 総合的下肢パフォーマンス，身体活動の評価尺度

総合的下肢パフォーマンステスト	身体活動評価
30秒間立ち座りテスト	University of California, Los Angeles（UCLA）activity score
10 m歩行テスト	Tegner and Lysholm scores
階段昇降テスト	国際標準化身体活動質問票（IPAQ）
6分間歩行テスト	Physical Activity Scale for the Elderly（PASE）
Timed Up and Go test	High-Activity Arthroplasty Score
Functional balance test	活動量計
Star excursion balance test	万歩計

　TKA後患者のパフォーマンスは，同年代の健常高齢者のパフォーマンスより劣る[17]．そのため主要な評価方法を用いてパフォーマンスを数値化する　表6　．術後急性期は，痛みや筋力低下が著明であるため，パフォーマンステストの内容や評価時期を考慮する．

　30秒間立ち座りテストとTimed Up & Go testは再現性が高く，TKA後患者のパフォーマンステストによく利用される．30秒間立ち座りテストは，椅子座位から立位への立ち上がりと立位から椅子座位への座り動作を可能な限り速く繰り返させ，30秒間での立ち座り回数を計測するものである．立ち座り動作を速く繰り返すなかで，立位または座位がしっかりとならずに，途中で動作を切替える患者がいるので注意する．Timed Up & Go testは椅子座位から立ち上がり3 m

表7 日常生活動作能力の評価尺度

Western Ontario and McMaster Universities Osteoarthritis（WOMAC）
Japanese Knee Osteoarthritis Measure（JKOM）
EuroQol five dimensions questionnaire（EQ-5D）
Knee injury and Osteoarthritis Outcome Score（KOOS）
Lower Extremity Functional Scale（LEFS）
Short-Form 36-Item Health Survey（SF-36）
Forgotten Joint Score-12（FJS-12）

先の目印まで歩き，その目印を周って椅子に戻り座るまでの時間を計測するものである．計測中は患者の転倒に十分に注意する．

身体活動量は，活動量計や万歩計を用いて計測する．また，国際標準化身体活動質問票（IPAQ）を用いて，活動量を数値化する．

1-8 日常生活動作能力の低下

前述してきた痛みや機能・能力障害により日常生活動作能力が低下する．特に階段昇降や重い荷物を運ぶなどの重労働に困難を生じやすい．さらに膝の屈曲制限があると，足元の動作（靴下着脱や爪切り）や低い座面からの立ち上がり動作に困難を生じやすい．

日常生活動作能力の評価は，Barthel index などの一般的な指標に加え，Western Ontario and McMaster Universities Osteoarthritis Index や Japanese Knee Osteoarthritis Measure などの特異的な指標を利用することで，疾患の特徴がより反映された動作能力を把握する **表7**．Forggoten Joint Score-12 により術後膝関節への意識の程度も評価する．

1-9 精神機能の問題

手術に対する不安や患者がもつ性格，強い痛みにより自己効力感低下や痛みに対する破局的思考が生じやすい．術前の自己効力感は術後回復に影響する[18]．また，痛みに対する破局的思考は術後の痛みを残存させる要因とされている[19]．痛みに対する破局的思考は Pain Catastrophizing Scale（PCS）[20]，自己効力感は Self-Efficacy Scale[21]を用いて確認する．

7. 変形性膝関節症（TKA） **165**

痛みに対する破局的思考とは，痛みの経験をネガティブにとらえる心理的な傾向を意味する．PCS は 3 つの下位尺度からなり，痛みについて繰り返し考えてしまう傾向を表す「反すう」，痛み感覚への脅威性を表す「拡大視」，痛みに関する無力感の程度を表す「無力感」で構成される．

2 理学療法治療

TKA 後患者への理学療法治療の主目的は，術後 2〜3 週間の急性期では術後疼痛の改善，筋出力改善，関節可動域改善，早期退院に向けた日常生活動作能力の獲得である．術後 3 週間から 3 カ月の回復期では，下肢機能の改善に加え，動作・パフォーマンス能力の改善や動作能力の改善に加えて，家庭での役割や仕事への復帰，スポーツ・趣味活動の再開，自転車駆動などの応用的な日常生活動作の獲得が目的となる．多くの施設では術後プロトコル 表8 があり，これに従って基本的な治療がすすめられるが，患者個々の症状，身体機能，動作能力，術後の回復段階に応じて，いくつかの治療を組み合わせながら理学療法を進めていく 表9 ．

2-1 早期離床のためのアプローチ

術後の早期離床は，廃用や DVT の予防，入院期間の短縮などに効果がある．しかし，離床時に眩暈や起立性低血圧，嘔吐，意識消失などの全身状態悪化の危険性がある．

離床は，両下肢を挙上した安静臥位，ギャッジアップ座位，長座位，端座位，立位，歩行器歩行の順に段階的に進める．立位や歩行時の術側下肢の膝折れによる転倒や，起き上がりや立ち上がり時の血圧低下には特に注意する[24]．術後早期は創部痛を回避できる動作パターンを指導する．患者は特に術側膝屈曲運動や術側下肢への荷重時に痛みを訴える．そのため，立ち座り動作時に術側下肢を前方へ投げ出して膝屈曲運動を回避させる動作や，歩行器歩行時に術側下肢への荷重を免荷した動作を指導する．痛みの軽減に応じて徐々に左右対称な動作パターンを指導していく．

DVT の予防に，間欠的空気圧迫法，足関節の底屈背屈運動，圧迫療法（弾性ストッキングや弾性包帯での圧迫），早期離床，予防的な抗凝固薬の投与が推奨されている．ベッドサイドでの早期離床や，足関節の底屈背屈運動の指導，下腿のマッサージを行う．もし，離床時にPE の症状がみられた場合は，安静を保ち即座に医師や看護師に報告

166　7．変形性膝関節症（TKA）

表8 TKA 後の理学療法プロトコルの一例（当院作成）

	手術～術後1週	術後1～2週	術後2～3週	術後3週～	術後3カ月	術後3～6カ月
ROM（最低限の目標）						
他動，自動介助，−10°～90°	→————→					
他動，自動介助，−5°～110°	→—————————→					
他動，自動介助，0°～120°	→———————————————————→					
他動，自動介助，0°～130°	→—————————————————————————→					
膝蓋骨可動域	→———→					
創部伸張性（術後8週後から）					→———————→	
徒手療法（ストレッチング，マッサージ）						
ハムストリングス・下腿三頭筋・膝窩筋	→———→					
大腿四頭筋	→———→					
体幹筋・殿筋群	→———→					
リラクセーション・DVT 予防						
膝関節・股関節リラクセーション	→———————————————→					
足関節底背屈 ex（パンピング）	→———————————————→					
下肢挙上（DVT 有無の確認後）	→———→					
弾性ストッキング（医師・看護師要相談）	→———→					
筋力増強トレーニング						
大腿四頭筋等尺性収縮 ex	→————————→					
殿筋群等尺性収縮 ex	→————————→					
体幹筋 ex	→———→					
膝・股周囲筋等張性収縮 ex		→—————————————————————————————————————→				
膝・股周囲筋素早い収縮 ex		→—————————————————————————————————————→				
筋持久力 ex（繰り返しの収縮）		→—————————————————————————————————————→				
バランス ex		→—————————————————————————————————————→				
低負荷での CKCex			→———————→			
高負荷での CKCex			→—————————————————————————→			
エルゴメーター		→—————————————————————————————————————→				
アイシング						
徹底的なアイシング	→————————→					
リハ後は必ずアイシング		→—————————————————————————————————→				
熱感があるようならアイシング			→—————————————————————————————→			
日常生活動作						
サークル歩行（自立）	→————————→					
T 字杖歩行（自立）	→————————→					
階段昇降2足1段（自立）		→—————————→				
床上動作自立			→—————————→			
仕事復帰（医師要相談）					→———————→	
余暇活動（医師要相談）					→———————→	

DVT: deep vein thrombosis, CKC: closed kinetic chain

表9 ■ TKA後患者に推奨されている理学療法治療

- 関節可動域エクササイズ
- 機器による持続的他動運動（continuous passive motion: CPM）
- 高負荷筋力増強トレーニング
- バランスエクササイズ
- 神経筋電気刺激
- RICE処置（アイシング・圧迫・挙上）
- 水中運動療法
- 患者教育
- 日常生活動作練習

(Mistry JB, et al. J Knee Surg. 2016; 29: 201-17[22], Artz N, et al. BMC Musculoskelet Disord. 2015; 16: 15[23])

する．

2-2 術後の痛みの管理

　術後急性期における痛みの管理は，手術侵襲による炎症症状の改善，過剰出血の抑制，防御性筋収縮の改善，慢性炎症移行の防止を目的に，RICE処置，リラクセーション，患者教育（pain coping skill training[25]）を行う．術後の経過や痛みの評価などの情報を理学療法士，医師，看護師などの多職種によるチームで共有し，鎮痛薬の使用などを含めて検討する．回復期における痛みの管理は，異常動作の改善を目的に筋機能トレーニング，動作トレーニングを行う．また，創部の伸張性を改善するために創部のマッサージを術後8週あたりから開始する 図22 ．

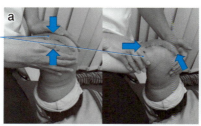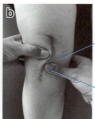

創部に周囲の皮膚を集めるようにマッサージを行う

創部を伸張する痛みに応じて実施

創部の閉鎖不全があれば行わない

図22 創部マッサージ・ガイド
a：創部周囲マッサージ（急性期）
b：創部マッサージ（回復期：当院は術後8週から実施）

患者教育では，アイシングや下肢挙上を自主的に行えるように指導する．また，術後の回復過程や，痛みや動作障害などの一般的な問題について理解を得て，患者が身体機能的な回復の希望を持ち，心理面での安定を保てるように援助する．

患者教育として pain coping skill training を用いる．これは痛みに対する破局的思考や不安症などの精神機能に対するトレーニングである．痛みと認知・行動・情緒的な問題の関係性を理解させ，痛みに対して効果的な対処方法を学び，日常場面内でその対処方法を利用できることを目的に実施される．その一部としてアイシングや下肢挙上を自主的に行えるように指導する．

2-3 関節可動域エクササイズと徒手療法

膝関節の可動域の拡大や筋緊張の緩和，筋伸張性の改善を目的に，他動，自動介助，自動運動による関節可動域エクササイズを行う 図23 ．また，関節可動域を制限している主な組織に対して徒手療法を行う 図24 ．これらの頻度，回数・時間，動かす方向は患者の反応や効果を確認しながら患者ごとに選択する．ストレッチやマッサージを患者自身で行えるように指導し，病室や自宅で継続的に行わ

痛み，防御性筋収縮，逃避動作を確認し防御性筋収縮がコントロールしにくい場合は自動介助運動で屈曲させる

セラピストの大腿部に患者の下腿部をのせて膝屈曲を誘導する

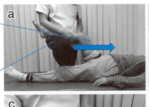

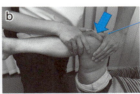

屈曲させながら両母指を膝蓋骨外側に沿わせ，膝蓋骨の外側偏移を抑える

硬い後外側軟部組織を，前方へ引き出しながら脛骨の内旋を誘導する

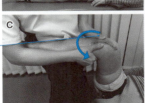

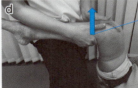

ハムストリングスの防御性筋収縮により脛骨が過度に後方へ引き寄せられないようにハムストリングスを圧迫しながら，脛骨を前方へ引き出す

図23 膝関節の他動屈曲 ROM エクササイズ・ガイド
a：他動屈曲運動
b：膝蓋骨外側偏移の抑制
c：脛骨内旋の誘導
d：脛骨の前方引き出しの誘導

外側広筋から外側支帯にかけて，母指で垂直方向に持続的圧迫を加える，または横断マッサージを行う

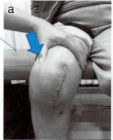
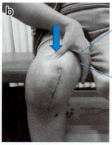

大腿直筋を母指で垂直方向に持続的圧迫を加える，または横断マッサージを行う

特に，筋腱移行部が伸張性低下を起こしやすい．筋腹，筋腱移行部，腱部と分けて評価を行う

膝蓋骨を内側・下方・内方回旋の方向へ動かす

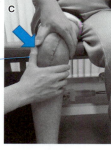
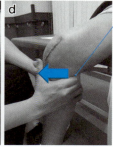

ハムストリングスや膝窩筋を示指で持続的圧迫を加える

図24 膝関節周囲への徒手療法・ガイド
a: 外側広筋・外側支帯のマッサージ
b: 大腿直筋のマッサージ
c: 膝蓋骨のモビライゼーション
d: ハムストリングス・膝窩筋のマッサージ

股関節を軽度外旋させる

ハムストリングスを圧迫させながら自動介助運動で屈曲させる

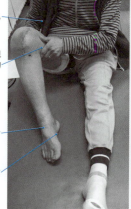
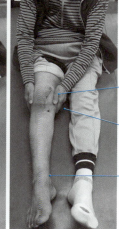

膝後面がベッドに着くように，膝を伸展させる

膝窩部の筋をマッサージさせる

脛骨を内旋方向へ動かす

踵部をベッド上で滑らせながら膝を屈曲させる

脛骨を外旋方向へ動かす

図25 自主的 ROM エクササイズ・ガイド
a: 屈曲エクササイズ，b: 伸展エクササイズ

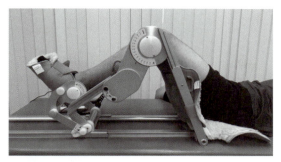

図26 continuous passive motion (CPM)

せる 図25 .

多くの施設でTKA後に機器による持続的他動運動が行われてきた 図26 . しかし,その効果については臨床的に重要とはいえないとの報告がいくつかあり[26],最近では積極的に行わない施設もある.

急性期の関節可動域エクササイズや徒手療法は,愛護的に実施し,強い痛みを感じさせないように確認しながら進める.痛み刺激により α運動ニューロンが興奮し,屈筋の筋緊張亢進により防御性筋収縮が強くなり,さらに伸展の関節可動域制限を悪化させてしまうという悪循環とならないように十分に注意する[27].

2-4 筋機能トレーニング

急性期の筋機能トレーニングは,筋出力向上(運動単位の漸増・発火頻度の調節)や代償動作抑制,筋収縮・弛緩の協調性改善を目的に行う.回復期では,さらなる筋出力向上,筋肥大,各動作中の協調した筋収縮の学習を図る.膝関節以外の筋機能トレーニングは急性期から行う.

TKA後患者では,関節原性筋抑制が生じ,主に膝伸筋が抑制され,腫脹により内側広筋の収縮遅延が生じやすい.これらの筋機能異常に対して低周波による神経筋電気刺激(neuro muscular electrical stimulation: NMES)を併用した筋力トレーニングを行う[28] 図27 .筋力トレーニングは痛み,炎症症状,創部・軟部組織の修復過程を考慮して,運動姿勢や収縮様式,負荷量を調整する.術後2~3週が経過すると炎症期を脱し,回復期に移行する.その時期から負荷量を増大させたトレーニングを開始する.患者自身が代償動作をコントロール

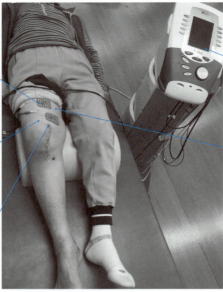

パラメーター例
位相時間：300〜400μs
周波数：40〜75pps
サイクル：on 8〜15秒
　　　　　off 8〜80秒
時間：20〜30分
強さ：耐えられる強さ
禁忌：ペースメーカー

電極はモーターポイントまたは治療目的となる筋の走行に合わせて貼付する

電気刺激に合わせながら筋収縮を行うように指示する

電極が乾燥していないことを確認する

セラピストは治療目的となる筋の収縮が得られているか触知で確認する

図27 神経筋電気刺激（neuro muscular electrical stimulation：NMES）を用いた内側広筋筋機能トレーニング・ガイド

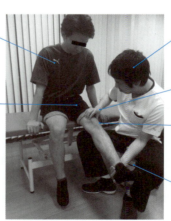

体幹・骨盤後傾などの代償動作を確認し，骨盤前傾位を取るように指示する

股関節屈筋での代償を防ぐため大腿部をベッドに押しつけるように指示する

運動時のフィードバックを与え正しい運動を学習させる

内側広筋と外側広筋・大腿直筋の筋収縮のタイミングを評価する

収縮時痛の有無を確認

運動方向や各身体部位の位置を修正し，内側広筋が選択的に収縮できる肢位を探索する

図28 大腿四頭筋トレーニング・ガイド

しながら運動ができるように指導し，目的とする筋収縮感覚が感じられているか確認しながら，フィードバックを与え，正しい運動学習を促す **図28**．特に，TKA 後患者は内側広筋が筋力低下を起こしやすいため，選択的な筋収縮の練習を行う．TKA 後患者は膝関節周囲筋

の過度な同時収縮が習慣化し，筋を弛緩させることが困難となりやすい．そのため，患者には筋収縮した後に弛緩するよう意識させる．その際には，同時収縮をしている筋を患者に触らせ，収縮と弛緩時の筋の硬さを確認し，その硬さの違いから協調的な運動を学習させる．

2-5 筋インバランスとアライメント異常の修正

非対称な姿勢と動作の改善を目的に筋インバランスとアライメント異常を修正する．筋インバランスの修正として，短縮筋もしくは延長筋の判断や可動域テストの結果に基づいて基本的には短縮筋にストレッチングやモビライゼーション，マッサージ，延長筋に筋力トレーニングを行う．アライメント修正としては，口頭指示や徒手誘導，鏡を利用してフィードバックを与え，患者の学習を進める．非対称な下肢荷重量には体重計を用いて修正する[29]．

2-6 異常動作へのアプローチ

動作パターンの異常や非対称性による二次的な痛みの改善，予防を目的に動作パターンを修正する 図29, 30 ．各身体機能へのアプローチを併用しながら，口頭指示，徒手誘導，鏡などによるフィードバックを利用して可能な限り理想的な動作パターンの獲得を図る．動作の時期ごとに身体各部の位置や角度を徒手で修正しながら効果的に学習させる．患者自身にも骨盤などの位置を触知で確認させ，自主練習の効果を高めるように工夫する．

2-7 パフォーマンストレーニング

日常生活動作能力の改善，身体活動の改善，転倒予防を目的に総合的な下肢パフォーマンスの向上を図る．患者個々の痛みや体力に合わせてバランエクササイズや荷重トレーニングを組み合わせて指導する 図31, 32 ．これらのエクササイズ中に異常な動作パターンがみられる場合には各々の身体機能やアライメント・動作へのアプローチを再び実施する．

7. 変形性膝関節症（TKA）　173

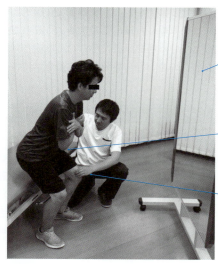

図29 立ち上がり動作の修正エクササイズ・ガイド（左TKA）
非対称性立ち上がり動作（非術側への過荷重）の修正

姿勢鏡を用いて，患者にフィードバックを与える

片方の手で，骨盤帯の前後傾と回旋，股関節の屈曲と伸展を確認．さらに，術側へ骨盤帯を誘導

もう一方の手で術側下肢への荷重を誘導．大腿四頭筋の収縮を確認

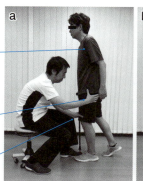 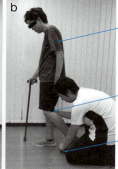

体幹の傾きを確認

大殿筋の収縮を確認．骨盤の前方移動と左下肢への重心移動を誘導

大腿四頭筋の収縮を確認

体幹の傾きを確認

トゥーオフ時の膝屈曲を誘導をする．大腿直筋とハムストリングスの収縮を確認し，力を抜くように指導する

トゥーオフ時の母趾での蹴り出しを誘導

図30 異常歩行の修正・ガイド
a：quadriceps avoidance gait の修正
b：stiff knee gait の修正

2-8 日常生活動作の練習

　日常生活動作練習は，退院後の自立した生活，インプラントの破損・磨耗・緩みを防ぎ良好な長期成績，転倒などによる外傷予防を目的として行う．特に禁忌動作となる正座やしゃがみこみは膝関節の深屈曲

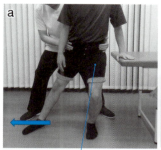 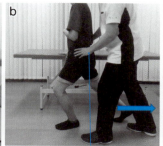 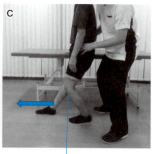

a: 術側下肢への荷重を促す
b: 徒手で動作修正を行う また，大腿四頭筋の収縮を触診にて確認する
c: 負荷が強いエクササイズのため膝痛を確認する

図31 下肢リーチエクササイズ・ガイド（術側：左下肢）
左大腿四頭筋の筋力増強を目的としたスターエクスカーション・エクササイズ．knee-in 動作，体幹・骨盤帯代償動作の修正・指導を行う．a：側方リーチ，b：後方リーチ，c：前方リーチ

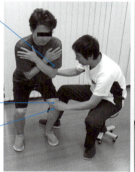 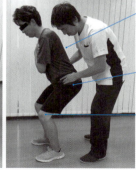

- 骨盤帯の前後傾と回旋を確認，術側下肢への重心移動を確認
- 大腿四頭筋（特に内側広筋）の収縮を確認
- 膝の向きを第2足趾の方向へ誘導
- 前後，左右の重心移動を確認
- 股関節の屈曲を誘導，エクササイズ中に膝痛があれば，股関節屈曲角度を増大させる
- エクササイズ中の膝痛を確認．膝屈曲角度を減らす．または，股関節屈曲角度を増やし，股伸展モーメントを増大させ，膝関節への負担を減らす

図32 両脚スクワットエクササイズ・ガイド（左 TKA）
大腿四頭筋の筋力増強を目的としたスクワットエクササイズ

をとるためインプラントの緩みや磨耗に影響する．また，ジャンプや高いところからの飛び降りは，膝関節へ強い衝撃を与えインプラントの破損を招き，膝関節の過度な捻り動作はインプラントの緩みにつながる．ただし，禁忌動作は施設，主治医によって違うことがあるため確認が必要である．また，四つ這いや膝立ちの可否についても明確にされていないため，確認することを勧める．上記の点に注意して，日常生活動作練習を実施する．

自宅の生活環境を把握した上で，患者個々の身体機能，代償動作パ

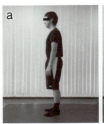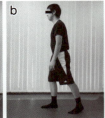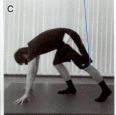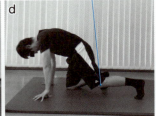
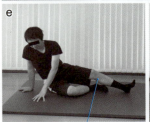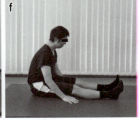

術側下肢が後方に引かれているか確認

術側膝関節が床につかないように確認

膝関節の回旋に注意

図33 床上動作指導・ガイド（左TKA）
床への降り方と床からの立ち上がりを指導する
a：立位
b：術側下肢を後方へ引く
c：高這い位
d：非術側の膝を床につく
e：身体を回旋させ非術側の殿部を床につく
f：長座位

ターン，使用補助具によって動作練習方法や環境整備を選択する．

仕事や家事で要求される動作は必ず練習する．自宅の環境が，和式の生活スタイルの場合には床上動作を必ず練習する **図33**．膝やその他の部位に過度なストレスをかけないために椅子は座面がなるべく高いものを推奨する．患者の身体能力に合わせて，杖や手すりの使用，シャワーチェアー設置など環境整備を勧める．

2-9 患者教育

患者教育として，術部の自己管理，自主トレーニング，禁忌動作，感染症などの術後合併症について注意点や自己管理方法について説明し理解を得る．可能な余暇活動やスポーツについても患者と共有する **表10**．これらの内容はパンフレットにまとめ，患者が自宅で再確認できるようにする．

TKA後のスポーツ活動について，推奨されているスポーツと推奨されていないスポーツがある．**表10**は，整形外科医の意見を集約されて作成されたものである．推奨されていないスポーツには，膝関節への衝撃が強くなるジャンプやダッシュが必要なスポーツ，コンタクトスポーツなどがあげられている．膝関節への衝撃が強いことで，

表10 TKA 後に推奨される（されない）スポーツ活動

推奨	経験者には許可	一致した見解なし	許可しない
ボーリング	ボート漕ぎ	フェンシング	バスケットボール
ステーショナリーサイクリング	クロスカントリースキー	ローラースケート	サッカー
ゴルフ	ダブルステニス	ウェイトリフティング	ジョギング
水泳	アイススケート	野球	バレーボール
ウォーキング	乗馬	体操	
ロードサイクリング	スキー滑降	ハンドボール	
スクエアダンス		ホッケー	
サイクリング		ロッククライミング	
スピードウォーキング		スカッシュ	
ハイキング		シングルテニス	

（Healy WL, et al. J Bone Joint Surg Am. 2008; 90: 2245-52）[30]

インプラントの磨耗や破損を招く可能性があり，インプラントの長期成績に影響するためである．そのため，スポーツ活動の許可は主治医と相談したうえで決めた方がよい．

患者がスポーツ参加を希望した場合には，スポーツの動作特性を確認する．例えば，推奨されているゴルフは，スイングの際に身体の回旋動作が必要となる．この回旋動作中に膝関節の過度な回旋が起こることでインプラントの緩みにつながることが考えられる．そのため，膝関節以外の部位である股関節，体幹，肩甲帯の使用方法と，膝関節の過度な回旋を防いだスイングを指導する．

❖文献

1）美﨑定也，相澤純也（編著）．人工関節のリハビリテーション 術前・周術期・術後のガイドブック．東京: 三輪書店; 2015.

2）日本人工関節学会．TKA/UKA/PFA 人工関節登録調査集計 2006 年 2 月〜2017 年 3 月．http://jsra.info/pdf/TKA20170331.pdf（2017 年 12 月 15 日）

3）日本整形外科学会肺血栓塞栓症/深部静脈血栓症予防ガイドライン改定委員会，編．日本整形外科学会静脈血栓塞栓症予防ガイドライン．東京: 南江堂; 2008.

4）McMahon M, Block JA. The risk of contralateral total knee arthroplasty after knee replacement for osteoarthritis. J Rheumatol. 2003; 30: 1822-4.

5）Petersen W, Rembitzki IV, Brüggemann GP, et al. Anterior knee pain after total knee arthroplasty: a narrative review. Int Orthop. 2014; 38: 319-28.

6）日本リハビリテーション医学会安全管理のためのガイドライン策定委

員会，編．リハビリテーション医療における安全管理・推進のための
ガイドライン．東京：医歯薬出版；2006.

7）Sturgill LP, Snyder-Mackler L, Manal TJ, et al. Interrater reliability of a clinical scale to assess knee joint effusion. J Orthop Sports Phys Ther. 2009; 39: 845-9.

8）Matsumoto H, Okuno M, Nakamura T, et al. Fall incidence and risk factors in patients after total knee arthroplasty. Arch Orthop Trauma Surg. 2012; 132: 555-63.

9）D'Lima DD, Patil S, Steklov N, et al. The 2011 ABJS Nicolas Andry Award: 'Lab'-in-a-knee: in vivo knee forces, kinematics, and contact analysis. Clin Orthop Relat Res. 2011; 469: 2953-70.

10）Massin P, Gournay A. Optimization of the posterior condylar offset, tibial slope, and condylar roll-back in total knee arthroplasty. J Arthroplasty. 2006; 21: 889-96.

11）Schache MB, McClelland JA, Webster KE. Lower limb strength following total knee arthroplasty: a systematic review. Knee. 2014; 21: 12-20.

12）橋本辰幸, 熊澤孝朗．筋, 骨, 関節の痛み．理学療法．2008; 27: 1095-101.

13）Alnahdi AH, Zeni JA, Snyder-Mackler L. Quadriceps strength asymmetry predicts loading asymmetry during sit-to-stand task in patients with unilateral total knee arthroplasty. Knee Surg Sports Traumatol Arthrosc. 2016; 24: 2587-94

14）McClelland JA, Webster KE, Feller JA. Gait analysis of patients following total knee replacement: a systematic review. Knee. 2007; 14: 253-63.

15）Li K, Ackland DC, McClelland JA, et al. Trunk muscle action compensates for reduced quadriceps force during walking after total knee arthroplasty. Gait Posture. 2013; 38: 79-85.

16）Standifird TW, Saxton AM, Coe DP, et al. Influence of total knee arthroplasty on gait mechanics of the replaced and non-replaced limb during stair negotiation. J Arthroplasty. 2016; 31: 278-83.

17）Bade MJ, Kohrt WM, Stevens-Lapsley JE. Outcomes before and after total knee arthroplasty compared to healthy adults. J Orthop Sports Phys Ther. 2010; 40: 559-67.

18）van den Akker-Scheek I, Stevens M, Groothoff JW, et al. Preoperative or postoperative self-efficacy: which is a better predictor of outcome after total hip or knee arthroplasty? Patient Educ Couns. 2007; 66: 92-9.

19）Lewis GN, Rice DA, McNair P, et al. Predictors of persistent pain after total knee arthroplasty: a systematic review and meta-analysis. Br J Anaesth. 2015; 114: 551-61.

20）松岡紘史, 坂野雄二．痛みの認知面の評価：Pain Catastrophizing Scale 日本語版の作成と信頼性および妥当性の検討．心身医学．2007; 47: 95-102.

21）Stevens M, van den Akker-Scheek I, van Hom JR. A Dutch translation of the Self-Efficacy for Rehabilitation Outcome Scale（SER）: a first impression on reliability and validity. Patient Educ Couns. 2005; 58: 121-6.

22）Mistry JB, Elmallah RD, Bhave A, et al. Rehabilitative guidelines after total knee arthroplasty: A Review. J Knee Surg. 2016; 29: 201-17.

23）Artz N, Elvers KT, Lowe CM, et al. Effectiveness of physiotherapy exercise following total knee replacement: systematic review and meta-analysis.BMC Musculoskelet Disord. 2015; 16: 15.

24）Jans Ø, Brinth L, Kehlet H, et al. Decreased heart rate variability responses during early postoperative mobilization-an observational study. BMC Anesthesiol. 2015; 15: 120.

25）Riddle DL, Keefe FJ, Nay WT, et al. Pain coping skills training for patients with elevated pain catastrophizing who are scheduled for knee arthroplasty: a quasi-experimental study. Arch Phys Med Rehabil. 2011; 92: 859-65.

26）Harvey LA, Brosseau L, Herbert RD. Continuous passive motion following total knee arthroplasty in people with arthritis. Cochrane Database Syst Rev. 2014; 2: CD004260.

27）森本温子，鈴木重行．講座 療法の考察: 痛み系と運動系のつながりからみた運動療法の可能性．理学療法．2008; 25: 1458-65.

28）Stevens-Lapsley JE, Balter JE, Wolfe P, et al. Early neuromuscular electrical stimulation to improve quadriceps muscle strength after total knee arthroplasty: a randomized controlled trial. Phys Ther. 2012; 92: 210-26.

29）McClelland J, Zeni J, Haley RM, et al. Functional and biomechanical outcomes after using biofeedback for retraining symmetrical movement patterns after total knee arthroplasty: a case report. J Orthop Sports Phys Ther. 2012; 42: 135-44.

30）Healy WL, Sharma S, Schwartz B, et al. Athletic activity after total joint arthroplasty. J Bone Joint Surg Am. 2008; 90: 2245-52.

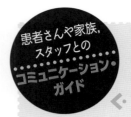

Communication Guide:
「XX?」ときかれたらどうする?

Q「手術後はどのようなことに気をつければいいでしょうか?」ときかれたらどうする?

A 施設や主治医によって変わりますが,基本的には正座や蹲踞などの膝過屈曲や,ジャンプ着地や高いとこからの飛び降りによる膝関節への強い衝撃を避けるように指導しましょう.また,膝歩きも推奨しないほうがいいでしょう.発熱や腫脹などの感染症状があれば,すぐに外来診察を受けるように退院前から指導しておきましょう.

Q「膝の外側の感覚が鈍いです.どうしてでしょうか?」ときかれたらどうする?

A TKAの術中の侵襲により,伏在神経の枝が損傷してしまうために生じる症状です.この伏在神経は膝前面の感覚を支配しており,膝前内側から前外側にかけて走行しています.膝関節を展開する際に,その神経を切らなくてはならないため,膝外側の感覚鈍麻を生じます.ほとんどの患者に生じる症状であり術後6カ月あたりから徐々に改善しやすいことを説明しておき,患者の不安を軽減するように心がけましょう.

<田中友也>

8 前十字靱帯損傷
（再建術，半月板含む）

疾患の特徴

　膝前十字靱帯（anterior cruciate ligament: ACL）損傷は，アスリートにとって競技人生を左右する重篤な傷害である．その受傷機序は，接触型と非接触型に大別される．疫学的には非接触型損傷が約 70%であり[1]，バスケットボール，サッカー，バドミントンなどジャンプや切り返し場面が多いスポーツで頻発する．非接触型 ACL 損傷は，片脚着地時に初期接地から 40 msec 程度[2]というごく短い時間に ACLに張力を加える圧縮，脛骨前方引き出し力，回旋力や膝外反モーメントが複合的に作用することで生じる[3]．特に非接触型の場合は，競技環境などの外的要因だけでなく，アスリート自身の内的要因が大きく関与する．

　ACL 損傷の診断は，Lachman test や pivot shift test などの徒手的検査と MR 画像所見から判断される．受傷後の MR 画像では，ACL の連続性消失・膨化や PCL の緩みなどがみられる．半月板の損傷を伴うことも多く，受傷機序によっては軟骨欠損や bone bruise 図1 を合併する．

　ACL 損傷後の医学的介入は再建手術が第 1 選択となり，スポーツ復帰を目指すアスリートは，ほぼ全例に手術が施行される．代表的な術式には，膝蓋腱を移植靱帯として使用する BTB 法と，半腱様筋腱（ときに薄筋腱）を使用する ST 法がある．術後後療法では漸増的な活動レベルの向上がポイントとなる．再建靱帯は術後に壊死期，血管再生期，細胞再増殖期，コラーゲン再形成期そして成熟期という治癒過程をたどる[4]．壊死期の再建靱帯は最も脆弱であり，術後 2 カ月程度では骨孔の治癒も未熟なため[5]，術後早期の過度な膝関節運動やイ

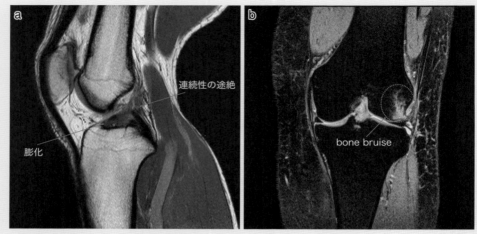

図1 ACL損傷後のMR画像診断・ガイド
a: 膝前十字靱帯完全断裂（プロトン密度強調矢状断像）
b: 大腿骨外側顆・脛骨外側顆の典型的な bone bruise（T2強調脂肪抑制冠状断像）
新鮮ACL損傷では，靱帯線維の走行が不明瞭となり膨化が確認できる．陳旧性例では脛骨前方偏移に伴う後十字靱帯の弛緩（bowing）が確認される．また，画像所見から半月板や関節軟骨の併存損傷の有無を確認する．

ンパクトは，骨孔開大や移植靱帯の正常な治癒を阻害するリスクとなる．組織学的にはおよそ1年で靱帯化（ligamentization）[6]が生じるが，靱帯強度は元来のACLには及ばないとされている[4]．

一般的に術後6〜12カ月程度でスポーツ活動復帰を医師から許可されるが，この時点でもまだ術側下肢筋力やパフォーマンスの低下が残存していることが多い[7,8]．ACL再建術後アスリートのなかで受傷前レベルのスポーツ参加を果たす者は63%であり，競技レベルでは44%に留まる[9]．スポーツ復帰を阻害する要因には身体機能低下に加え運動恐怖感などの心理的要因もある．

ACL再建術後アスリートは，受傷経験のないアスリートと比較して再度ACL損傷を受傷するリスクが高い[10,11]．適切な復帰基準を満たさずにスポーツ活動に復帰した場合も，再受傷の危険性が4倍に高まる[12]．術後リハビリテーションでは，術後経過時間だけでなく術後の膝関節機能とパフォーマンスに基づく段階的なスポーツ参加が推奨されている[13]．

| **1** | **理学療法評価** |

1-1 炎症状態と痛みの評価

術前・術後を含めて，膝関節周囲の炎症や痛みの状態を把握することは術後エクササイズプランの検討に加え，ジョギング開始や競技復帰を許可する上でも重要な判断材料となる．痛みは患者の活動を阻害する重要な要因である．痛みの部位（範囲），種類，程度，増悪・寛解要因などについて，理学療法介入のたびに聴取・記録する．痛みの程度は Visual Analogue Scale（以下 VAS）を用いて客観的に評価する．

1-2 関節腫脹の残存・増悪

関節腫脹が残存または増悪している状態では，トレーニングのレベルを上げることはできない．理学療法介入時には毎回必ず，膝蓋跳動検査（**4** 内側側副靱帯損傷参照）とストロークテスト **図2** を用いて腫脹の有無を評価する．ストロークテストは関節腫脹の程度を 5 段階で評価する方法である．関節腫脹が 2+以上残存，もしくは前回介入時より明らかに増加している場合は活動レベルの維持または下方修正を行う．その際に，術後早期の場合には日常生活活動量（歩行量，歩行スピードなど）を，積極的なトレーニングを行っている時期であればトレーニング量（ランニング量，練習時間・内容など）を聴取し，関節腫脹が軽快しない理由を探る．

1-3 膝 ROM 制限，脛骨回旋アライメント不良

ACL 損傷後患者は，受傷後の後遺症として膝関節可動域制限を呈する．特に半月板損傷の合併などによるロッキング症状を有している場合は，関節拘縮の程度が強くなる．術前の膝 ROM は術後パフォーマンスに大きく影響する[14]．また，術後急性期においても患部の痛みや運動恐怖感が強い場合，膝 ROM の回復が遅れることがある．術後経過に応じて，膝 ROM 制限をきたしている原因を詳細に評価し，将来的な拘縮を残さないことを目標とする．膝伸展可動域制限を詳細に把握するためにはゴニオメトリックな手法だけでなく，heel height difference（HHD）を評価する **図3**．HHD は 1 mm 単位で記録する．

ACL 不全膝では，歩行時の脛骨大腿関節回旋中心位置が非術側と比較して前外側へ偏移する[15]．この回旋中心の偏移は，ACL 再建術

8. 前十字靱帯損傷（再建術，半月板含む）

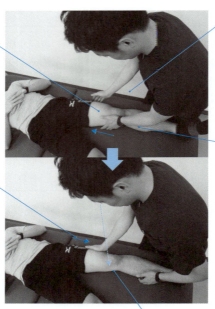

Grade	観察される
Zero	下方への軽擦による関節液の移動を認めない
Trace	下方への軽擦により，関節液のわずかな内方移動を認める
1+	下方への軽擦により，膝蓋骨内側に大きな膨隆が観察
2+	内側を上方へ軽擦した後に，下方への軽擦を行う前に膝蓋骨内側への関節液の移動を認める
3+	液量が過剰なため，膝蓋骨内側から関節液を移動させることができない

図2 ストロークテスト・ガイド
貯留している関節液の量を把握する．

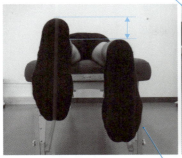
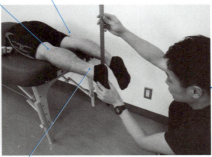

骨盤回旋や下肢外旋など左右差が生じていないかチェック

膝蓋骨がベッド端から出ないよう注意する（大腿四頭筋の萎縮があると膝伸展制限を過小評価するおそれがあるため）

目盛の高さに目線を合わせる

痛みや膝伸展不安感の有無を確認しながら測定する

足部の底背屈, 内転・外転が中間位であることを確認

高位側との差をmm単位で記録

図3 heel height difference・ガイド
腹臥位にて, ベッド端より下腿 2/3 程度出した状態で両側の踵の高さを比較する.

後 2～4 年でも残存することが報告されている. この回旋中心偏移に加えて, ハムストリングスの内外側インバランスにより膝伸展運動時の終末回旋運動（screw home movement; SHM）や屈曲運動時に膝関節内旋などの自動伸展屈曲運動における脛骨大腿関節の副運動に異常をきたすことがある. 骨運動学的な ROM だけでなく, 関節包内運動についても詳細に評価する.

1-4 膝蓋骨アライメント不良・膝蓋大腿関節可動性低下

ACL 不全膝では, 膝蓋骨が外方傾斜し膝蓋大腿関節の接触面積が低下する[16]. この膝蓋骨アライメント異常が定常化している患者では運動時に膝前面痛を生じやすい. また, 術後には膝蓋骨周囲軟部組織に柔軟性低下が生じる. 適切に介入するためにも術前または術後早期から詳細に評価する. 可動性の個人差を考慮して, 両側とも評価し相対的に判断する. 運動方向は, 上下・左右・斜方・傾斜を確認する**図4**.

1-5 内側広筋（VMO）機能不全

ACL 損傷/再建術後患者では, 内側広筋の筋萎縮および機能不全を

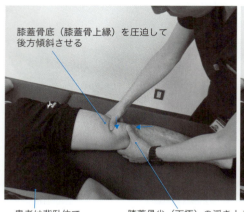
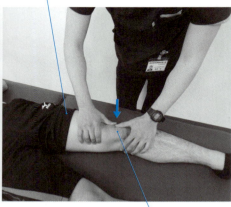

膝蓋骨底（膝蓋骨上縁）を圧迫して後方傾斜させる

患者は背臥位でリラックス（脱力が困難な場合はタオルなどで肢位を調整）

患者は背臥位でリラックス

膝蓋骨尖（下極）の浮き上がりを確認しつつ、膝蓋骨を上方へ移動させる

膝蓋骨を外側縁から内方へ移動させる（過度な膝蓋骨外方傾斜を誘導しないように注意）

図4 膝蓋骨運動評価・ガイド

他動的膝蓋骨可動性を確認する．上下左右移動，傾斜，回旋運動を単一の運動方向のみでなく，それぞれの運動を組み合わせて評価する．

呈する．周径検査を行い，萎縮の程度を確認する．また，VMO 機能不全がある場合は，セッティング動作時に外側広筋収縮に対する VMO の収縮が遅延する．収縮タイミングの不良は膝蓋骨周囲の痛み (anterior knee pain) の原因にもなりうるので，詳細に評価する 図5 ．

1-6 膝伸展・屈曲筋機能低下

　等速性膝筋力は，術後にスポーツ参加の可否を判断する重要な情報の1つとなる．測定は角速度60°/秒，180°/秒，300°/秒での実施が推奨される[12]．可能な限り，術前から確認する．術前の術側等速性膝筋力が非術側に比べて20％以上低い場合，術後アウトカムが低下して，術後2年経過した時点でも筋力低下が残存する．膝伸展・屈曲筋力は，その絶対値のみでなく，大腿四頭筋とハムストリングスの筋力比（HQ比）を確認する．HQ 比が低値である，あるいは筋力の左右差が顕著な場合は，非接触型膝損傷のリスクが高まる．
　等速性膝筋力の測定が困難である場合は，ハンドヘルドダイナモ

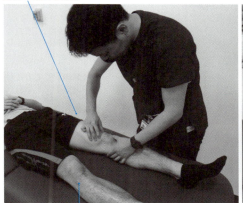

膝蓋骨底（膝蓋骨上縁）のモニタリングにより，膝蓋骨の上方移動量を確認

患者は背臥位でリラックス

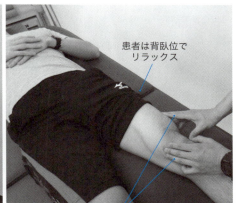

患者は背臥位でリラックス

内側広筋と外側広筋のモニタリングにより，セッティング運動に伴うそれぞれの収縮タイミングを確認する

図5 内側広筋機能評価・ガイド

セッティング運動をもとに内側広筋機能を評価する．筋収縮時の筋硬度に加え，収縮のタイミングや筋収縮に伴う膝蓋骨移動量をチェックする．

メーターを用いた等尺性膝筋力計測により代用する．計測の再現性を高め，経時的な変化を把握するためにも計測を実施する肢位や膝屈曲角度は統一を図る．ST法を用いた再建術後患者においては，立位での膝関節屈曲角度も患者立脚型アウトカムと関連する有用な指標である ．

1-7 歩行パターン異常

ACL再建術後は，松葉杖や膝装具を用いた管理を経て，正常歩行の獲得が重要な短期目標となる．円滑な歩行動作の再獲得が遅れ，長期間跛行が残存するケースでは，機能回復が停滞する．松葉杖歩行段階から適切な動作指導を行い，独歩が許可されたら可及的速やかに正常歩行の獲得を目指す．ACL損傷/再建術後患者は，一定期間が経過しても健常者とは異なる歩行パターンを呈する[17]．特に立脚期の膝伸展角度と遊脚期の膝屈曲角度が低下する．toe out歩行や初期接地時の膝伸展不十分，滑らかな膝関節運動の不足は，次項に示すCKC動作時アライメントにも影響を及ぼす．動作改善を目的とした治療介入と

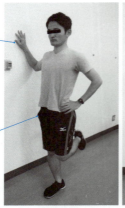
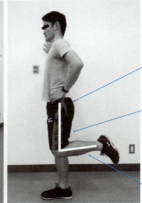

バランスを崩さないように上肢でサポート

測定側の骨盤下制が生じないようにセッティング

代償的な股関節屈曲や体幹前傾運動が生じないように注意

股関節伸展位での膝屈曲角度を測定する

下腿内外旋は中間位

図6 立位膝関節屈曲角度評価・ガイド
立位股関節伸展位での膝関節屈曲角度を測定する．

ともに，適切な歩行動作に関する情報提供・指導を行う．

1-8　スクワット・ランジ・ステッピング動作異常

基本的な CKC 動作を確認する．膝機能だけでなく，神経筋コントロールの低下がある場合，さまざまな異常運動パターンを示す．患者の定常化している異常運動パターンを確認する．スクワット動作は両脚から片脚へ，静的な姿勢保持からよりダイナミックな動作へと進めていく．反復するスクワット動作のなかで，反復回数のうちどの程度の頻度で異常運動パターンを呈するのか，合わせて確認する．片脚スクワット動作時の代表的な異常運動パターンには，動作初期からの骨盤後傾（股関節屈曲運動低下），過度な遊脚側への骨盤傾斜・股関節内転角度の増加，膝外反角度増加，体幹外方傾斜がある．また機能低下を呈する場合には，前額面上の膝関節側方動揺が確認できる．これらの異常運動パターンの存在は，非接触型 ACL 損傷のリスクファクターである．術前・術後早期から入念に評価し，定常化している異常運動パターンの修正を図ることで再受傷予防につなげる．スクワット動作の評価は，安全に配慮して行う 図7 ．

1-9　ジャンプ着地・カッティング・ストップ動作異常

ジャンプ着地課題では，着地時の衝撃を吸収する能力を評価する．

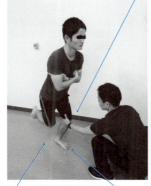 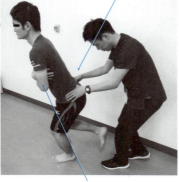 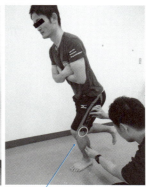

内側広筋と半腱様筋の収縮をチェック

腸骨稜をモニタリングして運動時の骨盤アライメントを確認（骨盤後傾・後方回旋・傾斜を伴う場合は神経筋コントロール異常を疑う）

膝関節外反の程度
膝の左右動揺性を確認

過剰な足趾屈曲や足部回内運動の有無を確認

体幹傾斜や上肢を使用したバランス反応の有無を確認

良好なアライメントを維持できる範囲で膝関節を屈曲させ，その角度を計測する

図7 片脚スクワット観察・ガイド
片脚スクワットの適切なアライメントを指導したうえで，運動を再現させてコントロール能力の有無を確認する．

　これらの動作課題は，患者に恐怖感や痛みを生じる可能性があるため，ジャンプ高を調整して段階的に評価する．術側下肢での着地緩衝能力評価という点では，アスリートの跳躍能力に左右されず評価ができる片脚ドロップジャンプ着地の評価が有用である 図8 ．着地時の下肢アライメントに加え，接地時の足音，体幹傾斜運動についても観察する．連続して跳躍する片脚垂直ホッピング課題時の跳躍高低下や着地時床反力の非対称性は，術後経過日数によらず残存しうる機能低下である[18]．踏切や跳躍時の姿勢を含め，動作安定性を評価する 図9 ．

　カッティング動作時の代表的な異常運動には，蹴り出し時の toe out，膝外反角度増加，過度な遊脚側への骨盤傾斜，支持側への体幹傾斜などがある．これらの異常運動は，ACL 損傷の危険因子である動作時の膝外反モーメントを増大させる[19]．また切り返し角度が大きいほど膝外反モーメントは増大するため，評価では角度の浅いカッティングから動作速度を調整して実施する 図10 ．カッティング動作は，切り返しに必要な減速（ストップ）時にて ACL へのストレスが増大する．切り返し角度の大きいカッティング動作を評価する前に，直線的なランニングからのストップ動作の安定性を評価しておく 図11 ．

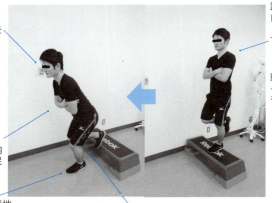

図8 前方ドロップジャンプ着地観察・ガイド

ステップ台からの自然落下した後の片脚着地能力を評価する．着地時に異常パターン（体幹外方傾斜，支持脚骨盤後方回旋，遊脚側骨盤下制，膝外反など）を認める場合には後述の片脚スクワットアライメントを指導し再評価する．着地時の足音増大を認める場合には，「足音がしないように」などの口頭指示を行い，再評価にて動作を修正できるかどうか確認する．

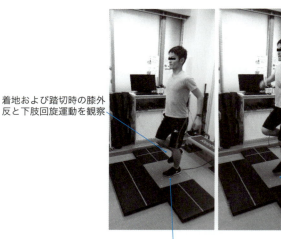

図9 片脚ホッピング観察・ガイド

その場での片脚ホッピングを観察する．床反力は足圧計などがあれば，接地時間や滞空時間を量的に記録することが可能となる．着地踏切時のアライメントを確認する．本人の自覚的な能力差についても把握する．

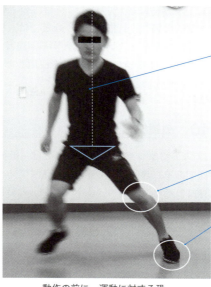

　　　　　　　　　　　　　　体幹・骨盤帯アライメント
　　　　　　　　　　　　　　を確認（過度な体幹・骨盤
　　　　　　　　　　　　　　傾斜を生じていないか？）

　　　　　　　　　　　　　　膝外反運動の有無を確認

　　　　　　　　　　　　　　足部はニュートラルか？
　　　　　　　　　　　　　　（toe out肢位に注意）

動作の前に，運動に対する恐
怖感や不安感の有無を確認

図10 サイドステップカッティング動作観察・ガイド

サイドステップカッティング動作を観察し評価する．

頭部位置　　　　　　脊柱アライメント
（過度な頭部前方位と　（過度な胸椎後弯を
なっていないか）　　　生じていないか）

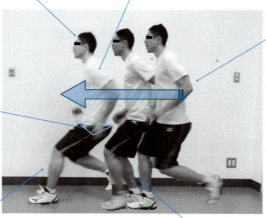

　　　　　　　　　　　　　　　ストップ動作に対する恐
　　　　　　　　　　　　　　　怖心や，動作時の痛みの
　　　　　　　　　　　　　　　有無を確認

骨盤アライメント
（過度な骨盤後傾・
後方回旋を生じて
いないか）

ストップ後に体が沈
み込んでいないか？

　　　　　　　　　　　代償的に，1歩前の非術
　　　　　　　　　　　側で過度に減速していな
　　　　　　　　　　　いか？

図11 ストップ動作観察評価・ガイド

8．前十字靱帯損傷（再建術，半月板含む）

非予測的環境[20]，上肢使用下[21]などでは，ジャンプ着地やカッティング時の膝外反モーメントが増大する．患者が所属するスポーツで用いる道具（ボールやラケットなど）を使用した状態でのステップやジャンプ着地動作を確認する．

1-10 敏捷性低下

T-テストやプロアジリティテストは，敏捷性を評価する上で有用な指標である．数値として確認しておくことで，パフォーマンス回復の指標にもなる．またタイムトライアルな課題を付与することで，最大努力下での運動を確認できる．

1-11 運動恐怖感の残存

患者の運動恐怖感やスポーツ参加に対する自信など心理的状況は，競技復帰に関わる重要や要素である．各種スポーツ動作の評価を実施する際には，運動に対する怖さや不安感など毎回確認する．ACL 損傷後の患者は，受傷シーンに近い運動に対して恐怖感を抱いていることが多い．その恐怖感から特異的にパフォーマンス低下や動作時の異常アライメントを呈しやすい．運動恐怖感を確認する上で，受傷機序に関する情報は，評価する動作課題やトレーニングの選択にも役立つ．可能な範囲で受傷シーンを患者自身に再現してもらうことでより具体的な情報を抽出することができる 表1．ACL 再建術後患者の心理状況を客観的に判断するために，ACL-Return to Sport after Injury（ACL-RSI）scale[22,23]を使用する．ACL-RSI scale は 12 項目の質問からなる自記式アンケートである．100 点満点で合計が高いほどスポーツ参加に対する自信が高く，運動恐怖感が低いことを示す．

表1 記録や問診から把握しておきたい受傷機転および受傷後の経過に関する情報

- 接触型 or 非接触型
- 対人環境 or 非対人環境
- 環境（グランドやコートの状態，用具の使用状況）
- popping sensation
- locking や catching の有無
- 受傷からの期間
- 膝崩れ（giving way）回数

2 理学療法治療

　ACL 再建術後のリハビリテーションでは，安全で可及的速やかな受傷前レベルのスポーツ参加・競技復帰が目標となる．術後機能回復を円滑にサポートし，競技復帰を阻害する要因や再受傷の危険因子を徹底的に排除するように努める．

　ACL 再建術後の一般的なリハビリテーションプロトコルを 表2 に示す．ジョギング開始，競技練習参加，受傷前レベルへの完全復帰

表2 一般的な術後プロトコル

phase	術後経過日数	ゴール
術前	―	痛み・腫脹の軽減 ROM 改善 良好な膝蓋骨可動性の獲得 筋力維持・筋萎縮予防 術後 1 日目のエクササイズ指導 松葉杖歩行練習 術前機能評価（痛み，腫脹，ROM など） 再受傷やパフォーマンス低下に関わる危険因子の把握 （スクワット時マルアライメントなど）
phase 1	術後 1 週	痛み・術後炎症のコントロール，ROM：膝屈曲90°，完全伸展の獲得 歩行の獲得（跛行改善）
phase 2	術後 2〜9 週	ROM 改善，松葉杖なし歩行の獲得 CKC ex の開始（静的→動的）
phase 3	術後 9〜16 週	痛み・腫脹なし，full ROM の獲得 筋機能の回復（LSI：75%以上） HQ 比の左右差 15%以下 より動的な CKCex の開始 ジョギング開始（13 週以降） 低負荷なジャンプ（両脚→片脚） 過去のエクササイズが適切に実施可能
phase 4	術後 16〜24 週	痛み・腫脹なし，full ROM の獲得 ジャンプ・カッティング動作開始 競技特異的トレーニング開始 ジャンプ・カッティング・ターン動作の可及的な負荷漸増（最大努力まで） 筋機能の回復（患健比 85%以上） HQ 比の左右差 15%未満 跳躍能力の回復（Hop test 患健側比 85%以上） 競技復帰（24 週以降）

（van Grinsven S, et al. Knee Surg Sports Traumatol Arthrosc. 2010; 18: 1128-44)[25]

などスポーツ参加レベルを漸増の可否は，そのタイミングに見合った復帰基準を基に判断する[12,24]．

2-1　術後早期の患肢管理・姿勢・禁忌動作指導のポイント

　術後早期は，再建靱帯へのストレスを考慮して膝装具と歩行補助具（松葉杖など）を用いた患肢管理が重要となる．著者の施設では術直後から術後4～6週程度で段階的に独歩での屋外移動を許可している．この時期の過剰な患側下肢への負荷は，再建靱帯の強度低下や骨孔開大のリスクとなる．また，スポーツ参加復帰直後に次いで，再建靱帯再損傷の発生率が高いのがこの時期である．再建靱帯の靱帯化プロセスと術後装具装着および松葉杖使用の意義を適切に患者に伝えることが重要となる．ACL再建と並行して，半月板縫合や軟骨に対する処置が行われている場合には，一部術後プロトコルに修正が必要となるため，手術記録は詳細に確認する 図12 ．特に，半月板後角の縫合がある場合には術後早期の深屈曲動作は禁忌となる．床や椅子からの立ち上がりなど，膝屈曲位での荷重を要する動作については，禁忌肢位の回避方法を指導する．

　術後早期には，上記のような管理のため荷重非対称性（weight bearing asymmetry；WBA）の発生は避けられないが，非術側へのWBAが助長しないように座位姿勢を教育する 図13 ．

　ヒールスライド 図14 ，セッティング 図15 などのセルフケア・

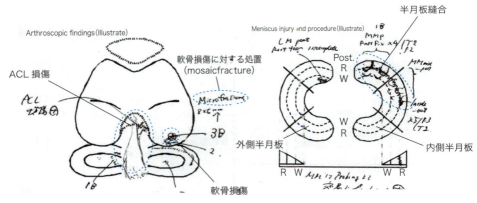

図12　手術記録様式例
関節鏡視下で確認された損傷の程度を把握する．

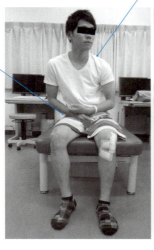
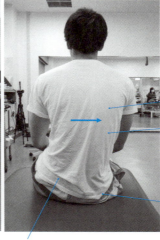

図13 術後早期に観察される座位姿勢・ガイド
術後の痛みや潜在的な不安感から，定常化した非対称的な荷重習慣が座位姿勢にも表れることがある．

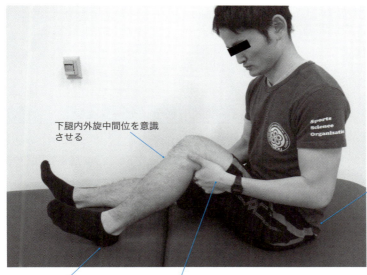

図14 ヒールスライド・ガイド

8. 前十字靱帯損傷（再建術，半月板含む） 195

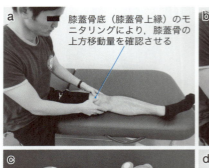
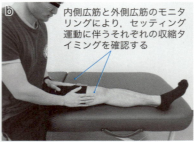
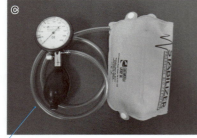
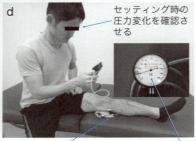

図15 セッティング運動指導・ガイド
a：膝蓋骨上方移動のセルフモニタリング，b：内側広筋の収縮タイミングと筋硬度のセルフモニタリング，c，d：スタビライザーを用いた膝伸展力のフィードバック

エクササイズは術後早期から指導する．

2-2 軟部組織・関節モビライゼーション

術後早期から，膝蓋大腿関節の可動性を改善させるように努める．特に膝蓋下脂肪体をはじめとする膝蓋骨下極および膝蓋腱周囲軟部組織の柔軟性低下が問題となることが多い．

「1-7．歩行パターン異常」で示したように，ACL再建術後患者は大腿二頭筋および腓腹筋外側頭の活動が高まりやすい．その結果，スクワット時の下腿外旋傾向や膝蓋大腿関節痛を生じるリスクが高まる．術後早期や回復期も必要に応じて徒手的な軟部組織モビライゼーションを実施する 図16 ．

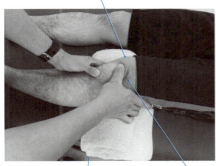
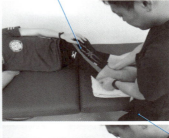

膝蓋骨底を背側へ圧迫し，膝蓋骨尖（下極）を腹側へ誘導する

膝蓋骨を手掌面でしっかりと把持し，膝蓋骨外方傾斜が生じないように注意しながら，内方に移動させる

下肢の内転・内旋が生じないようにセラピストが反対の手でしっかりサポートする

防御性収縮を防ぐため，患者自身がリラックスできるポジションで行う．必要があればタオルなどを使用し膝窩部をサポートする

膝蓋骨尖（下極）の浮き上がりを確認しながら，膝蓋骨を上方へ移動させる

側臥位膝軽度屈曲位とし，膝から下腿部にかけてタオルを用いてサポートする

図16 膝蓋骨軟部組織モビライゼーション・ガイド

2-3　ROMエクササイズを含めた徒手療法

　術後早期には腫脹や浮腫の軽減，筋緊張の緩和を目的に他動運動や自動介助運動による膝関節運動を実施する．この時期の過度なROMエクササイズは痛みや再建靱帯へのストレスになる恐れがあるため，愛護的に実施する．術中に半月板後節縫合などの処置が行われている場合，過度な膝屈曲運動は縫合部の治癒を阻害する恐れがあるため，主治医の指示のもと必要があればROMエクササイズを制限し，患者にも患肢管理を徹底させる．

2-4　荷重下機能改善エクササイズ

　「1-8．スクワット・ランジ・ステッピング動作異常」で示したように，ACL再建術後のCKCエクササイズでは，適切な股関節屈曲位を保持し，骨盤帯がニュートラルな肢位で運動が遂行されることが重要となる．アライメントコントロール能力を確認しながら漸増的にエクササイズ内容を構築していく．荷重下でのエクササイズ開始に先立

8．前十字靱帯損傷（再建術，半月板含む）

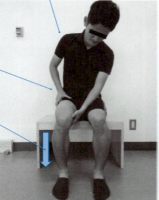
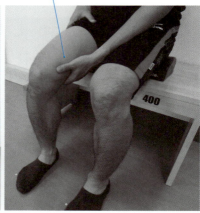

体幹・骨盤帯の運動を抑制（脊柱後弯，骨盤後傾・後方回旋など）

内側広筋と内側ハムストリングスの腱をセルフモニタリング

骨盤前傾位と均等な座圧を保持

ゆっくりと足底で床面を押すように力を入れる

図17 大腿四頭筋・ハムストリングス同時収縮エクササイズ・ガイド

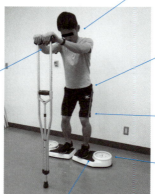

目盛をのぞき込みすぎないよう注意

セラピストは，スクワット時の姿勢を観察

上肢使用が過剰にならないように注意

痛みのない範囲で，ゆっくりと術側への荷重を促す

痛みがなく，適切なアライメントで姿勢保持が可能な荷重量を記録・フィードバックする

足部はニュートラル

図18 アナログ表示式のヘルスメータを用いたスクワット指導・ガイド

ち，座位，膝関節屈曲位での大腿四頭筋とハムストリングスの同時収縮能力を確認しておく **図17** ．スクワット開始時は上肢支持を利用したエクササイズから開始する．アナログ表示式のヘルスメーターを使用して荷重量のフィードバックを行い，適正な荷重量を学習させる **図18** ．

必要に応じて，上肢で姿勢保持をサポート

開始肢位にて，遊脚側の骨盤下制が生じないよう注意

体幹は直立〜軽度前傾位

骨盤前傾位を保持（下降局面での骨盤後傾・側方傾斜に注意）

膝屈曲15〜20°で3〜4秒ホールド

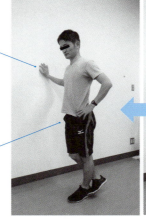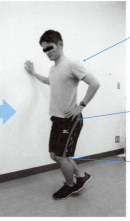

図19　膝伸展位での大腿四頭筋機能改善を目的としたスクワット・ガイド
特に，膝関節伸展最終域での大腿四頭筋筋力低下を認める患者には，膝伸展最終域でのスクワット運動を指導する．開始肢位は膝関節伸展位とし，膝関節屈曲15〜20°で3〜4秒保持した後膝伸展位へ戻る．この運動を70回を1セットとし，1日2回実施する．

術後膝伸展可動域と extension lag の回復が遅延した症例では，膝伸展位から軽度屈曲位における片脚スクワットを実施する 図19．

2-5　ジャンプ・カッティング動作改善エクササイズ

ジャンプ着地課題では，アライメントを確認しながら実施する．着地衝撃の吸収能力を高めるために，患者のジャンプ着地動作について適切にフィードバックを行う．両脚スクワットジャンプから開始し，片脚課題や側方移動および回転動作を伴うジャンプを段階的に実施する．片脚でのジャンプ着地ではコントロールが難しく，両脚ジャンプ課題では非術側への依存が強いような場合には，術側荷重を意識したジャンプエクササイズを入念に行う 図20．ホッピング課題は，動作のテンポが遅いほど，膝関節や股関節へ負荷が増大するが，一方でテンポの速いホッピングでは足関節へのモーメントが高まる[26]．トレーニング導入段階ではテンポの速い（3 Hz 程度）のホッピング動作から行い，徐々にテンポを遅くする．バレーボールにおけるネット際での着地やバスケットボールのリバウンド後の着地，サッカーのヘディング後などでは，体幹後傾位でのジャンプスキルが求められる．競技復帰までに適切な運動指導とトレーニングを実施する 図21．

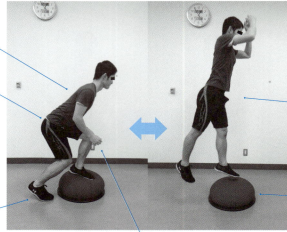

図20 前脚荷重を意識したスプリットスクワットジャンプエクササイズ・ガイド
前脚を主に使用したジャンプ踏切と着地動作を反復する.

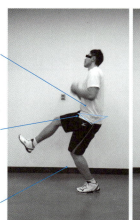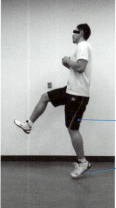

図21 体幹後傾位でのジャンプトレーニング・ガイド
体幹直立または後傾位でのジャンプ動作は，ACL 受傷シーンに近く下腿前傾角度の低下と大腿四頭筋活動の増大による脛骨前方引き出し力の増大が予想される動作である．このため，早い段階での実施は危険だが，競技復帰前には安定して反復できることが重要である．

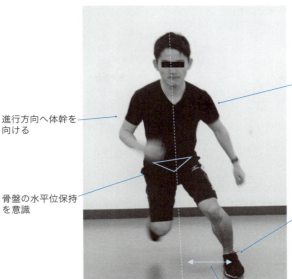

図22 カッティングテクニックの指導・ガイド
カッティングトレーニングは，切り返し角度が浅くゆっくりとした運動から開始する．
図内のアライメントが保持できる範囲で段階的に運動強度を上げる．

　カッティング動作は，そのテクニックで膝に加わるストレスが大きく変化する[19,27]．トレーニング導入段階では **図22** に示したようなポイントを押さえて指導を行う．切り返しの緩いスラロームランから開始し，次第に方向転換のスピードと切り返し角度を増やす．バランスマットを用いて接地環境を不安定にするなど，さまざまなシーンを想定したトレーニングを経験させる．

2-6　視覚情報や外乱刺激に対する反応能力を高めるトレーニング

　視覚情報の処理能力やその反応速度の低下により，非予測的環境下のスポーツ動作における膝へのストレスが増大する[28]．ダッシュやジャンプ，カッティングといった運動が制限される段階においても，視覚刺激に対する反応性を高めるトレーニングを実施する **図23** ．
　適切なスクワットアライメントがコントロールできた場合には，支

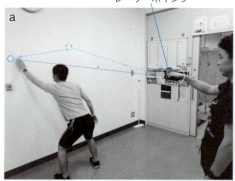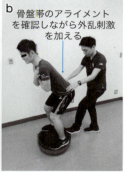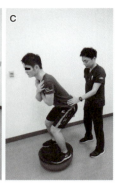

図23 視覚情報や外乱刺激に対する反応速度を高めるトレーニング・ガイド
a：ポインターを使用したリーチ課題，b：支持基底面に対する外乱刺激，c：骨盤帯に対する外乱刺激

持面や身体への外乱刺激を加えることで，負荷量を高める．その後の回復段階においても，片脚スクワットやジャンプなどの運動に対しても応用する．

2-7 競技特異性を考慮したトレーニング

スポーツ参加復帰時期までに，競技の特性を活かしたトレーニングを実施する 図24 ．スキーでは，専門種目によってクローチングポジションでの耐久性が重要となる．サッカーでは，ヘディングの競り合いなどに加え，術側を軸足とした巻き込むようなセンタリングがパフォーマンス低下を生じやすい．術側下肢を軸足としたキック動作をしっかりと練習させる．バスケットボールでは，ドリブルやパスキャッチを加えた複合課題を行う．ステップバック動作 図25 はストップとカッティングを伴う運動である．動作スピードやステップ幅を調整しながら実施する．

2-8 アスリートの心理的側面（運動恐怖感，競技復帰に対する自信低下）に対するアプローチ

ACL再建術後患者の中には，回復過程の中で痛み運動に対する恐怖感などから競技復帰に対する自信が低下することも多い．これらの心理的変化は，トレーニング実施への動機づけに影響する．怖さを感

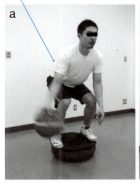
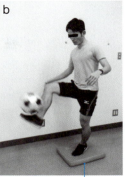
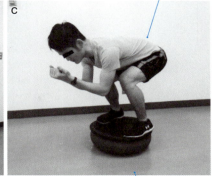

図24 競技特異性を考慮したトレーニング・ガイド
a: スクワット肢位でのドリブル（バスケットボール），b: 術側を軸としたキック（サッカー），c: クラウチングポジション（スキー）

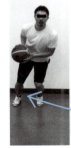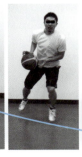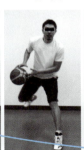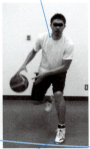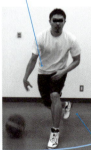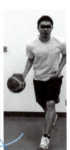

図25 バスケットボールのステップバック（術側左）指導・ガイド
バスケットボールの競技場面で頻繁に行われる動作．前方から後方へのスピーディな切り返しが求められる．ステップ幅の小さい動きからはじめ，アライメントに注意しながら徐々にスピード高める．

じる運動を具体的に聴取し，低負荷から動作を反復させて運動恐怖感を軽減させる．
　術後のモチベーションを維持・向上させるため，復帰したい試合や

大会（記録会）など具体的な目標を共有しておく．また，適宜，回復状況や短期目標を確認する．

❖文献

1）McNair PJ, Marshall RN, Matheson JA. Important features associated with acute anterior cruciate ligament injury. N Z Med J. 1990；103：537-9.

2）Koga H, Nakamae A, Shima Y, et al. Mechanisms for noncontact anterior cruciate ligament injuries： knee joint kinematics in 10 injury situations from female team handball and basketball. Am J Sports Med. 2010；38：2218-25.

3）Kiapour AM, Demetropoulos CK, Kiapour A, et al. Strain response of the anterior cruciate ligament to uniplanar and multiplanar loads during simulated landings： Implications for injury mechanism. Am J Sports Med. 2016；44：2087-96.

4）Janssen RP, Scheffler SU. Intra-articular remodelling of hamstring tendon grafts after anterior cruciate ligament reconstruction. Knee Surg Sports Traumatol Arthrosc. 2014；22：2102-8.

5）Suzuki T, Shino K, Nakagawa S, et al. Early integration of a bone plug in the femoral tunnel in rectangular tunnel ACL reconstruction with a bone-patellar tendon-bone graft： a prospective computed tomography analysis. Knee Surg Sports Traumatol Arthrosc. 2011；19 Suppl 1：S29-35.

6）Marumo K, Saito M, Yamagishi T, et al. The "ligamentization" process in human anterior cruciate ligament reconstruction with autogenous patellar and hamstring tendons： a biochemical study. Am J Sports Med. 2005；33：1166-73.

7）Abrams GD, Harris JD, Gupta AK, et al. Functional performance testing after anterior cruciate ligament reconstruction： A systematic review. Orthop J Sports Med. 2014；2：2325967113518305.

8）Clagg S, Paterno MV, Hewett TE, et al. Performance on the modified star excursion balance test at the time of return to sport following anterior cruciate ligament reconstruction. J Orthop Sports Phys Ther. 2015；45：444-52.

9）Ardern CL, Webster KE, Taylor NF, et al. Return to sport following anterior cruciate ligament reconstruction surgery： a systematic review and meta-analysis of the state of play. Br J Sports Med. 2011；45：596-606.

10）Paterno MV, Rauh MJ, Schmitt LC, et al. Incidence of contralateral and ipsilateral anterior cruciate ligament (ACL) injury after primary ACL reconstruction and return to sport. Clin J Sport Med. 2012；22：116-21.

11）Wiggins AJ, Grandhi RK, Schneider DK, et al. Risk of secondary injury in younger athletes after anterior cruciate ligament reconstruction： A systematic review and meta-analysis. Am J Sports Med. 2016；44：1861-

76.

12) Kyritsis P, Bahr R, Landreau P, et al. Likelihood of ACL graft rupture: not meeting six clinical discharge criteria before return to sport is associated with a four times greater risk of rupture. Br J Sports Med. 2016; 50: 946-51.

13) van Melick N, van Cingel RE, Brooijmans F, et al. Evidence-based clinical practice update: practice guidelines for anterior cruciate ligament rehabilitation based on a systematic review and multidisciplinary consensus. Br J Sports Med. 2016 Aug 18. pii: bjsports-2015-095898. doi: 10.1136/bjsports-2015-095898. [Epub ahead of print]

14) de Valk EJ, Moen MH, Winters M, et al. Preoperative patient and injury factors of successful rehabilitation after anterior cruciate ligament reconstruction with single-bundle techniques. Arthroscopy. 2013; 29: 1879-95.

15) Titchenal MR, Chu CR, Erhart-Hledik JC, et al. Early changes in knee center of rotation during walking after anterior cruciate ligament reconstruction correlate with later changes in patient-reported outcomes. Am J Sports Med. 2016 Nov 23. pii: 0363546516673835. [Epub ahead of print]

16) Shin CS, Carpenter RD, Majumdar S, et al. Three-dimensional in vivo patellofemoral kinematics and contact area of anterior cruciate ligament-deficient and-reconstructed subjects using magnetic resonance imaging. Arthroscopy. 2009; 25: 1214-23.

17) Knoll Z, Kocsis L, Kiss RM. Gait patterns before and after anterior cruciate ligament reconstruction. Knee Surg Sports Traumatol Arthrosc. 2004; 12: 7-14.

18) Myer GD, Martin L Jr, Ford KR, et al. No association of time from surgery with functional deficits in athletes after anterior cruciate ligament reconstruction: evidence for objective return-to-sport criteria. Am J Sports Med. 2012; 40: 2256-63.

19) Kristianslund E, Faul O, Bahr R, et al. Sidestep cutting technique and knee abduction loading: implications for ACL prevention exercises. Br J Sports Med. 2014; 48: 779-83.

20) Kim JH, Lee KK, Kong SJ, et al. Effect of anticipation on lower extremity biomechanics during side-and cross-cutting maneuvers in young soccer players. Am J Sports Med. 2014; 42: 1985-92.

21) Kimura Y, Ishibashi Y, Tsuda E, et al. Increased knee valgus alignment and moment during single-leg landing after overhead stroke as a potential risk factor of anterior cruciate ligament injury in badminton. Br J Sports Med. 2012; 46: 207-13.

22) Webster KE, Feller JA, Lambros C. Development and preliminary validation of a scale to measure the psychological impact of returning to sport following anterior cruciate ligament reconstruction surgery. Phys Ther Sport. 2008; 9: 9-15.

23) 廣幡健二, 相澤純也, 古谷英孝, 他. 日本語版 Anterior Cruciate Liga-

ment-Return to Sport after Injury（ACL-RSI）scale の開発. 理学療法学. 2017; 44: 433-9.

24）Hewett TE, Di Stasi SL, Myer GD. Current concepts for injury prevention in athletes after anterior cruciate ligament reconstruction. Am J Sports Med. 2013; 41: 216-24.

25）van Grinsven S, van Cingel RE, Holla CJ, et al. Evidence-based rehabilitation following anterior cruciate ligament reconstruction. Knee Surg Sports Traumatol Arthrosc. 2010; 18: 1128-44.

26）Hobara H, Inoue K, Omuro K, et al. Determinant of leg stiffness during hopping is frequency-dependent. Eur J Appl Physiol. 2011; 111: 2195-201.

27）Dempsey AR, Lloyd DG, Elliott BC, et al. Changing sidestep cutting technique reduces knee valgus loading. Am J Sports Med. 2009; 37: 2194-200.

28）Herman DC, Barth JT. Drop-jump landing varies with baseline neurocognition: implications for anterior cruciate ligament injury risk and prevention. Am J Sports Med 2016; 44: 2347-53.

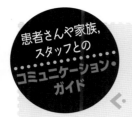

「XX？」ときかれたらどうする？

Q 「いつごろから走れますか？」ときかれたらどうする？

A ACL再建手術後のプロトコルに準じて説明を行えばよいですが，"ジョギング（ランニング）開始に見合った膝関節の機能（筋力・可動域）回復や神経筋コントロール能力が得られている"という条件（基準）を明確に示しておくことが重要です．片脚スクワットやジョギングの動作観察や患者自身の主観的な感覚（痛みやジョギング実施の可否）だけでなく，腫脹の有無，膝関節筋力測定値（患健比），レッグリーチ距離（患健比・差 Y-balance）などの客観的なデータを用いたジョギング開始の許可基準を事前に設定・説明しておきましょう．

Q 「どうせ手術するから，それまではスポーツしてよいですよね？」ときかれたらどうする？

A 患者のなかには，手術待機期間中のスポーツ参加を希望する方がいます．ここで問題になるのが二次損傷のリスクです．ACL損傷膝は，着地時に膝関節に加わる剪断力が大きくなるため，正常膝に比べ過度なインパクトや回旋力が加わると他の組織（半月板，関節軟骨など）の損傷を生じる可能性が高いです．加えて，受傷後後遺症として可動域制限や筋力低下が残存している場合には，よりハイリスクとなります．選手によっては，受傷後のスポーツ活動継続を強行しなければならない場合もありますが，この二次損傷のリスクについては十分に説明・指導を行いましょう．術前のスポーツ参加と並行して理学療法介入が可能な場合は，運動療法に加えて，テーピングや装具療法など膝前十字靭帯機能を代償する手段も積極的に用いて選手をサポートことが重要です．

〈廣幡健二〉

9 内側側副靱帯損傷

疾患の特徴

内側側副靱帯（medial collateral ligament 以下 MCL）は，膝関節の外反・外旋を制動する靱帯で，浅層・後斜走・深層の3層から構成される 図1．MCL は，膝関節のなかでも損傷頻度の高い靱帯で[1,2]，若いスポーツ選手，特に，男性で多く受傷する[3,4]．スポーツ競技は，ラグビー，アイスホッケー，サッカー，アメリカンフットボールなどのコンタクトスポーツ[1,5,6]で受傷することが多い．ノンコンタクトスポーツではスキー[7,8]での受傷が多く，バスケットボール，ハンドボー

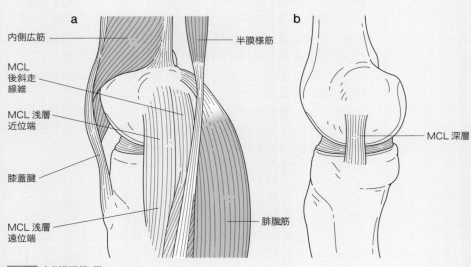

図1 内側側副靱帯

| 表1 | 情報収集 |

- スポーツの種類，ポジション
- スポーツレベル
- 接触型損傷 or 非接触型損傷
- 損傷時の状況
- 受傷からの期間
- 既往歴（膝関節・他部位）

ル，ラクロスなどでも受傷する[3]．

　受傷機序のほとんどが，コンタクトスポーツにおけるタックルやブロックによる直接的な膝関節への外反ストレスによって発生する[9]．また，ノンコンタクトスポーツにおいては，スキーの転倒時，カッティング動作時，ピボット動作時，ジャンプ着地時に発生する．このように，MCL 損傷の受傷機序は接触型か非接触型に分かれる．どのような機序で受傷したかを把握することで，再受傷のリスク軽減に役立てる．損傷時の状況がわからない場合，状況がわかる他者から聴取する．情報収集の項目を 表1 に記載する．受傷後の症状は，腫脹，熱感，膝関節内側の痛みと圧痛，荷重時の外反動揺性が認められ，関節血腫が観察される場合もある．損傷の重症度は 3 つに分類され，Grade I は，MCL の微細断裂，Grade II は，MCL 浅層または，深層の部分的断裂，Grade III は，MCL の完全断裂である．MCL 損傷には，前十字靱帯（anterior cruciate ligament 以下 ACL）損傷や内側半月板損傷を合併することがある．アメリカンフットボールのルール違反となる腹から下へのブロック（illegal block below the waist）は，足部が固定された状態で，膝関節に外反ストレスが加わることで，MCL 損傷に加えて ACL，半月板損傷を合併しやすい．

　画像診断には，X 線や MRI を用いる．X 線では骨折の確認，ストレス X 線では不安定性を評価する 図2 ．MRI では靱帯および周囲の組織の損傷を評価するため，T2 強調画像を用いることが多い．画像上では，MCL の腫大，損傷部位の輝度の高信号に着目し，靱帯の低信号が追えなくなれば損傷と診断する．また，重症度も合わせて評価する 表2 ．MCL は，大腿骨付着部側で損傷することが多いが，脛骨付着部側でも損傷することがあるため，脛骨側も注意深く評価する 図3 [10]．また，ACL 損傷，半月板損傷の評価も MRI にて行う．

　MCL は関節外靱帯で血行が豊富なため，治癒力が高く，単独損傷の新鮮例に対しては，重症度にかかわらず保存療法が適応される．筋

9．内側側副靱帯損傷

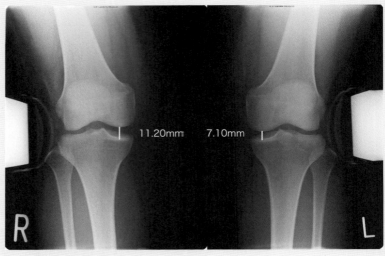

図2 外反ストレスX線

膝関節20°屈曲位にて外反ストレスをかけ撮影する．関節面の健側との差が3.2 mm以上あればGrade Ⅲの損傷を疑う．

表2 MCL損傷の重症度とMRIの特徴

Grade	MRIの特徴
Ⅰ	靱帯に明らかな損傷はないが周囲に浮腫が確認できる．
Ⅱ	靱帯の部分断裂が確認でき，周囲に浮腫が確認できる．
Ⅲ	靱帯の完全断裂が確認でき，周囲に浮腫が確認できる．

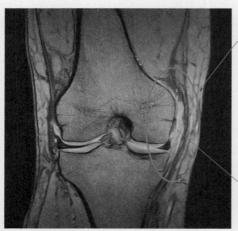

靱帯の低信号（靱帯組織の連続性）が起始部から停止部まで保たれているかを確認する．MRIによる損傷Gradeと内側不安定テスト結果が一致しているかを確認する．触診による圧痛部位とMRI損傷部位（大腿骨付着部・脛骨付着部・関節線部）が一致しているかについても確認する

浮腫による高信号を確認する．経過観察による高信号の減少（浮腫の減少）は組織の治癒を示すため，痛みの経過と合わせて評価する

図3 MCL損傷のMRI

力，可動域，身体機能やスポーツ競技特異的なトレーニングを行うことで，良好な成績が得られる[11]．スポーツ復帰時には，膝関節を保護する目的で，競技によって硬性装具，軟性装具，テーピングを使用する．複合靱帯損傷がある場合や慢性的な内側不安定性の残存がある場合には，手術適応となる．

1 理学療法評価

1-1 炎症状態と圧痛部位

視診，触診で，損傷部位の特定や損傷の重症度を把握する．視診では，大腿骨付着部または脛骨付着部に腫脹や斑状出血がないかを確認する．受傷直後は，痛み，熱感が強く跛行を呈する症例も少なくない．

触診では，損傷部の腫脹の程度および圧痛部位や圧痛の程度を確認する．触診は，適切な膝内側の解剖をもとに行う 図4．MCL 損傷は，大腿骨付着部からの剥離損傷が最も多く，次に脛骨側からの引き抜き損傷，関節線部損傷の順で発症する[12]．脛骨内側の圧痛は，鵞足炎の可能性もあることも念頭におき触診を行う．圧痛の程度は，VAS（Visual Analogue Scale）や NRS（Numerical Rating Scale）を用いて数値化し，効果判定に用いる．

MCL は関節外靱帯であり，単独損傷の場合，関節水腫を伴うことはほとんどない．関節内水腫がある場合，関節内組織である ACL 損傷，後十字靱帯損傷，半月板損傷や骨折を合併している可能性がある．関節内水腫の検査には，膝蓋骨跳動テスト（ballottement of patella test） 図5 やストロークテストを用いる．

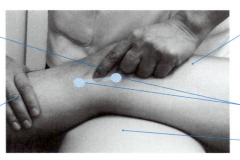

示指にて大腿骨内側上顆から脛骨内側顆の間に張る線維に直交するように触れる．圧は痛みに応じて調整する

触診時に膝関節が動かないよう脛骨を把持する

股関節を軽度外旋させ，セラピストの体幹で下肢を安定させる（安定させることで被験者の筋緊張をリラックスさせる）

損傷部位が大腿骨付着部，脛骨付着部あるいは関節線部であるかを圧痛部位で限局化する

膝関節を 20〜30°程度屈曲させるために膝関節の下に枕を置く

図4 MCL の触診および圧痛所見・ガイド
浅層は内側上顆から，脛骨内側縁に付着する．深層は浅層よりもわずかに後方を走行する短い靱帯であるが，触診で線維を限局化するのは難しい．

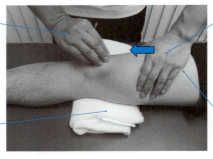

図5 膝蓋跳動テスト・ガイド

①② の順にテストを行う．膝蓋上嚢部の貯留した関節液を膝蓋骨の下へ流すようにイメージしながら行う．

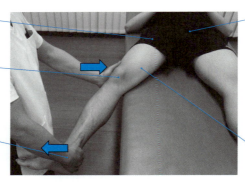

図6 内側不安定性テスト・ガイド

伸展位と膝関節 30°屈曲位の 2 つの肢位で測定する．テスト中の膝関節内側の痛みの出現についても聴取する．

1-2 膝関節の不安定性

　MCL 損傷には，内側不安定性テスト（medial instability test）および Slocum test（前内側回旋不安定性テスト：anteromedial rotatory instability test）にて，膝関節の内側および後内側の組織損傷の重症度を確認する．これらの不安定性テストは，手術適応，スポーツ復帰の基準にも用いる．

　内側不安定テストにて，MCL の損傷 Grade を評価する　図6 ，
　表3 ．MCL 損傷の割合は Grade Ⅰが 73％，Grade Ⅱが 23％，Grade Ⅲが 4％と Grade Ⅰが最も損傷頻度が高い[3]．30°屈曲位での不安定性と外反ストレスによる膝関節内側の痛みは，高い感度（86％）

表3 内側不安定性テスト基準

Grade	損傷の程度	エンドポイント	臨床所見
I	微細断裂	firm endpoint	靱帯の圧痛（＋）　　30°屈曲位での動揺性（−）
II	部分断裂	firm endpoint	伸展位での動揺性（−）　30°屈曲位での動揺性（＋）
III	完全断裂	no endpoint	伸展位での動揺性（＋）　30°屈曲位での動揺性（＋）

firm endpoint：関節包や靱帯が伸張された停止感

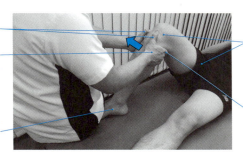

⑤検査者の両母指で裂隙を触診し，脛骨が前方に引き出される距離をモニタリングする

④脛骨を外旋位に保持したまま，脛骨を前方に引き出す

②足部を15°外転させ，脛骨を外旋位に保持した状態で，検査者は前足部の上に殿部をおき足部を固定する

①膝関節は，90°屈曲位とする．股関節は45°屈曲位とする

③検査者の両示指は被験者の内・外側のハムストリングスをそれぞれ触知し，収縮が入っていない状態であることをモニタリングする（収縮が入っている場合は正確にテストできない）

図7 Slocum test・ガイド

①〜⑤の順番に検査を進めていく．テスト中の痛みについても聴取する．健側と比べて脛骨の前方移動が過度であれば前内側回旋不安定性を示す．脛骨を外旋させ過ぎると，組織に張力がかかり，前方に引き出した際に陰性と判断してしまうため，正確に評価するには，足部が15°外転位であることを確認する．

を有するため[13]，テスト中の痛みも合わせて評価する．Grade IIIの場合は，内側関節包損傷，ACL損傷，後十字靱帯損傷，半月板損傷を合併している可能性があるため，前方引き出しテスト，Lachman test，後方押し込みテスト，McMurray test も合わせて行う．

Slocum test は，前内側および外側回旋不安定性を検査するテストである．MCL 損傷者には，前内側回旋不安定性テストを行い，MCL 後斜走線維，後内側関節包の損傷の有無を確認する 図7 ．膝内側の不安定性および痛みを訴えるのであれば陽性である．陽性の場合，手術適応となる[14]．

1-3 ROM 制限

急性期では，痛みおよび炎症よる筋スパズムが可動域制限の原因となる．ROM は，角度計や傾斜計を用いて計測を行う．痛みによる防御性収縮を防ぐために，なるべくリラックスした肢位を確保し測定す

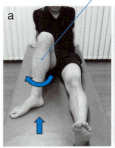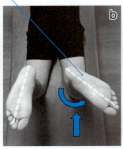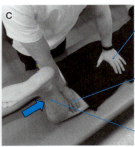

図8 内外側ハムストリングスのインバランステスト・ガイド
大腿二頭筋が半膜様筋・半腱様筋に対して優位に活動している場合，脛骨は外旋方向に誘導される（a, b）．動的な触診で，大腿二頭筋の優位性を確認する（c）．

る．また，痛みをなるべく出現させないようゆっくりと慎重に他動的に屈曲，伸展させ測定する．屈曲伸展させる際には，膝関節に外反および内旋・外旋ストレスが過度に加わらないように注意する．

1-4 筋のインバランス

MCL浅層線維は，膝関節の外反に加えて，その走行から脛骨の外旋の主制動機構となる．また，後斜走線維は，脛骨の外旋を主に制動する．MCL損傷後は，MCLにストレスが加わる肢位や関節運動は避ける．MCL損傷後に，大腿二頭筋の筋活動が優位となり，膝関節屈曲時に，MCLにストレスが加わる下腿の外旋を伴う症例が少なくない 図8a, b ．動的な触診により，筋のインバランスを評価する 図8c ．

1-5 膝関節伸展・屈曲筋力低下

筋力評価は，理学療法プログラムを段階的に進めていくうえでの基準やスポーツ復帰の基準として用いられる．評価には，extension lag test，ハンドヘルドダイナモメーターによる筋力評価を行う．

下肢伸展挙上（straight leg raising 以下 SLR）を伴う extension lag test（extension lag test with SLR）は，大腿四頭筋の筋力に加えて，股関節や体幹の筋力を簡易的に評価することができる 図9 ．他

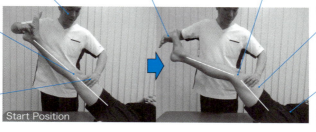

図9 extension lag test with SLR・ガイド

①～③の手順で実施する．膝伸展筋力に加えて，股関節屈筋や骨盤安定化に必要な腹筋群の筋力を総合的に評価できる．

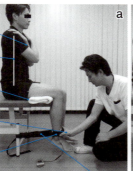 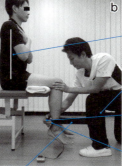

図10 ハンドヘルドダイナモメーターによる膝関節筋力テスト・ガイド

a：膝伸展筋力，b：膝屈曲筋力

1回の練習後，30秒以上の間隔を空けて2回測定する．被験者は約3秒間で最大の筋力となり，その後5秒まで定常状態となるよう筋収縮させる．測定した数値が［kg］の場合，（測定値［kg］×9.8）［N］×モーメントアーム［m］÷体重［kg］にて［Nm/kg］を算出し正規化する．モーメントアームは，この場合関節裂隙からセンサー中央部の長さをメジャーにて測定する．

動的に膝の完全伸展が可能だが，自動的には完全伸展が不可能な場合に，そのできない角度分を extension lag とよび，大腿四頭筋が弱化していることを示す．

　ハンドヘルドダイナモメーターによる筋力評価は，客観的な数値を測定できる再現性の高い方法である **図10** ．MCL 損傷患者の場合は，大腿四頭筋，ハムストリングの筋力を，患側と健側の比として算

出し，スポーツ復帰の基準に用いる．

1-6 パフォーマンス能力低下

パフォーマンステストには one leg squat test, landing error scoring system, one leg hop test を用いる．

one leg squat test 図11 は，股関節外転筋力や患者立脚型膝関節機能評価との関連が示されており，再現性と妥当性を兼ね備えた，簡便に行えるテストである[15]．体幹を前傾させながら膝関節を約60°までゆっくりと屈曲させた後，立位に戻らせる動作を3回繰り返す．動作中の体幹，骨盤，股関節，膝関節の動き，動作中のバランスを観察し，3回以上良好なアライメントで動作を遂行できたら good，できなければ poor とする．

landing error scoring system は，被験者に30 cm の台より前方（被験者の身長の半分の距離）に飛び降り，着地後すぐにできるだけ高く垂直にジャンプするよう指示する．この一連の動作の中で，台からの着地時のアライメントを観察し，膝関節損傷が起こり得る不良な動作パターンを評価するのに用いられる．一般的には，ビデオカメラで撮影した動画を評価に用いるが，臨床では，リアルタイムに評価が行える landing error scoring system-real time（LESS-RT）が簡便である 図12， 表4 [16]．動作は2回行い，1～10に着目し評価する．

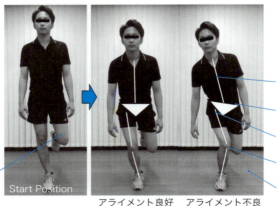

図11 one leg squat test・ガイド
検査者は，被験者の正面から動作を観察する．1つでも ①～⑤ が観察された場合，アライメント不良とする．

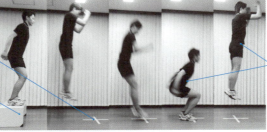

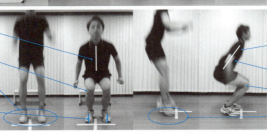

被験者の身長の半分の距離に着地地点を設置する

30cmの台より前方に飛び降りる

⑤体幹の側方傾斜
④膝関節の外反
③着地時両下肢の同時性
②足部の回内外
①着地時の足幅

着地と同時になるべく高く垂直に飛び上がるようにする

⑩全体的な印象
⑨initial contactから最大膝・体幹屈曲位までの関節角度変位
⑧体幹の屈曲角度
⑦膝関節の屈曲角度
⑥initial contact時の足部の着地順（つま先 or 踵 or flat）

frontal-plane　sagittal-plane

図12 LESS-RT assessment tool テスト・ガイド

表4 LESS-RT assessment tool

frontal-plane motion	sagittal-plane motion
1. stance width 　□normal（0）　□wide（1）　□narrow（1） 2. maximum foot-rotation position 　□normal（0）　□externally rotated（1） 　□internally rotated（1） 3. initial foot contact 　□symmetric（0）　□not symmetric（1） 4. maximum knee-valgus angle 　□none（0）　□small（1）　□large（1） 5. amount of lateral trunk flexion 　□none（0）　□small to moderate（1）	6. initial landing of feet 　□toe to heel（0）　□heel to toe（1） 　□flat（1） 7. amount of knee-flexion displacement 　□large（0）　□average（1）　□small（1） 8. amount of trunk-flexion displacement 　□large（0）　□average（1）　□small（1） 9. total joint displacement in the sagittal plane 　□soft（0）　□average（1）　□small（1） 10. overall impression 　□excellent（0）　□average（1） 　□poor（2）

9 : initial contact から最大膝・体幹屈曲位までの関節角度変位が大きいなら soft，中等度なら average，少ないなら stiff とする．
10: 9の着地が soft で，かつ，4が normal であれば excellent，着地が stiff で膝外反角度が large または large のみの場合 poor，それ以外の組み合わせは average とする．

(Padua DA, et al. J Sport Rehabil. 2011； 20： 145-56)[16]

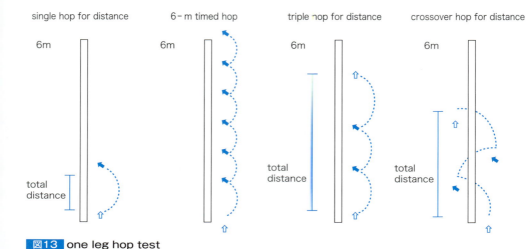

図13 one leg hop test

　one leg hop test は，片脚での立ち幅跳びを行い同側下肢にて着地するテストで，健側と患側の飛距離を測定し，左右の比率を limb symmetry index（LSI）として算出する．検査は通常3回繰り返し，3回の点数の平均値を測定値とする．LSI はスポーツ復帰の基準の一指標とされている[17]．one leg hop test には，1回の飛距離を測定する single hop for distance，片脚での跳躍を繰り返して6mに達するまでの時間を計る 6-m timed hop，3回の片脚での跳躍距離を測る triple hop for distance，床に直線を描き，直線を跳び越すように交差性に3回跳躍を行いその距離を測る crossover hop for distance がある 図13．

1-7 膝関節外反ストレスに対する姿勢制御能力低下

　MCL 損傷のほとんどが，膝関節への直接的な外反ストレスによって発生する．閉鎖性運動連鎖（closed kinetic chain：CKC）において，膝関節の外反方向への外力に耐えうる下肢の安定性機能を評価する 図14．

1-8 スポーツ競技特異的場面でのパフォーマンス低下

　スポーツ競技特異的場面を想定し，タックル姿勢やスクラムの基本

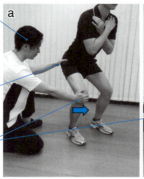
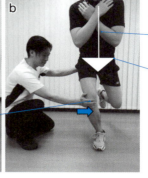

被験者に，膝関節への抵抗に耐えるように指示する

中殿筋後部線維と大腿筋膜張筋を触診し，収縮の程度をモニタリングする

膝関節を外反方向にストレスをかける

体幹の外方傾斜の有無を確認

遊脚側の骨盤下方傾斜の有無を確認

図14 外反ストレスに対する姿勢性制御能力テスト・ガイド
a: squat, b: one leg squat

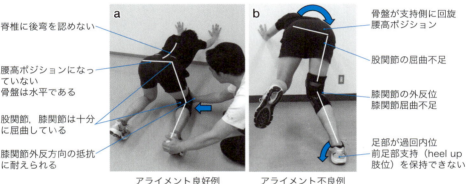

脊椎に後弯を認めない

腰高ポジションになっていない
骨盤は水平である

股関節，膝関節は十分に屈曲している

膝関節外反方向の抵抗に耐えられる

骨盤が支持側に回旋
腰高ポジション

股関節の屈曲不足

膝関節の外反位
膝関節屈曲不足

足部が過回内位
前足部支持（heel up 肢位）を保持できない

アライメント良好例　　アライメント不良例

図15 スポーツ競技特異的場面でのパフォーマンステスト・ガイド
a: スクラム基本的姿勢での外反ストレステスト，b: スクラム基本的姿勢での片脚立位テスト
右図はスクラムの基本的姿勢で片脚支持となった際の不良例を示す．このような不良アライメントは，体幹を含めた下肢筋力の低下があることを示す．

的姿勢での下肢の安定性機能を評価する．体幹，股関節，膝関節の筋力低下により，股・膝関節の屈曲が不十分な姿勢では「腰高ポジション」となる．このポジションは，姿勢が崩れやすく，下肢の外傷に繋がるため，ポジションを十分に評価する．また，片脚支持ポジションや徒手抵抗を加えて評価することで，より強い負荷に抗するパフォーマンス能力を把握できる 図15 ．

2

理学療法治療

MCL 損傷の保存療法は，損傷の重症度に応じた，理学療法プロトコルを組み立てる．受傷初期の主目的は，炎症症状の軽減，損傷組織の治癒促進，筋力，関節可動域の維持・向上である．Grade Ⅰ とⅡでは早くて 2〜6 週でスポーツ復帰が可能となる[18]．Grade Ⅰ に対しては，膝固定の必要はなく，Grade Ⅱでは，受傷時の痛みが強く自動運動が困難な場合，シーネや膝装具で膝伸展位固定を数日行う．Grade Ⅲでは，早くて 6〜12 週でスポーツ復帰が可能となる[19]．受傷直後は，膝伸展位固定を行い，部分荷重歩行から開始する．痛みが軽減したら，外反ストレスが加わらないよう膝装具を着用して ROM を開始する．大腿四頭筋トレーニング（セッティングや SLR）は，損傷の重症度に関係なく，受傷早期より開始する．炎症期を抜けたら，漸増的に負荷量やトレーニングをステップアップさせ，スポーツ競技特異的なトレーニングも組み込んでいく．MCL 損傷のほとんどがコンタクトスポーツであるため，膝関節外反への直接的な外力に耐える身体能力や回避する方法を身に着ける．コンタクトスポーツなどのハイリスクスポーツへ復帰する場合は，必要に応じて膝装具を着用する．理学療法プロトコルを 表5 に示す．

2-1　ROM エクササイズ

MCL 損傷後，早期の ROM エクササイズは，細胞とコラーゲンの縦配列と合成を改善させ，組織の治癒を促進させる[24,25]．また，関節軟骨へのダメージと関節の退行性変性を予防するため[26]，痛みにあわせて，早期より愛護的な ROM エクササイズを開始する．

2-2　筋のインバランス改善トレーニング

膝関節屈曲動作で，大腿二頭筋が優位に活動し，脛骨の外旋を伴う症例には，大腿二頭筋へのダイレクトストレッチや半膜様筋・半腱様筋の筋活動の再教育を行い 図16 ，脛骨の内旋を伴う屈曲運動を獲得させる．

2-3　筋力トレーニング

受傷早期より，できる限り大腿四頭筋の筋力低下を予防するために，神経筋電気刺激（neuromuscular electrical stimulation 以下

表5 理学療法プロトコル

Phase	Grade	損傷後日数（目安）	ゴール	トレーニング内容	注意点
I	Grade I・II	0～3週	・痛み・腫脹の軽減 ・可動域 0～100° ・正常歩行の獲得（全荷重） ・extension lag test with SLR 良好 ・荷重トレーニング（Grade I・II）	固定期間　Grade I・II では 0～3日 　　　　　Grade III では 2～6 週 荷重　　　Grade I・II 全荷重* 　　　　　Grade III 痛みに合わせて徐々に荷重 　　*荷重に膝外反を呈するようであれば部分荷重 積極的なアイシング 可動域練習　Grade I・II 0～3日からスタート 　　　　　Grade III 痛みに合わせ膝装具着用下で徐々に開始 NMES による大腿四頭筋トレーニング ハムストリングトレーニング 患部外トレーニング CKC トレーニング（Grade I・II）1, 2 週～	重症度に応じて膝装具を着用 日常生活・トレーニング中の膝関節外反・内外旋の回避
	Grade III	0～4週			
II	Grade I・II	3～4週	・腫脹の軽減・消失 ・可動域制限なし ・筋力左右差ほぼなし ・正しいアライメントでの両下肢支持スクワット能力	アイシング CKC トレーニング（両側支持） 静的固有受容器・バランストレーニング（膝装具着用下）	膝装具着用下トレーニング．CKC 時の膝関節外反・回旋動作の回避． 膝関節 70°までのスクワット． ピボット運動は禁止 正しいアライメントでの CKC トレーニング 関節水腫・痛みの観察
	Grade III	4～6週			
III	Grade I・II	4～6週	・正しいアライメントでの片脚スクワット能力（one leg squat test 良好） ・軽いジョギング ・ベーシックアジリティスキル ・可能な範囲でスポーツ練習参加	トレッドミルジョギング CKC トレーニング（片側支持） ダイナミック固有受容器・バランストレーニング プライオメトリックトレーニング（両下肢支持） ベーシックアジリティー フットワークトレーニング	膝装具着用下トレーニング 正しいアライメントでのダイナミックなトレーニング 関節水腫・痛みの観察
	Grade III	6～10週			
IV	Grade I・II	6～8週	・quadriceps index>90% ・hamstring index>90% ・one leg hop index>90% ・フルランニング ・スポーツ練習参加 ・試合への参加	プライオメトリックトレーニング（片脚支持） フルスピードアジリティートレーニング 加速・減速トレーニング カッティングトレーニング スポーツ競技特異的トレーニング	膝装具着用下トレーニングおよび練習参加 カッティング・ジャンプ・加速から減速動作時の膝関節外反の回避
	Grade III	10～12週			

（文献 11, 19～23 をもとに筆者が作成）

9. 内側側副靱帯損傷

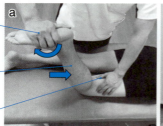
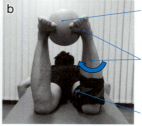

図16 半膜様筋・半腱様筋の筋活動再教育・ガイド
a:徒手的誘導,b:自主トレーニング

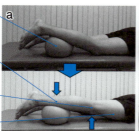
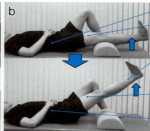

図17 大腿四頭筋トレーニング・ガイド
a: leg extension in the prone position,b: leg extension with SLR

NMES)によるトレーニング,leg extension や SLR を開始する.

NMES は,大腿四頭筋の筋力改善に有効である.また,受傷後早期は,ハムストリングが過剰に収縮し,大腿四頭筋の収縮を抑制してしまう症例が多い.このような症例には,prone position での leg extension を行う 図17a .prone position での leg extension は,ハムストリングを抑制した状態で,大腿四頭筋の収縮を促せる.leg extension with SLR は,膝伸展筋,股関節屈曲筋,体幹筋を含め,総合的にトレーニングできる 図17b .

2-4 患部外トレーニング

患部外トレーニングでは,CKC ポジションを想定し,膝関節外反を制御するための股関節外転・外旋筋を強化するトレーニングを行う.clam exercise や side bridge exercise にて,中殿筋,大殿筋の筋活

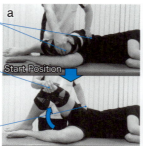
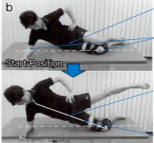

股関節45°屈曲位，膝関節90°屈曲位とする

股関節の開排運動が起こるように誘導する

股関節開排時に骨盤の後方回旋が起こらないように把持する

股関節は20〜30°屈曲位とする

肘と膝関節は同じラインに位置させる

股関節20〜30°屈曲位から伸展させながら外転させ，殿部を持ち上げる

股関節が肘と膝関節の同ラインに並ぶようにする

大腿と体幹を水平に保つように保持する

図18　患部外トレーニング・ガイド
a：clam exercise, b：side bridge exercise
clam exercise 時の骨盤の後方回旋の代償運動は，中殿筋，大殿筋の筋活動が減弱するため，骨盤中間位を保持する．

動を促す 図18 ．

2-5　CKCトレーニング

　MCL損傷後，ほとんどの場合，膝関節の内外反や回旋を制御する膝装具を着用し，トレーニングを行う．CKCトレーニングでは，膝関節のダイナミックな動きが要求されるため，トレーニング中の「装具のズレ」に注意する．正しい装具着用方法を身につけることで，「装具のズレ」を予防できる 図19 ．装具を着用せずに，日常生活やスポーツ活動中に不安がなくなるまで着用を継続する．装具着用下でのコンタクトスポーツへの参加は，MCL損傷の予防ともなるため[27]，スポーツ復帰後にも着用させるケースが多い．

　CKCトレーニングは，理学療法プロトコールに準じて段階的に進めていく 図20 ．トレーニング中，膝関節外反位には十分注意する．また，膝関節の外反制御を目的としたトレーニングも積極的に取り入れる 図21 ．瞬間的な膝関節への外乱にも耐えうるトレーニングも行い，固有受容感覚向上を目指す 図22 ．さらに，体幹へのコンタクトを想定し，上半身への外乱下での膝関節安定機能向上を図る 図23 ．

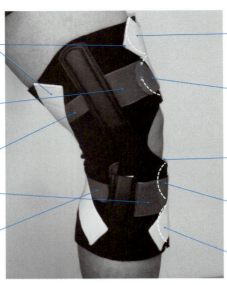

⑩ クロスストラップはローテーションの動きを制御できるが，屈曲・伸展がしづらくなる

⑨ 大腿部のバンド締めすぎると装具のズレ落ちの原因となる

⑧ 大腿部のバンドを締めすぎると装具のズレ落ちの原因となる

⑦ このバンドはしっかりと締める

⑥ このバンドはしっかりと絞めることで，装具のズリ落ちを防止できる

⑤ この部分（点線）のベルクロはあまりきつく締めない

④ この部分（点線）のベルクロはあまりきつく締めない

① 膝蓋骨の下に装具の穴の下端がくるように合わせる

② この部分（点線）のベルクロはしっかりと締める

③ この部分（点線）のベルクロはあまりきつく締めない

図19 支柱付き軟性膝装具装着・ガイド（外側から撮影）
①〜⑩ の順で装着する．⑩ のクロスストラップは必要に応じて装着する．

腰椎前弯，骨盤前傾位を意識する

膝関節が外反しないように，股関節外旋を意識する

股関節外旋を意識させるためにセラバンドを巻く

股関節外旋に伴い足部が回外し過ぎないようにする

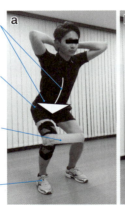
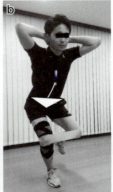
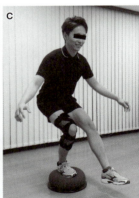

図20 段階的 CKC トレーニング・ガイド
a：squat，b：one leg squat，c：固有受容器トレーニング
a，b のセラバンドは，膝関節のニュートラルポジションを保持できる程度の張力とし，過負荷にならないものを選択する．

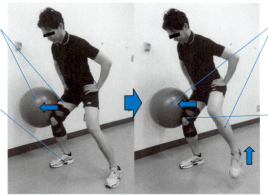

図21 セラボールプッシュトレーニング・ガイド

股関節を外旋させることで、膝関節外側面でセラボールを壁に押し付ける

股関節を外旋させることで、足部が回外し過ぎないようにする

セラボールを壁に押し付けた状態で、足部を床から瞬間的に離す

足部を床から離した際に、股関節の外旋位を保持させ、膝関節が外反しないようする

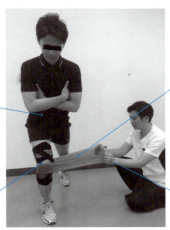

骨盤は前傾させ、股関節を屈曲させる（股関節屈曲角度が増えると殿筋群が収縮しやすい）

セラピストの外乱から膝関節が外反しないように耐える

セラバンドは、張力の強いものを選択する

セラピストは速さ、タイミング、強さ、方向を変化させながら、膝関節に外反ストレスを加える

図22 膝関節への外乱トレーニング・ガイド
セラバンドは、張力の強いものを選択する．

2-6 片脚ジャンプトレーニング

　非接触型で受傷した症例には、再損傷のリスクが高い、ジャンプ着地動作、カッティング動作、ピボット動作トレーニングを行い、膝関節安定性機能の改善を図る．特に膝関節外反の制御を目的としたトレーニングを選択する．one leg jump トレーニングでは、セラバンドを用いることで、膝関節が外反しないよう意識できる 図24 ．

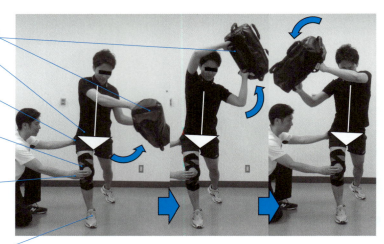

- 錘の入った袋を，大きく振り回す
- 骨盤を水平に保つ
- 殿筋群を使うように意識させる
- 膝関節が外反しないように耐える
- セラピストは必要に応じて膝関節をアシストする
- 足部はニュートラルポジションを保持する

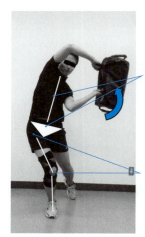

- 袋を回す際に体幹，骨盤が傾斜する
- 股関節の屈曲角度が減少し，膝関節が外反する

アライメント不良

図23 上部体幹の回旋運動（around the world）を伴うランジトレーニング・ガイド
よりダイナミックな上肢運動下での膝関節コントロール能力向上を目的とする．コントロールできない場合，下図のようなアライメント不良を呈する．

2-7 スポーツ競技特異的トレーニング

　　コンタクトスポーツにおけるタックルから膝関節を守るためには，ポジションを考慮したトレーニングを選択する．ラグビーにおける，

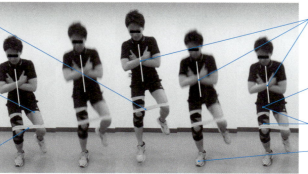

図24 one leg jump トレーニング・ガイド
片脚でのジャンプ動作を繰り返し，連続で行う．セラバンドは，膝関節のニュートラルポジションを保持できる程度の張力を選択する．

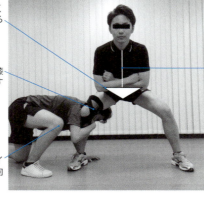

図25 タックルに「耐える能力」トレーニング・ガイド

フォワードのようなパワー系のポジションには，タックルに「耐える能力」図25，バックスのようなスピード系のポジションには，タックルを「回避する能力」を習得させる．ミニハードルを用いたハイニーステッピングトレーニング図26aでは，速く高くステップさせる能力，ラダートレーニング図26bでは，左右下肢の速く細かく踏み換える能力を養うことで，タックルから膝関節を回避できる．また，ツイスティングトレーニング図27では，タックルの直接的な膝関節への外反外力を，股関節を回旋させることで「力を逃がす能力」を習得させる．タックルを受けた際に，無理に耐えず，転倒するように指

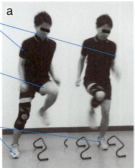
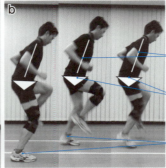

上肢を速く振ることでスピードを増したステップができる

股関節を十分に屈曲させる

足部が進行方向（横）に向かないようにステップする．足部が地面に接地している時間を可能な限り少なくするよう意識する

体幹はブレないようにする

骨盤の高さは一定にする

できる限り速く，細かく，左右の下肢を踏み換えるようにする

図26 タックルを「回避する能力」トレーニング・ガイド
a：ミニハードルを用いたハイニーステッピング．b：ラダートレーニング

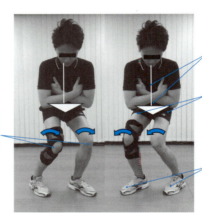

骨盤，体幹は回旋させない

左右の股関節を回旋させる

膝関節内外反中間位とする（運動時に膝関節の回旋を起こさないように気を付ける）

前足部で荷重し，股関節を回旋させる

図27 タックルの「力を逃がす能力」ツイスティングトレーニング・ガイド
squat 肢位にて，膝関節内外反中間位を保持した状態での下肢回旋運動を学習させる．このツイスティングトレーニングは，タックル時の膝関節への外力を逃がす能力を高めるために行う．

導することも，膝関節への外力から「力を逃がす能力」になる．

2-8 スポーツ復帰基準と手術適応

練習試合，公式戦に復帰を許可する基準を **表6** に示す[20,21]．すべての項目をクリアすることが復帰の条件となる．理学療法介入初期より，患者に復帰基準を提示することで，モチベーションの向上に繋がる．

表6 スポーツ復帰基準

- 膝関節の不安定感なし
- 内側不安定性テスト　陰性
- 前内側回旋不安定性テスト　陰性
- 大腿四頭筋筋力 90％以上（患健比）
- ハムストリングス筋力 90％以上（患健比）
- one leg hop test 90％以上（患健比）
- スポーツ特有の動き，アジリティーテスト，スポーツ活動中・スプリント中に痛みなし

表7 手術適応

- ACL 損傷または複合靱帯損傷の合併
- 大きな剥離骨折の存在
- 脛骨プラトー骨折の存在
- 脛骨側の MCL 完全剥離
- 前内側回旋不安定性の存在
- 慢性的な内側不安定性

　表7 には，MCL 損傷の手術適応を示す[14]．MCL 損傷に対する外科的処置は，一般的に半腱様筋や薄筋腱を使用した再建術が施行され[28]，膝関節内側不安定性，患者立脚型アウトカム，再損傷予防に対して有効であり，スポーツ復帰も可能である[29]．

❖文献

1）Peterson L, Junge A, Chomiak J, et al. Incidence of football injuries and complaints in different age groups and skill-level groups. Am J Sports Med. 2000；28（5 Suppl）：S51-7.

2）Najibi S, Albright JP. The use of knee braces, part 1：Prophylactic knee braces in contact sports. Am J Sports Med. 2005；33：602-11.

3）Roach CJ, Haley CA, Cameron KL, et al. The epidemiology of medial collateral ligament sprains in young athletes. Am J Sports Med. 2014；42：1103-9.

4）Stanley LE, Kerr ZY, Dompier TP, et al. Sex differences in the incidence of anterior cruciate ligament, medial collateral ligament, and meniscal injuries in collegiate and high school sports：2009-2010 Through 2013-2014. Am J Sports Med. 2016；44：1565-72.

5）Lorentzon R, Wedrèn H, Pietilä T. Incidence, nature, and causes of ice hockey injuries. A three-year prospective study of a Swedish elite ice hockey team. Am J Sports Med. 1988；16：392-6.

6）Dallalana RJ, Brooks JH, Kemp SP, et al. The epidemiology of knee injuries in

English professional rugby union. Am J Sports Med. 2007; 35: 818-30.

7) Cattermole TJ. The epidemiology of skiing injuries in Antarctica. Injury. 1999; 30: 491-5.

8) Koehle MS, Lloyd-Smith R, Taunton JE. Alpine ski injuries and their prevention. Sports Med. 2002; 32: 785-93.

9) Lundblad M, Waldén M, Magnusson H, et al. The UEFA injury study: 11-year data concerning 346 MCL injuries and time to return to play. Br J Sports Med. 2013; 47: 759-62.

10) De Maeseneer M, Shahabpour M, Pouders C. MRI spectrum of medial collateral ligament injuries and pitfalls in diagnosis. JBR-BTR. 2010; 93: 97-103.

11) Reider B, Sathy MR, Talkington J, et al. Treatment of isolated medial collateral ligament injuries in athletes with early functional rehabilitation. A five-year follow-up study. Am J Sports Med. 1994; 22: 470-7.

12) Gardiner JC, Weiss JA, Rosenberg TD. Strain in the human medial collateral ligament during valgus loading of the knee. Clin Orthop Relat Res. 2001; 391: 266-74.

13) Kastelein M, Wagemakers HP, Luijsterburg PA, et al. Assessing medial collateral ligament knee lesions in general practice. Am J Med. 2008; 121: 982-8.

14) Phisitkul P, James SL, Wolf BR, et al. MCL injuries of the knee: current concepts review. Iowa Orthop J. 2006; 26: 77-90.

15) Ageberg E, Bennell KL, Hunt MA, et al. Validity and inter-rater reliability of medio-lateral knee motion observed during a single-limb mini squat. BMC Musculoskelet Disord. 2010; 11: 265.

16) Padua DA, Boling MC, Distefano LJ, et al. Reliability of the landing error scoring system-real time, a clinical assessment tool of jump-landing biomechanics. J Sport Rehabil. 2011; 20: 145-56.

17) Fitzgerald GK, Lephart SM, Hwang JH, et al. Hop tests as predictors of dynamic knee stability. J Orthop Sports Phys Ther. 2001; 31: 588-97.

18) Jacobson KE, Chi FS. Evaluation and treatment of medial collateral ligament and medial-sided injuries of the knee. Sports Med Arthrosc. 2006; 14: 58-66.

19) Edson CJ. Conservative and postoperative rehabilitation of isolated and combined injuries of the medial collateral ligament. Sports Med Arthrosc. 2006; 14: 105-10.

20) DeGrace DM, Gill TJ IV, Gill TJ III. Analysis of medial collateral ligament injuries of the knee. Orthop J Harv Med Sch. 2013; 15: 13-24.

21) Kim C, Chasse PM, Taylor DC. Return to play after medial collateral ligament injury. Clin Sports Med. 2016; 35: 679-96.

22) Weber AE, Kopydlowski NJ, Sekiya JK. Nonsurgical management and ostoperative rehabilitation of medial instability of the knee. Sports Med

Arthrosc. 2015; 23: 104-9.

23) Wijdicks CA, Griffith CJ, Johansen S, et al. Injuries to the medial collateral ligament and associated medial structures of the knee. J Bone Joint Surg Am. 2010; 92: 1266-80.

24) Woo SL, Inoue M, McGurk-Burleson E, et al. Treatment of the medial collateral ligament injury. II: Structure and function of canine knees in response to differing treatment regimens. Am J Sports Med. 1987; 15: 22-9.

25) Hart DP, Dahners LE. Healing of the medial collateral ligament in rats. The effects of repair, motion, and secondary stabilizing ligaments. J Bone Joint Surg Am. 1987; 69: 1194-9.

26) Ogata K, Whiteside LA, Andersen DA. The intra-articular effect of various postoperative managements following knee ligament repair: an experimental study in dogs. Clin Orthop Relat Res. 1980; 150: 271-6.

27) Albright JP, Powell JW, Smith W, et al. Medial collateral ligament knee sprains in college football. Brace wear preferences and injury risk. Am J Sports Med. 1994; 22: 2-11.

28) DeLong JM, Waterman BR. Surgical techniques for the reconstruction of medial collateral ligament and posteromedial corner injuries of the knee: A systematic review. Arthroscopy. 2015; 31: 2258-72.

29) DeLong JM, Waterman BR. Surgical repair of medial collateral ligament and posteromedial corner injuries of the knee: A systematic review. Arthroscopy. 2015; 31: 2249-55.

30) 奥　謙治. スポーツにおける装具の使用規定. PO アカデミージャーナル. 2011: 19: 184-7.

患者さんや家族, スタッフとの コミュニケーション・ガイド

Communication Guide:

「XX？」ときかれたらどうする？

Q 「装具をつけて，試合に参加できますか？」「装具が許可されない場合どのような対処がありますか？」ときかれたらどうする？

A スポーツ競技，装具のタイプによって使用許可が異なります 表8 [30]．コンタクトスポーツのような接触が多いスポーツでは，硬質のものは許可されにくいです．また，各試合における審判員の判断で決定する場合も多く，事前に装具着用を申告することや医師の診断書が必要になる場合があります．装具が許可されない場合や，外反制動をさらに強化したい場合は，MCL 損傷に対するテーピングを併用しましょう．

表8 スポーツ競技別膝装具着用の可否

	軟性素材のもの	金属部分が入っているが軟性素材で覆われているもの	金属部分が入っておりプラスティックで覆われ硬質なもの
ラグビー	可能	不可	不可
アメリカンフットボール	可能	可能	審判による
サッカー	審判による	審判による	不可
バスケットボール	可能	可能	不可
ハンドボール	可能	可能	可能（条件付き）*
柔道	可能	不可	不可
空手	不可	不可	不可
レスリング	可能	不可	不可
テニス	審判による	審判による	審判による
バレーボール	可能	可能	可能

*装具の上から軟性装具で覆う．

＜古谷英孝＞

10 腸脛靱帯炎

疾患の特徴

腸脛靱帯炎は軍隊トレーニングで発症する特有の膝外側痛として1975年に初めて報告され，大腿骨外側上顆の約3cm上の局所的な硬さとランニング中に膝屈曲30°付近で大腿骨外側上顆周辺に痛みを訴える病態として紹介された[1]．腸脛靱帯が大腿骨外側上顆上を通過する際の摩擦により炎症が生じると考えられ，当初は腸脛靱帯摩擦症候群(iliotibial band friction syndrome: ITBFS)と命名された[1]．一方，近年の研究結果により，発症要因は機械的刺激の繰り返しといった解剖学的因子やトレーニング因子のみではなく，腸脛靱帯の過緊張や膝関節のアライメント不良（マルアライメント），動作中の下肢異常キネマティクス，股関節筋力低下などの様々な要因により生じると考えられ，現在は腸脛靱帯症候群（iliotibial band syndrome: ITBS）とよばれている[2,3]．病理組織学的研究において痛みの原因病態はいまだ意見が分かれるが，慢性ITBSの腸脛靱帯実質には炎症反応を認めなかったとする報告[2]から，現在は腸脛靱帯下層の区画に存在する血管や神経に富んだ脂肪組織が腸脛靱帯との摩擦や圧迫，インピンジメントにより炎症を起こした病態と推察されている．

ITBSはランナーの膝外側痛の原因として最も多く，ランニングに関連するオーバーユース障害（ランニング障害）の5〜15%を占める[4-7]．長距離ランナーに多く発生することから本邦では"ランナー膝"ともよばれる．スポーツ種目別の発生率は長距離（30.7%），ジョギング（21.6%），サイクリング（15%）の順に多い[8,9]．

ITBSの主症状は大腿骨外側上顆周囲の鋭いあるいは焼けるような痛みである．運動し始めに痛みはないが，しばらく運動を継続すると

10. 腸脛靱帯炎　233

表1 腸脛靱帯炎（ITBS）の重症度分類

グレード	症状
グレード1：	走行後に痛みが出現 走行距離，スピードに影響なし
グレード2：	走行中に痛みが出現 走行距離，スピードに影響なし
グレード3：	走行中に痛みが出現 走行距離，スピードに影響あり
グレード4：	痛みが強度で走行を妨げる

(Linderburg G, et al. Phys Spoertsmed. 1984; 12: 118-30)[10]

徐々に痛みを生じる．慢性化して重症度が進行すると歩行でも痛みを生じ，特に階段昇降などの日常生活に支障をきたすことがある．重症度はランニング中の痛みとパフォーマンス低下の程度により分類される[10] **表1** ．

1
理学療法評価

1-1 痛みや炎症所見

腸脛靱帯（iliotibial band: ITB もしくは iliotibial tract: ITT）は大腿筋膜の外側で最も肥厚した部分であり組織学的には靱帯ではない **図1** ．起始は大腿筋膜張筋と大殿筋の停止部から起こり，外側広筋を縦断して大部分は脛骨の Gerdy 結節に付着し[11]，運動学的には膝関節内反と下腿内旋に対して制動作用をもつ．ITB 遠位部は膝屈曲 30°未満では大腿骨外側上顆の前方に位置し，30°以上では後方に位置することから[11,12]，膝屈伸時に ITB が大腿骨外側上顆上を通過して摩擦を生じることは容易に想像される．

問診では，患者は走行中の膝外側の鋭いあるいは焼けるような痛みを訴える．運動時痛の特徴は，運動し始めに痛みはないがしばらく運動を継続すると徐々に痛みや違和感を生じる．初期では運動の終了とともに症状は消失して日常生活に支障をきたすことは少ないが，運動を再開するとまた痛みが生じることを繰り返す．しかし，慢性化して重症度が進行すると歩行でも痛みを生じ，特に階段昇降や自転車駆動などの日常生活に支障をきたすことがある．

触診では，大腿骨外側上顆のやや上方の ITB 遠位部に限局する圧痛としばしば腫脹を認め **図2** ．膝屈伸時には捻髪音や弾発現象を認めることがある．ITB 実質に炎症が生じていることはまれで熱感を

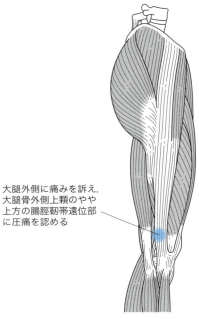

大腿外側に痛みを訴え，大腿骨外側上顆のやや上方の腸脛靱帯遠位部に圧痛を認める

図1 腸脛靱帯の解剖と圧痛部位

大腿骨外側上顆との間で摩擦が加わるように腸脛靱帯のやや上方を圧迫する

自動伸展屈曲の繰り返しで痛みや違和感が誘発されるか聴取する

側臥位で股関節伸展，内転位とする

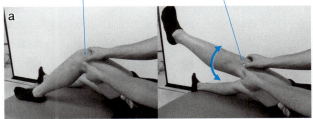
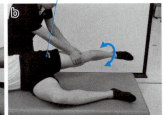

図2 ノーブル圧迫検査（Noble compression test）・ガイド
a：通常の方法．背臥位で大腿骨外側上顆のやや上方のITBを指で圧迫しながら膝を自動屈伸させ，痛みが誘発されれば陽性とする．
b：著者が用いている変法．Ober test肢位で膝関節内反負荷が加わった状態で圧迫検査を行い，痛みが誘発されれば陽性とする．

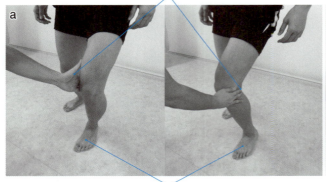
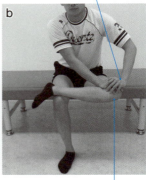

図3 ITBSと膝窩筋腱炎の鑑別診断・ガイド

a: スクワットテスト．膝関節を外方に誘導したスクワット（knee-out & toe-in）（左）と，膝関節を内方に誘導したスクワット（knee-in & toe-out）テスト（右）をさせて痛みの有無を評価する．
b: 膝窩筋腱炎の疼痛誘発テスト．椅子座位で足を組んだ姿勢で膝の内反強制させて痛みを訴えた場合を陽性とする．

呈することは少ないが，超音波評価（カラードップラー）を用いることで下層に位置する深部脂肪組織の炎症所見を認めることがある．

整形外科的徒手検査では，疼痛誘発検査としてノーブル圧迫検査（Noble compression test）[4]を用いる．背臥位にて大腿骨外側上顆のやや上方でITBを指で圧迫しながら膝を自動屈伸させ，痛みが誘発されれば陽性とする 図2a ．著者が用いている変法として，側臥位にて股関節伸展・内転位（Ober test の肢位）で検査すると痛みが誘発されやすい 図2b ．

ランニング障害で大腿外側の痛みを訴える他疾患として膝窩筋腱炎があげられ，鑑別が必要である．ITBは膝関節内反および内旋に抗して緊張を増すが，膝窩筋は膝の外旋に抗する組織である．よってITBSではつま先を内に向けて膝を外方に向けたスクワット動作（knee-out & toe-in）で痛みが増悪しやすく，膝窩筋腱炎ではつま先を外に向けて膝を内方に向けたスクワット動作（knee-in & toe-out）で痛みが増悪する場合が多い 図3a [13]．また膝窩筋腱炎では，椅子座位で足を組んだ姿勢で膝の内反強制させた際に痛みが誘発される 図3b [13]．

1-2 ITBと隣接組織の可動性・柔軟性の低下

　ITBは単体で伸び縮みできない受動組織であるため，過緊張（柔軟性の低下）となるには隣接する軟部組織の短縮や周囲組織との間の可動性低下が影響する．したがって，ITBの過緊張の原因を詳細に評価する必要がある．

　ITBの過緊張を評価する整形外科的検査では，Ober test[14]を用いる 図4 ．側臥位にて検者は患者の下肢を持ち，体幹軸の延長線上まで股関節を伸展および外転させた肢位が開始肢位となる．そこから股関節を内転させ，その制限を評価する．股関節内転制限の左右差があれば陽性とするが，客観的に数値化する場合は傾斜計で股関節内転角度を測定することが望ましい．注意点として，検査側の骨盤下制による代償動作で偽陰性とならないように 図4b ，確実に骨盤を中間位で固定する．

　ITBの過緊張を引き起こす隣接組織では，起始部に付着する大腿筋膜張筋や大殿筋のタイトネス，およびITB深層の脂肪組織の圧迫負荷の原因[2]となる外側広筋のタイトネスを評価する 図5 ．大腿筋膜張筋は前述のOber testを用いる．大殿筋は股関節屈曲90°での股関節内転可動域で評価し，おおよそ膝関節の位置が対側の乳頭レベルに達しない場合は陽性とする 図5a ．外側広筋はEly testを用いる．外側広筋は膝関節伸展の単関節筋であるが，大腿筋膜との間の可動性が低下するとEly testで股関節外転の代償を認めることがある．

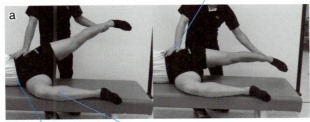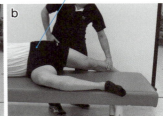

図4　Ober test・ガイド
a: 側臥位で股関節を外転・伸展位から内転させる．内転制限がある場合に陽性とする．
b: 内転制限があっても，検査側の骨盤下制の代償を許した場合は偽陰性となりやすい．

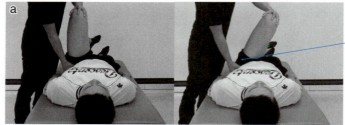
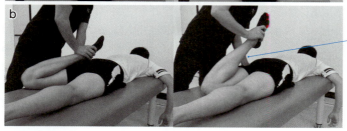

図5 大殿筋と外側広筋のタイトネステスト・ガイド

a: 大殿筋タイトネステスト．股関節屈曲 90°からの内転角度で評価する．おおよそ対側乳頭レベル以下の場合を陽性とする．
b: 外側広筋タイトネステスト．Ely test を股関節外転位（左）と内転位（右）で行い，膝屈曲角度が大きく低下する場合を陽性とする．

よって，股関節外転位と内転位の Ely test で膝屈曲角度が大きく低下する場合を陽性とする 図5b ．このほか，ITB と隣接する中殿筋や大腿筋膜を介して ITB と隣接する大腿二頭筋との間の可動性も評価すべきポイントである．

1-3 ランニング動作不良および荷重動作不良

ITBS はランナーに好発することから，ランニングフォームとの関連が研究されてきた．ランニングフォームを前向きに調査した研究によれば，立脚相における股関節内転角度増加，膝関節内旋角度増加，後足部内反角度増加が ITBS 発症に関与すると報告された[15]．またランニング中の ITB の歪み率が大きいほど ITBS の危険因子となることが報告された[16]．これらのことから，特に痛みが出現するランニングフェーズの動的アライメントをチェックし，ITB へのストレスが増大する動作不良を評価する必要がある．ITBS の典型的なランニング動作では，フットストライクで足部が回外傾向で外側荷重となり，骨盤は遊脚側に下制する運動パターンとなりやすい．これらにより下肢

が全体的に外側に傾斜することで膝は重心より外側に位置し，支持期前半で膝関節外的内反トルクが増大してITBSを発症すると推察される．

　ランニングの分析が難しい場合は，実際の運動に近い荷重動作を用いると疼痛発生メカニズムを理解しやすい．ランニング動作の立脚相前半に近似した片脚スクワットと後半に近似した片脚カーフレイズを用いる．片脚スクワット動作の動的アライメント評価は，加賀谷ら[17]が報告したknee in distance（KID：上前腸骨棘と膝蓋骨中心を結んだ延長線上と母趾中央部との距離）とhip out distance（HOD：上前腸骨棘を通る床への垂線と母趾中央部との距離）で分析すると簡便である 図6A，B ．動作時の股関節機能はdynamic Trendelenburg test（DTT：片脚スクワット動作中に対側骨盤が水平より下降するものを陽性，水平あるいは挙上するものを陰性とし，対側骨盤の過剰な挙上や体幹側屈を認めるものをデュシェンヌ陽性とする） 図6C [17,18]．後足部機能はdynamic heel-floor test（HFT：片脚立位時の基準角から各動作時の踵骨傾斜角の変化量を計測し，5°以上の外反を強陽性，5°未満の外反を陽性，変化なしを±，5°未満の内反を陰性，5°以上の内反を強陰性とする） 図7 [17,19] を用いて分析すると隣接関節との関連を理解しやすい．ITBSの典型例では片脚スクワット動作でKIDよりHODの増大を特徴とし，DTTが陽性となりやすい．またカーフレイズ動作ではHFTが強陰性となりやすく外側荷重でのカーフレイズを呈する．

　ランニング動作を含め，実際に痛みを訴える荷重動作中の動的アライメント不良を分析・観察することで各関節の機能不全を予測し，個別の関節機能の評価を立案するトップダウン方式のほうが時間的制約のある実際の臨床場面では望ましい．可能な限り実際に走行させた状況で評価したほうがよいが，スペースの問題がある場合はトレッドミル上での走行を評価する．日常生活でも痛みが生じる場合は歩行の分析から行い，上記特徴を伴っていないかを評価する．

1-4 膝関節機能異常

　膝関節機能異常でITBSと最も関連が深いのは膝内反アライメントである．立位膝伸展位で膝内反アライメントを呈し，大腿骨に対して脛骨の過外旋や外方偏位を伴っていることが多く，片脚立位でさらに強い特徴を呈する 図8a，b ．脛骨外旋はQ角を評価することが多

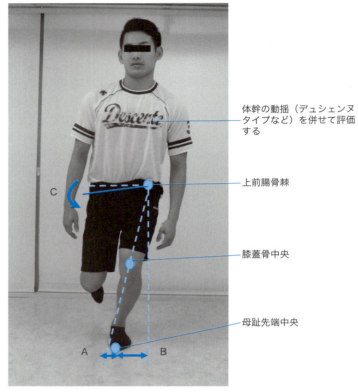

図6 片脚スクワット動作および片脚カーフレイズ動作の動的アライメント評価・ガイド

A：KID．上前腸骨棘と膝蓋骨中心を結んだ延長線上と母趾中央部との距離
B：HOD．上前腸骨棘を通る床への垂線と母趾先端中央部との距離
C：DTT．片脚スクワット動作中に対側骨盤が水平より下降するものを陽性，水平あるいは挙上するものを陰性とする．
写真の症例では，DTT 陽性と HOD 増大を特徴とした片脚スクワットを呈している．

いが，脛骨粗面位置の個人差が大きいことや膝内外反による影響を受けやすい．そのため下腿外旋や脛骨内外側偏位の評価は大腿骨内・外側上顆と脛骨内側顆・腓骨頭の 4 点の位置関係の触診で評価する **図8c** ．脛骨過外旋アライメントを呈する症例では，下腿内旋可動性の低下，内側ハムストリングスの筋機能低下を呈することが多い **図9** ．さらに活動制限が長い症例では大腿四頭筋（特に内側広筋）の筋萎縮や収縮不全を認めることがある．

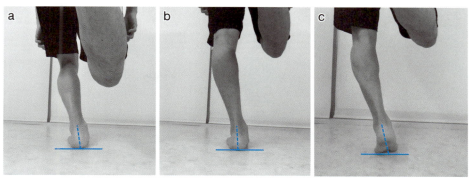

図7 後足部機能の評価（dynamic heel-floor test: HFT）・ガイド
片脚立位時の基準角から各動作時の踵骨傾斜角の変化量を計測し，5°以上の外反を強陽性，5°未満の外反を陽性，変化なしを±，5°未満の内反を陰性，5°以上の内反を強陰性とする．
写真の症例では，b：片脚立位時に対して，a：片脚スクワット時に陰性（2°内反），c：片脚カーフレイズ時に強陰性（6°内反）を示している．

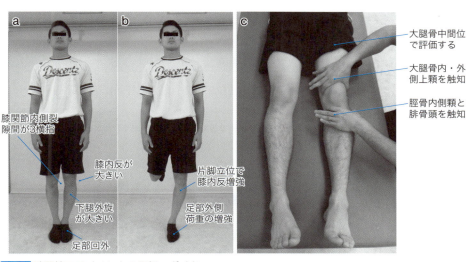

図8 膝関節アライメントの評価・ガイド
a：両脚立位での静的アライメント．ITBS の典型例では膝内反アライメントで，脛骨過外旋および外側偏位を呈する．写真では膝関節内側裂隙間距離が3横指で左膝の内反，下腿外旋が大きい．
b：片脚立位での静的アライメント．膝内反アライメントの増強，足部回外（回内運動の不足）と外側荷重の増大，骨盤対側下制，体幹の動揺を認める場合がある．
c：下腿外旋と内外側偏位の評価．大腿骨内・外側上顆と脛骨内側顆・腓骨頭の4点の位置関係の触診で評価する．

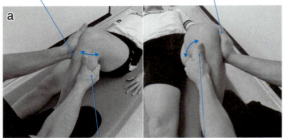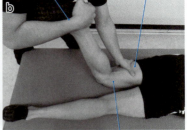

図9 膝関節機能の評価・ガイド
a：膝関節回旋可動性の評価．大腿骨に対する脛骨外側（左図）と脛骨内側（右図）の可動性を評価する．過外旋アライメントを呈する ITBS 症例では，脛骨外側の後方可動性が増大して外旋位となりやすい．
b：内側ハムストリングスの筋機能評価．通常の内側ハムストリングスの MMT で評価する．下腿内旋させた膝屈曲運動に対して，徒手抵抗を伸展・外反方向に加える．

1-5　股関節機能異常

　股関節機能異常は荷重位での下行性運動連鎖により膝関節アライメントに影響する．

　片脚スクワット評価で HOD が大きい症例では，片脚立位で大腿骨を内側に引きつけておくことができないため，ランニングでのフットストライクからミッドサポートにおける股関節伸展運動がスムーズに行えないことが多い．股関節伸展機能の評価として背臥位での片脚ヒップリフトを用いる 図10a ．片脚で腰を上げた姿勢で，挙上側の骨盤に徒手抵抗を加えた際に水平位を保てず動揺する場合を陽性とし，股関節伸展筋と内旋筋の機能不全を疑う．このような症例では，腹臥位での股関節伸展動作で股関節外転・外旋や骨盤後方回旋の代償動作を呈する場合が多く，通常の股関節伸展 MMT でも徒手抵抗に抗する固定性が顕著に不良となる 図10b ．

　片脚スクワット評価で DTT が陽性の症例ではランニング中の遊脚側骨盤下制となりやすく[16]，股関節外転筋と外旋筋の機能不全を疑う．このような症例では，通常の股関節外転 MMT でも最終域での徒手抵抗に抗する固定性が顕著に不良となる 図10c ．

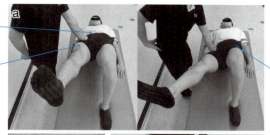
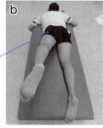
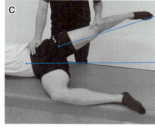

図10 股関節の筋機能の評価・ガイド

a: 片脚ヒップリフトテスト．片脚で腰を上げた姿勢（左図）で徒手抵抗をかけた際に，骨盤を水平に保つことができずに動揺する場合を陽性とする（右図）．

b: 股関節伸展MMT．筋機能低下例は股関節外転・外旋や骨盤後方回旋の代償を認め，徒手抵抗に抗する固定性が顕著に低下する．

c: 股関節外転MMT．筋機能不良例は股関節外転最終域で保持できず，徒手抵抗に抗する固定性が顕著に低下する．

1-6 足関節・足部機能異常

　足関節・足部機能異常は荷重位での上行性運動連鎖により膝関節アライメントに影響する．

　片脚スクワットやカーフレイズでHFTが陰性あるいは強陰性の場合は，後足部や中足部の過回外アライメントや外側アーチ機能の低下を疑う．このような症例では，後足部（距骨下関節）と中足部（楔舟関節）の回内可動性低下，踵立方関節での立方骨の上方可動性低下により底屈運動では内がえしが強調されやすく，背屈運動では距骨回外による脛腓天蓋内側でのインピンジメントが出現して足部外転を呈しやすい 図11 ．筋機能では，後足部の安定に関わる後脛骨筋と短腓骨筋および長腓骨筋を評価する 図12 ．特に長腓骨筋の機能低下はカーフレイズ動作での過回外と外側荷重の原因となる．

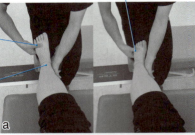
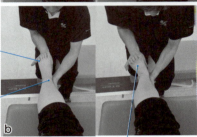
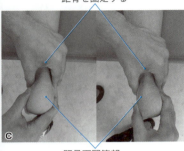

図11 足関節・足部の可動性の評価・ガイド

a：底屈可動性．写真の例では後足部や中足部の回内可動性低下により，底屈運動時に内がえしが強調されている．
b：背屈可動性．写真では背屈時に距骨回外により脛腓天蓋で距骨内側の後方すべりが低下して足部外転を呈している．
c：後足部（距骨下関節）回内・外可動性．腹臥位で距骨を固定して踵骨の可動性を評価する（写真は左足）．

1-7 外的因子

　ITBS に関わる外的因子として，環境要因とトレーニング要因があげられる．環境要因では，未舗装道路や硬いタールの路面，下り坂での走行や硬い靴での走行などが ITBS 症例の後ろ向き研究で報告された[5,10]．トレーニング要因では，1週間に 41～80 km の走行量で ITBS が最も発症しやすく，発症例の 90％はダッシュよりもゆったりとしたジョギングの量が多いと報告された[5]．

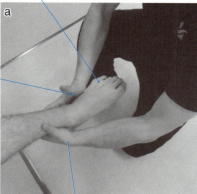
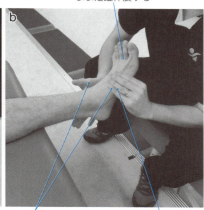

図12 足関節・足部の筋機能（長腓骨筋）の評価・ガイド

該当筋の最大短縮位での徒手抵抗に抗する固定性で評価する．腓骨筋の評価を示す．
a：短腓骨筋．最大底屈位で足趾屈曲位での足部外転に対する徒手抵抗で評価．
b：長腓骨筋．短腓骨筋の肢位で足趾伸展させてさらに前足部の回内運動を行わせ，足部外転と楔舟関節の回内に対して徒手抵抗を加えて評価．

2 理学療法治療

ITBSは運動中の機械的ストレスにより，ITBの過緊張が生じて発症する．よって，最終的なゴールは痛みを消失させて運動復帰させるだけでは不十分で，運動中に生じるITBへの機械的ストレス増大の原因を取り除くことで再発を予防することが目標となる．ランナーのITBSの治療に関するシステマティックレビューでは[20]，ITBと周囲組織の徒手療法や股関節周囲筋のトレーニングが有効である可能性が示唆された．しかし再発予防のためには，ランニング中の異常な動的アライメントと関連する機能不全の改善とともにランニングフォームの改善が必要となる．ここでは理学療法評価の項で述べた因子の症状の改善と再発予防に向けた理学療法を解説する．

2-1 痛みや炎症の鎮静化

炎症症状を認める場合は鎮静化を優先する．軽度の炎症は運動量や強度の調整で改善するが，急性炎症を認める場合はアイシングやパル

ス超音波などの消炎処置，慢性的な炎症で組織柔軟性低下を認める場合は温熱療法を加える．運動に支障をきたす，あるいは日常生活でも痛む場合は，局所の安静のために競技活動の中止と痛みの生じやすい動作（階段昇降，下り坂，自転車駆動，平泳ぎ，ランニングなど）の制限を指導する．一方，安静による痛みの消失のみで競技復帰するだけでは再発することが多く，疼痛発生メカニズムに応じた根本的な原因解決のための運動療法を同時に開始する必要がある．

2-2 ITB と隣接組織の可動性や柔軟性の改善

ITB の過緊張の改善には，ITB のストレッチング 図13 と軟部組

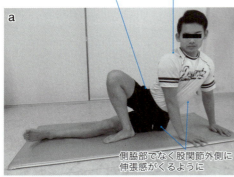
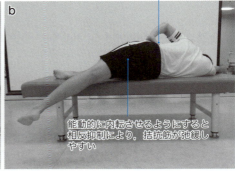
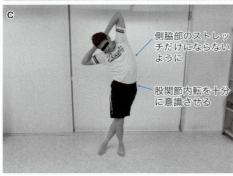
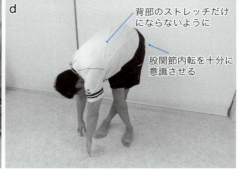

図13 腸脛靱帯のストレッチング・ガイド
a, c, d の方法では，側脇部や背部のストレッチングとならないように，股関節内転を意識させる．
b の方法では，骨盤下制をさせないで股関節内転を能動的に行わせることで，拮抗筋である中殿筋や大腿筋膜張筋の効率的なストレッチングとなる．

ローラーをITBおよび大腿筋膜に当て適切に荷重し，身体を細かく揺らすようにしてほぐす．徐々に場所をかえていく

テニスボールをITBの前線もしくは後線に当たるように置き，少しずつ場所をかえていく

母指先端をITBの上線に当てて，膝をゆっくり屈伸する．徐々に場所をかえる

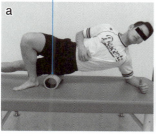
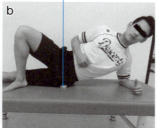
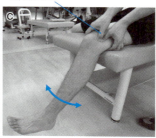

図14 軟部組織ほぐし・ガイド
a: 器具を用いた外側広筋と ITB および大腿筋膜のほぐし
b: テニスボールを用いた大腿筋膜張筋のほぐし
c: ITB と大腿骨外側上顆との間の拘縮のほぐし．徒手で ITB と大腿骨外側上顆との間を圧迫して膝の自動屈伸をすることでほぐす．

織をほぐすこと 図14 で効率的に柔軟性を獲得する．方法は選手自身にも習得してもらい，セルフコンディショニングとして啓蒙する．ほぐし用具やテニスボールなどを用いた方法は即時効果が高く簡便であるが，組織の持続的かつ強すぎる圧迫は血流障害や組織挫滅などの弊害を起こすことがあるため，用いる場合は刺激強度や圧迫時間，部位を詳細に指導する．軟部組織の可動性改善のポイントは，① 大殿筋停止部や大腿筋膜張筋の柔軟性を改善して ITB への張力を減弱する，② 外側広筋と ITB との可動性を改善する，③ ITB と大腿骨外側上顆との可動性を改善することである 図14 ．なお，③ は急性炎症があるうちは控え，炎症が鎮静化した後に積極的に行う．

2-3 膝関節機能異常の改善

膝関節機能異常では，膝内反アライメントや脛骨過外旋といったアライメント不良の改善が必要である．膝内反アライメントは腓腹筋内側頭と半膜様筋といった脛骨内側後方の筋群の柔軟性低下が関与しているため，徒手的に筋間を圧迫して膝の屈伸運動をすることでほぐしていく 図15 ．下腿過外旋アライメントは ITB や大腿二頭筋の柔軟性低下や内側ハムストリングスの筋機能不全が関与するため，事前にITB や大腿二頭筋の柔軟性を改善した後に内側ハムストリングスの機能改善を目的とした下腿内旋エクササイズを行う 図16 ．足関節

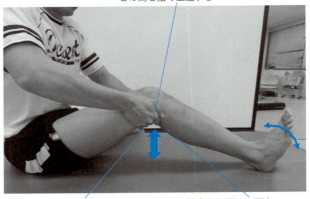

図15 膝関節内反アライメント改善のためのエクササイズ・ガイド

徒手で特に半膜様筋と腓腹筋内側頭との間を指で圧迫しながら，膝の屈伸や足の底背屈をしてほぐす．

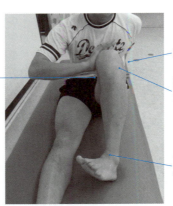

図16 膝関節過外旋アライメント改善のためのエクササイズ・ガイド

下腿内旋エクササイズ．膝屈曲位で足関節完全背屈位とし，内側ハムストリングスを収縮させて脛骨内側顆を後方に引き込むように内旋を行う．十分に自動内旋が可能となったら内旋位を保持したまま屈曲，伸展運動を加えて機能向上を図る．

背屈・膝屈曲位で内側ハムストリングスを収縮させて脛骨内側顆を後方に引き込むように内旋を行う．十分に自動内旋が可能となったら内旋位を保持したまま屈曲，伸展運動を加えて内側ハムストリングスの

機能向上を図る．活動制限がある症例では大腿内側筋群の筋力低下を予防するために，大腿四頭筋（特に内側広筋）や股関節内転筋の強化エクササイズを加える．

2-4 股関節機能異常の改善

股関節機能異常では，荷重位でのスムーズな股関節伸展運動の獲得と遊脚側骨盤下制の改善が必要である．

股関節伸展運動はクッションなどを大腿部で挟んだ片脚ヒップリフトで股関節伸展筋と大腿内側筋群を協調的に強化する 図17a ．また，大腿骨を内側へ引き付けた股関節伸展には大殿筋と対側広背筋の協調的な筋活動が必要となるため，四つ這い位での下肢挙上と対側上肢伸展運動を行う 図17b ．

遊脚側骨盤下制の改善には，まずは中殿筋の単独収縮における筋機能改善を目的にサイドSLRを行う 図18a ．股関節外転最終域での保持が可能となったら，体幹筋との協調を目的にサイドリフトエクササイズを用いて荷重位での骨盤姿勢保持能力の向上を促す 図18b ．

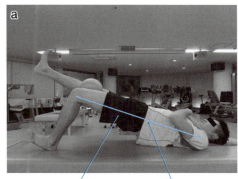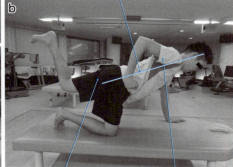

図17 股関節伸展運動獲得のためのエクササイズ・ガイド
a: 片脚ヒップリフトエクササイズ
b: 大殿筋と対側広背筋の協調的エクササイズ

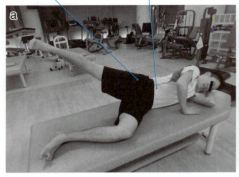
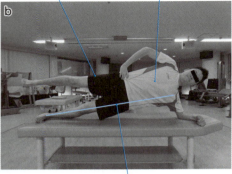

図18 股関節外転機能の改善のためのエクササイズ・ガイド
a：中殿筋エクササイズ（サイドSLR）
b：サイドリフト（＋対側股関節外転）．股関節外転筋が弱い場合は支持側の膝関節を屈曲させて膝部で支持してもよい．

2-5 足関節・足部機能異常の改善

　足関節・足部機能異常では後足部や中足部の過回外アライメントの改善が必要である．
　後足部では屈筋支帯と足趾屈筋腱の間の可動性，中足部では楔舟関節の回内可動性改善を目的としたエクササイズを行う 図19 ．背屈運動にはタオルや棒で立方骨の挙上を誘導したスクワットを用いることで，荷重位での立方骨の挙上と足部回内運動を促す 図19 ．後足部の安定や外側アーチ機能向上のために，足部外来筋や内在筋エクササイズは十分に行わせ，ニュートラルポジションでのカーフレイズの獲得を目的としたエクササイズを行う．

2-6 段階的な動作トレーニング

　最終段階では，良好な動作獲得のために負荷の少ない動作から段階的に難易度を上げ，徐々にランニング動作につなげる．ITBSの場合，骨盤を水平に保って下肢の運動ができて，足部接地時に安定した足部

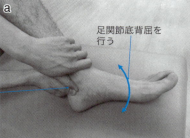

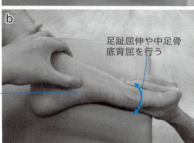

内果後方から下方で屈筋支帯を圧迫する

足関節底背屈を行う

楔舟関節部で前脛骨筋腱付着部付近を圧迫する

足趾屈伸や中足骨底背屈を行う

第5中足骨底後方で立方骨下部にあたるように丸めたタオルを置いてスクワットを行う

図19 足関節・足部の可動性改善のためのエクササイズ・ガイド
a: 後足部の回内可動性改善のためのほぐし
b: 中足部の回内可動性改善のためのほぐし
c: 立方骨挙上のためのタオル踏みスクワットエクササイズ

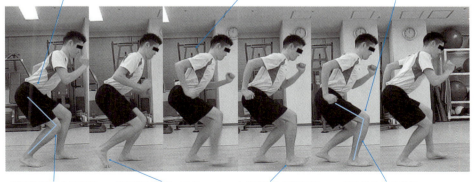

全周期において腰の高さを一定にする

しっかりと腕を振り骨盤と胸郭の回旋運動をスムーズに行う

開始姿勢から全周期において足先と膝をまっすぐに向けて平行に保持する

開始姿勢から全周期において膝関節屈曲30°以上を保持する

蹴り出しはまっすぐに行う

しっかり背屈して踵での踏みつけを意識する

踏み込みで十分に下腿を前傾させる

図20 膝曲げ歩行エクササイズ・ガイド
歩行全周期で膝関節30°以上の屈曲角度を保持して行うことで，初期より痛みなく行うことができる．

10．腸脛靱帯炎

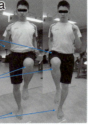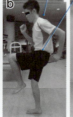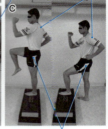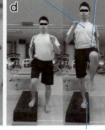

図21 競技復帰のための段階的動作トレーニング・ガイド
a: その場足踏み．骨盤を水平に保って後傾させないように腿上げ動作を繰り返す．支持脚は外方傾斜せず骨盤に引き付けるように股関節伸展させる．
b: 不良姿勢．骨盤後傾して後弯姿勢となり，支持脚の股関節伸展ができていない．
c: ボックスアップ前方．重心の前方・上方移動を加えてより股関節伸展筋を意識させる．
d: ボックスアップ側方．重心の側方移動を加えてより股関節内外転筋を意識させる．

回内運動の誘導により外側荷重を制御できることを目標とし，立脚期に腸脛靱帯へのストレスの増大が少ない動作の獲得を目指す．

スプリットスクワットや膝曲げ歩行[21]は，動作全周期において膝関節30°以上の屈曲角度で行うことで，初期より筋力低下予防やアライメントコントロールの習得を目的に行うことができる 図20 ．

競技復帰のためには，その場足踏みや片脚ボックスアップ，ホップ動作などの基本動作から行う 図21 ．最も基本となるその場足踏みでは，① 骨盤を水平に保ちながら行うこと，② 挙上した脚をまっすぐに下すこと，③ 外側荷重とならないこと，④ 骨盤後傾や後弯姿勢とならないこと）をチェックポイントとして行う 図21a, b ．片脚ボックスアップでは，前方や側方および上方への重心移動の要素が加わることで股関節筋力や運動範囲が増して難易度が高くなる 図21c, d ．ホップ動作では平地での前方と側方へのジャンプ動作と着地動作が加わることで，より実際の競技動作に近い動作習得を目的とする．ITBSでは前額面上のアライメント不良が関与するため，特に側方への重心移動に対して安定した動作獲得と良好なアライメント保持ができているかを十分に評価しながら行う．痛みの増悪なく基本動作を習得したらトレッドミルでのランニングで走行距離と速度を確認しなが

ら評価し，現場での運動強度の段階的向上の参考にする．競技種目により，切り返し動作やジャンプ動作，コンタクト動作などを行う場合もある．

2-7 外的因子の調整

環境要因の調整として，復帰当初は硬い路面や下り坂走行を避ける．トラック走では外側脚がコーナーで腸脛靱帯への伸張ストレスとなるため，患側が内側脚となる方向から開始する．靴では顕著なヒール外側のすり減りがある場合は交換を勧め，足部アライメント不良やアーチ機能の低下を認める症例では目的の合致したインソールの使用を勧める．

トレーニング要因として，学校部活などの新入生加入や新チーム移行時期で急激に負荷量の上がる時期に発症することが多い．また近年のランニングブームによる影響でランナーが増加しているが，身体機能に見合わない走行量が発症の要因となっていることも多いため，選手の教育や啓発が必要となる．

❖文献

1) Renne JW. The ilotibial band friction syndrome. J Bone Joint Surg Am. 1975; 57: 1110-1.
2) Fairclough J, Hayashi K, Toumi H, et al. The functional anatomy of the iliotibial band during flexion and extension of the knee: implications for understanding iliotibial band syndrome. J Anat. 2006; 208: 309-16.
3) Fredericson M, Wolf C. Iliotibial band syndrome in runners: innovations in treatment. Sports Med. 2005; 35: 451-9.
4) Noble CA. Iliotibial band friction syndrome in runners. Am J Sports Med. 1980; 8: 232-4.
5) Pinshaw R, Atlas V, Noakes TD. The nature and response to therapy of 196 consecutive injuries seen at a runners'clinic. S Afr Med J. 1984; 65: 291-8.
6) Barber FA, Sutker AN. Iliotibial band syndrome. Sports Med. 1992; 14: 144-8.
7) Taunton JE, Ryan MB, Clement DB, et al. A retrospective case-control analysis of 2002 running injuries. Br J Sports Med. 2002; 36: 95-101.
8) Orava S. Iliotibial tract friction syndrome in athletes. Br J Sports Med. 1978; 12: 69-73.
9) Holmes JC, Pruitt AL, Whalen NJ. Iliotibial band syndrome in cyclists. Am J Sports Med. 1993; 21: 419-24.

10．腸脛靱帯炎

10）Linderburg G, Pinshaw R, Noakes TD. Iliotibial band friction syndrome in runners. Phys Spoertsmed. 1984；12：118-30.

11）Terry GC, Hughston JC, Norwood LA. The anatomy of the iliopatellar band and iliotibial tract. Am J Sports Med. 1986；14：39-45.

12）Strauss EJ, Kim S, Calcei JG, et al. Iliotibial band syndrome：evaluation and management. J Am Acad Orthop Surg. 2011；19：728-36.

13）坂西英夫. 腱・靱帯炎. In：黒澤　尚, 他編. スポーツ外傷学Ⅳ下肢. 東京：医歯薬出版；2001. p 224-35.

14）Ober FR. The role of the iliotibial band and fascia lata as a factor in the causation of low-back disabilities and sciatica. J Bone Joint Surg Am. 1936；18：105-10.

15）Noehren B, Davis I, Hamill J. ASB clinical biomechanics award winner 2006 prospective study of the biomechanical factors associated with iliotibial band syndrome. Clin Biomech（Bristol, Avon）. 2007；22：951-6.

16）Hamill J, Miller R, Noehren B, et al. A prospective study of iliotibial band strain in runners. Clin Biomech（Bristol, Avon）. 2008；23：1018-25.

17）加賀谷善教, 西薗秀嗣, 藤井辰成. 高校女子バスケットボール選手の股関節外転筋・後足部機能と Knee in および Hip out の関係について. 体力科学. 2009；58：55-62.

18）藤井康成, 小倉　雅, 東郷泰久　他. Knee-in のメカニズムの解明―動的 Trendelenburg test を用いた骨盤機能評価と knee-in との関連性. 臨床スポーツ医学. 2004；21：827-31.

19）藤井康成, 小倉　雅, 東郷泰久　他. 下肢アライメントの評価における動的 Heel-Floor Angle の有用性. 臨床スポーツ医学. 2004；21：687-92.

20）van der Worp MP, van der Horst N, de Wijer A, et al. Iliotibial band syndrome in runners：a systematic review. Sports Med. 2012；42：969-92.

21）川野哲英. ファンクショナルエクササイズ, 東京：ブックハウス HD；2004. p. 205-7.

22）Fredericson M, Cookingham CL, Chaudhari AM, et al. Hip abductor weakness in distance runners with iliotibial band syndrome. Clin J Sport Med. 2000；10：169-75.

23）Gunter P, Schwellnus MP. Local corticosteroid injection in iliotibial band friction syndrome in runners：a randomised controlled trial. Br J Sports Med. 2004；38：269-72；discussion 272.

患者さんや家族,スタッフとの コミュニケーション・ガイド

Communication Guide:
「XX?」ときかれたらどうする?

Q 「どれくらいでよくなりますか? 注射による治療は有効ですか? 手術をした方がよいでしょうか?」ときかれたらどうする?

A ITBS の治療法の基本は保存療法です.具体的な保存療法としては,安静や運動量のコントロール,電気治療や超音波などの物理療法,軟部組織のほぐすための徒手療法,ストレッチや筋力トレーニングなどの運動療法,外用薬や経口薬を中心とした薬物療法,消炎目的の注射療法があげられます.上記のような治療方針について意見を求められた場合,主治医との情報共有を得たうえで文献的知見を参照したアドバイスをすることがよいでしょう.

運動療法の効果として,股関節外転筋のトレーニングを中心とした運動療法により,6 週間の介入で ITBS 症例 24 名のうち 22 名(91.7%)が痛みの消失や軽減を認めて競技復帰したことが報告されています[22].注射療法に関しては,コルチコステロイドを用いた効果検証がなされており,注射群のほうがコントロール群よりも痛みの軽減を認め,特に注射開始後 14 日経過での効果があったことを示しています[23].手術に関しては理学療法士やトレーナーが判断すべき事項ではありませんが,6 カ月以上症状が継続している難治例では手術療法を施行されることもあり,いずれも術後 8 週前後で 80％前後の症例が競技復帰したと報告されています[20].これらの情報から,保存療法の効果判定として 6 週間を 1 つの目安とすることや,競技を続けながら治療を進める場合は注射療法も手段の 1 つとなること,手術については 6 カ月以上保存療法に抵抗する場合は主治医に相談することをアドバイスするとよいでしょう.

<佐藤正裕>

11 膝伸展機構障害
（ジャンパー膝）

Introduction

疾患の特徴

　ジャンパー膝，Osgood-Schlatter 病はいずれも膝伸展機構障害であり，overuse により発症する障害である．ジャンプ動作などを繰り返すことで骨・成長軟骨や筋腱付着部，腱実質にストレスが加わり発症する．

　ジャンパー膝は膝蓋腱炎ともいわれるが，慢性化した腱は非炎症で変性（tendinosis）であることが解明されてきており[1,2]，tendinopathy と表すことが多い．成長期ではジャンプ動作などの生体力学的ストレスが力学的に脆弱である成長軟骨に加わり Osgood-Schlatter 病を発症するが，成長軟骨が骨化すると力学的ストレスは膝蓋腱や付着部に集中し，ジャンパー膝を発症する．腱は 3～8％ の伸張により微細構造の障害を引き起こす[3]．力学的ストレスの繰り返しが自己修復能を超えると，慢性化し変性所見（tendinosis）となる．ジャンパー膝はバレーボールやバスケットボールなどのジャンプ動作が多いスポーツでの発症が多いが，サッカー，テニス，陸上など多岐にわたる．大腿四頭筋膝蓋骨付着部，膝蓋腱膝蓋骨付着部，膝蓋腱脛骨粗面付着部の 3 つに分類され，膝蓋腱膝蓋骨付着部が多い[4,5]．MRIでは腱内部の高輝度や腱の肥厚を示す[6] 図1．保存療法が第 1 選択だが，難渋する例も多く，体外衝撃波治療（extracorporeal shock wave therapy: ESWT）やさまざまな方法での手術方法も行われている．

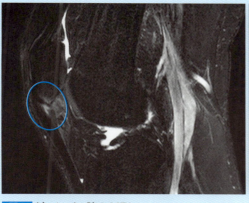
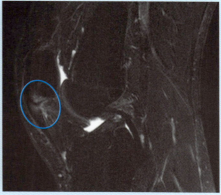

図1 ジャンパー膝の MRI
MRI では変性，肥厚，炎症による高輝度変化を確認する．画像所見と圧痛・疼痛部位が一致するかどうか注意深く評価を進める．

1 理学療法評価

1-1 痛み（病期分類・腱の修復過程・圧痛）

　ジャンパー膝の主訴は膝前面痛であり，初期はスポーツ活動後のみの痛みであるが，進行するとスポーツ活動中や日常生活動作でも痛みが出現してくる．痛み・機能・スポーツ活動性の評価としては患者主観を反映できる VISA-P スコア（Victorian Institute of Sport Assessment-patella Score）を用いる．

　疼痛・病期分類としては Roels らの病期分類[7]を用いる 表1 ．また理学療法介入においては腱の修復過程[8] 表2 を考慮し，修復早期の繰り返しの過負荷による腱の変性に注意する．

　ジャンパー膝の圧痛部位は病態の発生部位により異なる．膝蓋腱表層滑液胞炎の特徴は膝屈曲位にて圧痛があり，深屈曲で痛みが増強す

表1 Roels らの病期分類

Phase 1	スポーツ活動後の痛み
Phase 2	スポーツ活動開始時の痛み ウォームアップで消失 スポーツ活動後痛みの再出現
Phase 3	スポーツ活動中および活動後の痛み スポーツ活動に支障あり
Phase 4	腱断裂

表2 腱の修復過程

Phase	経過期間	組織変化
炎症期	損傷後 48〜72 時間	出血，凝固，炎症 血管・神経の侵入
増殖期	48〜72 時間から 6〜10 週	線維芽細胞増殖
成熟期	10 週〜1 年	腱様組織化

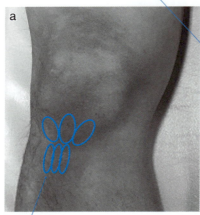
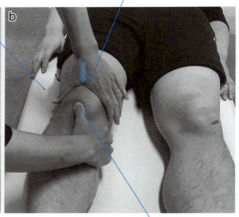

a: 圧痛部位を近位・遠位，内側・中央・外側に分けて評価

膝関節伸展位にて評価する

膝蓋骨上部を大腿骨方向へ押し膝蓋骨を後傾させる

膝蓋腱深部を膝蓋骨下極へ押しあてるように下方から膝蓋腱膝蓋骨付着部を圧迫

図2 圧痛評価・ガイド
常に病態発生部位と発症要因のキネティクス・キネマティクスとの関連を推察しながら実施する．
a: 圧痛は膝関節伸展位と屈曲位で評価する．
b: 膝蓋腱膝蓋骨付着部深層病変への圧痛評価

る．膝蓋下脂肪帯炎の特徴は膝伸展位にて圧痛があり，強制伸展時に痛みが出現する．膝蓋腱膝蓋骨付着部深層の変性・部分断裂の特徴は膝伸展位にて圧痛があり，膝蓋骨下極を突出させることで圧痛が著明となる．

また，膝蓋腱内側・中央・外側のどこに圧痛があるかを評価することにより，発症原因となるキネティクス・キネマティクスを推察することが可能となるため，詳細に評価する 図2．

1-2 可動域制限・柔軟性低下

　ジャンパー膝は日本整形外科学会の定める膝関節屈伸他動可動域に制限を認めることは少ないが，強制伸展時に痛みが出現することがあるため必ず評価する 図3 ．一方，自動伸展では extension lag や痛みを認めることが多い．端座位における膝関節自動伸展では代償動作や lag がわずかだと見逃す可能性がある．そのため，ベッド上背臥位または長座位にて自動伸展を行わせ extension lag の有無，痛みの有無を評価する 図4 ．

　膝蓋骨トラッキング評価は重要であるが，膝蓋骨アライメント・トラッキングには大腿脛骨関節の内外旋が大きく関与するため，まずは大腿脛骨関節のアライメントおよび動態を評価する．健常人における膝関節屈伸の関節動態について，荷重の有無や OKC (open-kinetic-chain) と CKC (closed-kinetic-chain) の違いによって大腿脛骨関節動態が異なることが報告されており[9,10]，これを念頭に入れ大腿脛骨関節の内外旋評価を行う．

　膝蓋骨は膝関節屈曲に伴い膝蓋骨が長軸上に下降し，伸展時に上昇

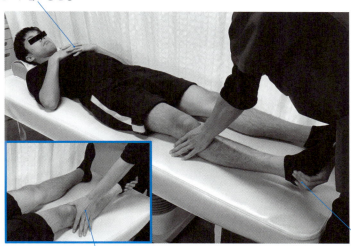

他動強制伸展のため，脱力・リラクセーションさせる

脛骨粗面に母指・示指間をあて脛骨近位端を後方へ押し込む

踵部を把持し強制伸展させる．制限や痛みがある場合は内外旋させ可動域，痛みの変化を評価

図3 膝関節強制伸展評価・ガイド

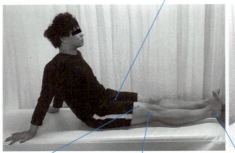
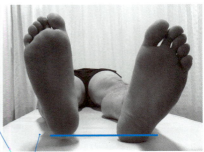

股関節屈曲し大腿部から浮かさないように注意する

広筋群の収縮を視診・触診にて確認する

膝蓋骨の上方移動と同時または直後に踵が浮くか確認する

反対側も実施し，踵の高さを比較する

図4 膝関節自動完全伸展・extension lag 評価・ガイド

両手の示指にて膝蓋骨上縁を母指にて下縁を把持したまま上下方向へ動かす

Ⅱ〜Ⅴ指にて大腿四頭筋を触知し，過緊張がないか確認する

Q-angleが大きい場合は下腿軸上と大腿骨軸上で上下可動性を評価する

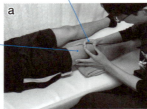
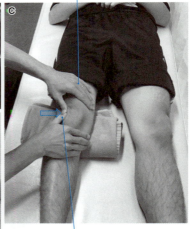

母指にて垂直方向へ膝蓋骨外側縁を押す

示指にて膝蓋骨縁の浮き上がりを触知する

両母指にて膝蓋骨外側を内側へ押す

図5 膝蓋骨可動性評価・ガイド
a：上下可動性．膝関節自動完全伸展には特に上方向の可動性が重要
b：傾斜．内外旋・前後傾を評価
c：側方可動性．特に内側方向への可動性を評価

母指と示指で膝蓋骨を横から　　　　　　　　　母指と示指で膝蓋上嚢部を摘み
挟み込み固定する　　　　　　　　　　　　　　上げるようにし，左右へ動かす

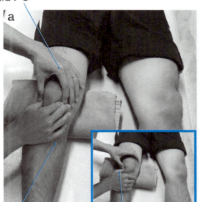
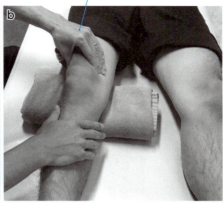

膝蓋下脂肪体を挟み　　　内側への可動性低下がみられる場合は
込むように把持し，　　　両母指にて外側から膝蓋下脂肪体を内
左右へ動かす　　　　　　側へ動かす

図6 膝蓋下脂肪体，膝蓋上嚢評価・ガイド

a：膝蓋下脂肪体．膝伸展位において関節裂隙より内側上方 2 cm，外側上方 5 cm 滑走する．
b：膝蓋上嚢．膝蓋骨上縁より 0.5〜1 cm より始まり膝蓋上嚢の上縁まで男性約 8 cm，女性約 6 cm まで存在する．

する．それに合わせて前額面上回旋（frontal rotation）と冠状面上回旋（coronary rotation）が発生する．完全伸展位からの屈曲に伴い frontal rotation は平均 6.2°外旋，coronary rotation は平均 11.4°内旋する[11]．また CKC では膝蓋大腿関節がより安定するため frontal rotation，coronary rotation ともに OKC よりも小さい．膝蓋骨後傾は膝蓋骨尖内側が突出し，深層部分断裂発生に関与するため膝蓋骨傾斜を評価する．また，外側広筋や腸脛靱帯由来で制限される膝蓋骨側方傾斜・側方可動性を評価する **図5** ．膝関節自動完全伸展には膝蓋骨の長軸上の上昇が必須であるため，膝蓋骨の上下方向の可動性の評価を行う．制限がある場合には膝蓋下脂肪体の柔軟性および膝蓋上嚢部の滑走性を評価する **図6** ．

　柔軟性の評価も詳細に行っていく．大腿四頭筋は heel buttock distance（HBD）や大腿直筋短縮テスト（Ely test）で評価する．その他に腸腰筋・大殿筋・大腿筋膜張筋・ハムストリングス・下腿三頭筋を評価する．これらは骨盤前後傾や重心の前後位置に大きくかかわるため見逃してはならない．特に下腿三頭筋の柔軟性・足関節背屈可動

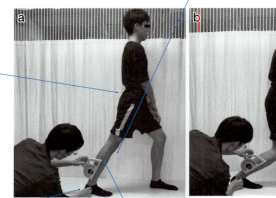

図7 足関節背屈可動域測定・ガイド
水平角度計を用いて測定する．水平角度計にガイド棒をつけることで再現性が高まる．制限因子としては下腿三頭筋，長母趾屈筋の過収縮や pretalar fat pad の滑走不全があげられる．
a：膝関節伸展位，b：膝関節屈曲位

域は一般的な可動域測定だけでなく荷重位での評価も実施する 図7 ．

1-3 筋機能不全

　膝関節伸展機能として，内側広筋の機能を評価する．ベッド上長座位または背臥位での大腿四頭筋セッティングを行った際の内側広筋の収縮を視診・触診にて評価する．extension lag がある場合には下腿の内外旋誘導や膝蓋骨誘導にて消失するかどうかを評価する．ハムストリングスは腹臥位と座位にて評価する．腹臥位では深屈曲・浅屈曲，下腿内旋・外旋を組み合わせ詳細に評価する．座位では骨盤前傾位で実施し，骨盤前傾位を保持できるかどうかを確認し，保持できない場合は下部体幹安定性評価を実施する 図8 ．
　股関節機能としては骨盤前傾を誘導・保持する腸腰筋機能を評価する．柔軟性評価にて大腿筋膜張筋の硬さがみられる場合は，必ず中殿筋・内転筋群・縫工筋の機能を評価する．これらは股関節・膝関節の内外転・内外旋に関与する筋であるため，圧痛部位の内外側と関連性

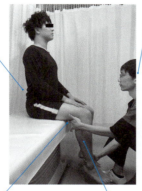
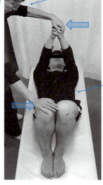

骨盤・脊柱がニュートラルポジションにて保持できているか確認する

力を入れた瞬間に骨盤・脊柱のアライメントが崩れるため見逃さない

斜め上から見ることで脊柱・骨盤の代償を評価しやすい

脊柱側屈，腰椎前弯，骨盤前傾・回旋の代償動作が多い

ハムストリングスの収縮を触診にて確認する

股関節屈曲の代償動作が多いため，抵抗をかける手とハムストリングスの収縮を触診している手で膝を引き上げる動作・出力がでていないか確認する

図8 ハムストリングス評価と体幹評価・ガイド

がみられるか確認する．

　下腿三頭筋に関しては腓腹筋・ヒラメ筋を分けて評価する．足関節は股関節とともに膝関節への負荷を軽減するために協調性が重要であり，足関節と股関節の協調性を評価していく．

1-4　ダイナミックアライメントの不良

　ジャンパー膝などの膝蓋大腿関節に痛みが出現する症例においては後方重心による膝関節伸展モーメントの増大が問題視されている．このような症例に対しては股関節を用いた運動方略の再構築が重要となり臨床においてはスクワット動作を評価していく．臨床的に関節モーメントは現在考慮する関節から上部にある質量中心位置が，水平面上その関節からどの程度離れているかを評価する　**図9** ．重心が後方化している症例では胸腰椎後弯を呈していることが多い．特に胸椎屈曲・肩甲骨前傾・外転位を呈しており，胸椎伸展・胸郭拡張・肩甲骨後傾・内転の可動域制限が認められるため，これらを評価していく．

　ベッド上では可動域制限および extension lag がなかった症例でも片脚立位時に膝が完全伸展できない症例も多い．その場合，口頭指示

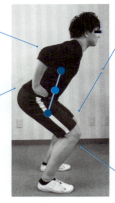

脊柱のアライメント，特に胸椎後弯の有無を評価する

下腿軸と体幹が平行のまま，大腿が床と水平になるまで骨盤を下降させられるか評価する

骨盤回旋や外方偏移の代償も多いため，前額面からも評価する

前額面上からknee-in，toe-outの有無を評価する

図9 スクワット評価・ガイド

膝関節から上部にある質量中心位置と膝関節の水平面上の距離から関節モーメントを推定し動作指導を行う．

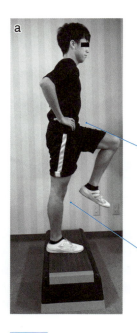
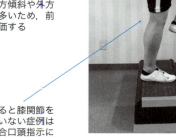

骨盤回旋・側方傾斜や外方偏移の代償も多いため，前額面からも評価する

詳細に確認すると膝関節を完全伸展していない症例は多い．その場合口頭指示にて可能かどうかも確認する

図10 昇段動作評価・ガイド

片脚立位や昇段動作では荷重下でのわずかな伸展制限に注意する．
a：膝関節完全伸展，b：膝関節軽度屈曲

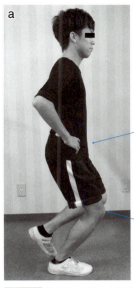 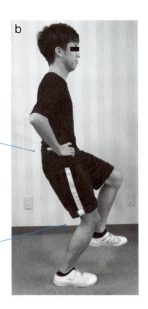

骨盤前後傾を評価する．症例の手（示指〜母指）を腸骨陵に添わせることで評価が容易となる

前額面からknee-in, toe-outを評価する

図11 片脚スクワット評価・ガイド
片脚スクワットでは体幹を正中位に保つことができていても，膝屈曲初期に骨盤後傾の代償が出現しやすい．
a：ニュートラルポジション，b：骨盤後傾

にて意識下で膝関節完全伸展位をとれるかどうかを評価する．また，片脚立位では膝関節完全伸展位をとれていても，昇段動作では膝を伸ばしきれない症例も多い **図10**．

　片脚スクワットは両脚スクワット同様重心の位置，膝関節の関節モーメントを推察していく．まず体幹を正中位に保ったまま浅い角度での片脚スクワットを評価する．体幹を正中位に保った状態で骨盤を後傾させずに股関節が屈曲し股関節伸展モーメントが発揮できるかどうかを評価する **図11**．次に体幹を前傾させながら深い角度の片脚スクワットを評価する．この際も骨盤が前傾し股関節伸展モーメントを使えていることが重要である．深く曲げる分，足関節機能・股関節機能が重要となるため，足関節背屈・足部内外転，股関節・膝関節の内外転・内外反・内外旋を評価する．

　ジャンプ動作はBOXジャンプ，垂直ジャンプ，前後・左右ジャンプ，ターンジャンプなどをそれぞれ両脚から片脚と段階的に症状に合わせて評価していく．また踏切足や踏込角度など競技特性を考慮し，評価を行っていく．

2

理学療法治療

ジャンパー膝はスポーツ動作が原因となり発症していることが多く，最終目標は痛みなく元のスポーツに復帰し，再発を予防することである．そのため膝関節局所の痛みの消失，機能改善だけでは不十分であり，動作時の後方重心による膝関節伸展モーメントの増大を改善していかなければならない．重心の後方化の原因は症例により様々かつ混在しているため局所の膝関節から股関節・足関節の隣接関節，骨盤・体幹へと評価・治療を広げていくことが重要である．また，運動療法の負荷の増加やスポーツへの部分復帰による痛みの増悪も注意深く評価し，疼痛自制内で負荷量を増やしていくことがポイントとなる．

2-1 痛み・可動域・柔軟性改善

炎症期では局所の安静が必要であり，アイシングを徹底する．この時期ではジャンパー膝の理学療法として用いられることが多い大腿四頭筋ストレッチは局所への伸張ストレスとなり，炎症・痛みを増悪させることがある．そのため炎症期では後方筋群をストレッチし，足関節背屈・股関節屈曲可動域改善に伴う骨盤前傾・重心の前方化を誘導していく．大腿四頭筋の柔軟性に対しては，基本的には伸張痛が消失またはストレッチによる疼痛増悪がないことを確認してから実施する．膝関節伸展制限が認められる場合には，膝蓋下脂肪体の柔軟性低下由来のことが多いため膝関節軽度屈曲位にて膝蓋下脂肪体を把持し左右へと動かす．また前述したように膝蓋大腿関節には脛骨大腿関節のアライメント，動態が関与するため膝蓋下脂肪体を把持したまま脛骨大腿関節を内外旋・屈伸させる 図12 ．frontal rotation や coronary rotation，膝蓋骨傾斜に制限がみられる場合は外側広筋，腸脛靭帯の tightness を認めることが多く，治療介入が必要である．腸脛靭帯は外側広筋斜走線維だけでなく，近位にて大腿筋膜張筋・大殿筋が付着しているため，これらの筋へのアプローチが必要である 図13 ．これらのアプローチにより膝蓋骨可動性が改善することで他動完全伸展時の痛みは消失することが多い．

2-2 筋機能改善

extension lag が認められる場合には，膝蓋下脂肪体に加えて膝蓋骨の上方移動ができるように膝蓋上嚢部をセラピストの手で横から挟み込み引き上げたまま左右へ動かし，膝蓋骨の上方移動を確保する．

両母指で膝蓋下脂肪体を圧迫把持する

セラピストの前腕，骨盤（腸骨稜），側腹部で下腿を固定する

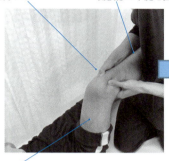
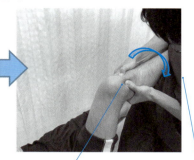

股関節・膝関節90°屈曲位とする

膝蓋下脂肪体の圧迫把持を緩めないように注意する

セラピストが下腿を保持したまま体幹を側屈させ，下腿回旋させる

図12 膝蓋下脂肪体圧迫＋下腿回旋・ガイド

セラピストの大腿部に膝・下腿を乗せ，大腿筋膜張筋弛緩肢位を保つ

セラピストの大腿部で膝関節屈曲90°を保持する

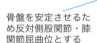
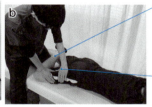

骨盤を安定させるため反対側股関節・膝関節屈曲位とする

セラピストの両手で骨盤を安定・保持させ両母指にて垂直に大腿筋膜張筋を圧迫する

両母指で大腿骨短軸方向・前外側方向へ滑走させる

膝関節90°屈曲位のまま股関節を外旋させる

手掌部で外側広筋を圧迫する

図13 大腿筋膜張筋・外側広筋へのアプローチ・ガイド

a: 大腿筋膜張筋．股関節外転・軽度屈曲・軽度内旋位にて大腿筋膜張筋が弛緩した肢位にて圧迫する．
b, c: 外側広筋．膝関節屈曲 90°までに 1 cm 程度後内側に滑走するため，膝屈曲 90°での大腿骨短軸方向・前外側方向へ滑走させる．

膝蓋骨上方移動および他動膝関節伸展可動域が改善したにもかかわらず extension lag が残存する場合は広筋群へのアプローチが必要となる．一般的に用いられる大腿四頭筋 setting では，内側広筋と大内転筋の筋連結および外側広筋と腸脛靱帯の連結を考慮し股関節肢位と内転筋の同時収縮を用いるかどうか検討する．また骨盤はニュートラルポジションにて行うことが望ましいが，ハムストリングスの硬さが強

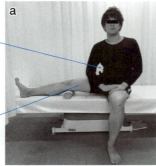
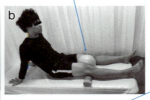
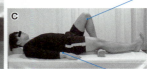

図14 大腿四頭筋 setting・ガイド
さまざまな方法から症例ごとに最も内側広筋が収縮する方法を選択する．
a：股関節外転位，b：大内転筋同時収縮，c：背臥位

　い場合には無理にニュートラルポジションをとらせようとすると広筋群に収縮が入りづらくなるため，その場合は手を後ろに着き体幹を後ろに倒した肢位か反対側の膝を立てた背臥位で行う 図14 ．
　大腿四頭筋の OKC 等尺性収縮エクササイズは膝蓋腱の痛みを即時的に軽減させる[12,13]．膝関節最終伸展域や 90°以上の屈曲位では痛みが出現しやすいため，45〜60°にて実施する．徐々に浅屈曲位，深屈曲位で実施していくが，前述したように炎症部位により圧痛および疼痛増悪角度が異なるため注意する．OKC での等尺性収縮は大腿四頭筋の選択的活動であるのに対し，実際の動作は多関節を用いる．そのため OKC とは別に CKC での等尺性エクササイズも実施する．後述するスクワット姿勢を保持するキープスクワットや，テーブルや台に肘をついたスクラム姿勢での等尺性エクササイズを実施する 図15 ．
　ハムストリングスに関しては評価に基づいたアプローチを実施していく．腸腰筋とハムストリングスの協調性向上のために，ボールを下腿後面・踵と大腿後面の間に挟みハムストリングスを収縮させたままの股関節屈伸運動にて腸腰筋とハムストリングスの協調性・筋力向上を図る．立位で股関節屈伸角度を広げることでより下部体幹安定性を高め，かつ股関節角度により異なる各ハムストリングスの機能を賦活することが可能である．同様に，机や椅子へ肘をつき肘と足尖を支点として体幹と下肢を伸展位で保持した姿勢で行うことで体幹トレーニ

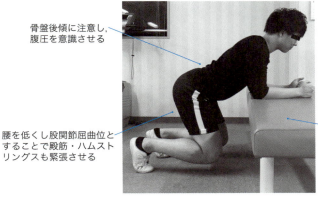

図15 スクラム姿勢での等尺性エクササイズ・ガイド
大腿四頭筋の筋力強化として用いるが，膝関節深屈曲で痛みが出現する膝蓋腱表層滑液胞炎では疼痛増悪に注意する．

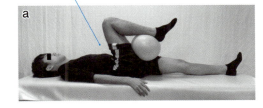
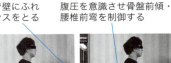
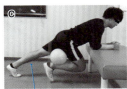
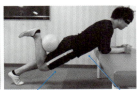
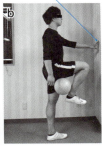
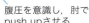

図16 下肢屈曲機能へのアプローチ・ガイド
腸腰筋とハムストリングスの協調性・筋力向上
a： 相反抑制にて大腿直筋を抑制し腸腰筋促通
b： 股関節伸展することによりハムストリングスの短縮域での筋力強化
c： 体幹スタビリティーと協調性・筋力強化

ングと同時に行うことができるため，立位から段階的にレベルアップしていく 図16．

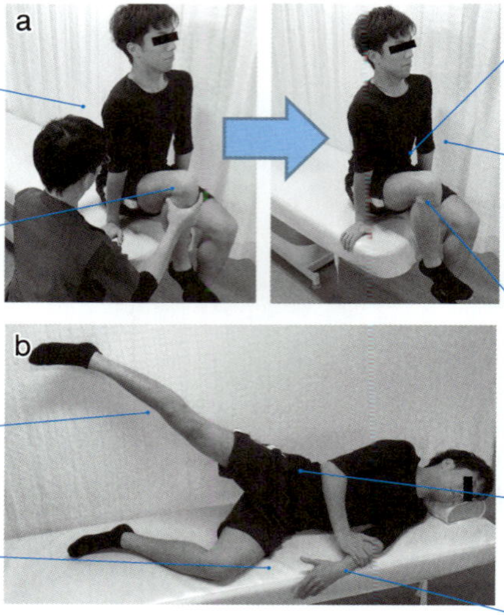

骨盤前傾位をセラ
ピストが保持する

他動的に股関節最
大屈曲位とする

股関節伸展内旋位
にて最大外転させ
保持させる

反対側下肢は股関
節・膝関節屈曲位
とし安定性を高め
る

腹圧を意識させ骨盤後傾を
制御し，股関節最大屈曲位
を保持する

両手をベッドにつき体幹を
安定させる．下部体幹の安
定性が高い場合は両手を胸
の前で組む

膝関節が伸展する場合は
大腿直筋が代償している．
セラピストは他動的に膝を
屈伸させ膝関節周囲筋群の
過剰収縮がないことを確認
する

骨盤の回旋，前傾の
代償に注意する

ベッド上を把持させ，
上部体幹を安定させる

図17 股関節周囲筋トレーニング・ガイド
腸腰筋，中殿筋ともに可動範囲の最終域で等尺性に収縮させる．
a：腸腰筋，b：中殿筋

　股関節周囲筋としては腸腰筋，大殿筋，中殿筋筋力強化を図ってい
く **図17**．

2-3 スクワット動作の改善

　スクワットの方法は目的別に選択していく．明らかに股関節機能低
下がみられスクワット動作時も骨盤前傾による殿筋群・ハムストリン
グスの機能が発揮できていない場合には膝関節屈曲角度を浅くし，膝
がつま先より前にでないようにしながら骨盤前傾を強調したスクワッ
トを選択する．膝をつま先より前に出さないスクワットでは，骨盤体
幹を過度に前傾させない限り膝蓋腱への負荷は高いものとなる．また
実際のスポーツにおいては視線を前方に向けるため，過度な骨盤・体
幹前傾は不利となることが多い．そのため股関節機能が改善され次
第，膝をつま先より前方に出し，下腿軸と骨盤・体幹軸が水平となる
姿勢でのスクワットへ変更する．胸腰椎後弯を呈する場合は，背臥位
から四つ這い位，座位，スクワットポジションへ姿勢を変えながら可

270 　11．膝伸展機構障害（ジャンパー膝）

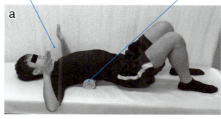
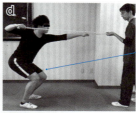
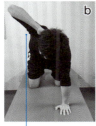
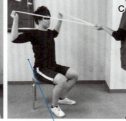
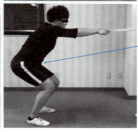

肩外転90°,肘屈曲90°にて胸をはり胸椎を伸展させる.可能であればここから肩関節外旋しながら肩甲骨を後傾させる

肩甲骨の動きが制限されないように,肩甲骨下角より下に丸めたバスタオルを入れる

骨盤回旋,knee-in,toe-outを確認する

開始肢位に戻ったときに腹圧がぬけ骨盤後傾と腰椎前弯減少が出現しやすい

手を後頭部に乗せ肘を開きながら肩甲骨内転に伴う胸椎回旋を行う

肘を前方に伸ばした開始肢位から肘を曲げながら水平外転し,胸椎伸展・肩甲骨内転させる.そこから肩関節外旋しさらに肩甲骨を後傾させる.開始肢位に戻るまで腹圧を抜かないように注意させる

図18 胸椎後弯に対するアプローチ・ガイド
背臥位から開始し,抗重力姿勢へと段階的にレベルアップしていく.
すべての肢位にて腹圧を高め骨盤・脊柱ニュートラルポジションを保持する.
a:背臥位,b:四つ這い位,c:座位,d:スクワットポジション

動性を向上させていく 図18 .

　また,knee-in,knee-out などの股関節・膝関節回旋異常がみられる場合にはセラバンドなどを用い股関節での回旋制動機能を発揮させながらスクワットを行っていく.実際のスポーツ動作は一般的に行うスクワットよりも速い速度での動作となる.そのためスクワットもスピードを変え,速い速度でのスクワットでもマルアライメントが出現しないようにトレーニングしていく.特に膝を曲げていく屈曲相では重心を自由落下させ伸張反射を用いるクイックスクワットを行っていく.

　膝蓋腱炎への運動療法としてデクラインスクワット 図19 は数多く報告されている.しかし,この方法は膝蓋腱に集中的に負荷が加わり,症状を増悪させる可能性が高いため注意が必要である.また足関

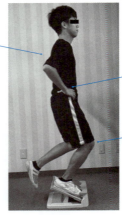

図19 デクラインスクワット・ガイド
斜面上で体幹正中位にて膝を屈曲させる．遠心性収縮トレーニングであるため，戻るとき（膝を伸ばすとき）は両脚または反対側で行う．

（図中ラベル）
- 体幹を正中位に保持する
- 骨盤が後傾しないか確認する．症例の手（示指～母指）を腸骨陵に添わせることで評価が容易となる
- 痛みに応じて膝関節を90°まで屈曲させる

節底屈位となり下腿三頭筋機能が反映されない動作となるため，実際のスポーツ動作にはつながらない．あくまで大腿四頭筋・膝蓋腱への遠心性エクササイズととらえ，症例ごとに実施するかを検討する．

2-4　スポーツ復帰へ向けて

スポーツ復帰へ向けて，競技特性を考慮し運動プログラムを組み立てる．ジャンパー膝はバレーボール，バスケットボールなどジャンプ動作が多いスポーツで発症するため，ジャンプ動作を，アライメント修正を図りながら段階的にレベルアップしていく．

ステップ動作では Bosu を用いた不安定下での単一方向のランジ動作や回旋ストレスのかかるステップ動作へとレベルアップしていく．

ジャンプ動作は BOX ジャンプ，垂直ジャンプ，前後・左右ジャンプ，スプリットジャンプ，ターンジャンプから実際のスポーツでのジャンプ動作（バレーボールであればブロックジャンプ，スパイクジャンプ，ジャンプサーブなど）へとつなげていく．各ジャンプ動作でアライメント修正が困難な場合は，一段階下げたジャンプ動作に戻し運動学習をさせていく．また，対人スポーツやコンタクトスポーツでは相手の動きにあわせるミラードリルやコンタクトジャンプも行っていく．

スポーツ復帰するためには全身持久力の回復も必要である．詳細に

評価するためには呼気ガス分析や血中乳酸値の測定が用いられるが，そのためには機器や臨床検査技師などの専門職による解析が必要となる．実際の臨床ではこれらの解析が困難な場合が多いため，自覚的運動強度の指標である Borg scale を用いている．また，疲労によりダイナミックアライメントが崩れるため，全身持久力トレーニング後にこれまで述べてきた運動療法を実施しアライメントを評価していく．

2-5 患者教育とテーピング

ジャンパー膝の症例が病院に来院されるときは疼痛発生直後にくることは少なく，慢性化していることが多い．患者は何とか痛みを我慢してスポーツを継続していることが多く，スポーツ活動・部活の休止をなかなか受け入れられないこともある．しかし，ジャンパー膝は膝蓋腱が慢性化した変性所見となっている病態であり，痛みの変化・増悪を徹底してコントロールしていくことが必要である．患者本人はもちろん，必要に応じて両親や指導者へも病態を理解させ痛みの自己管理ができるように指導する．

ジャンパー膝に対するテーピングとして膝蓋腱自体の圧迫や膝蓋腱膝蓋骨付着部深層の変性・部分断裂に対する膝蓋骨後傾制動が有効である．最も一般的なのが McConnell テーピングであり，内側誘導に

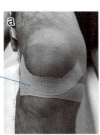
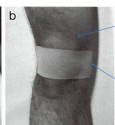
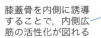
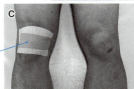
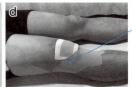

膝関節伸展位と屈曲位で貼ることで様々な膝屈曲角度で膝蓋腱に圧迫が加わるようにする

膝関節伸展位とする

膝蓋骨下1/2～1/3に大腿骨方向へ圧迫しながら貼る

膝蓋骨を内側に誘導することで，内側広筋の活性化が図れる

回旋制動は評価結果から，制動するべき回旋を決める

図20 ジャンパー膝に対するテーピング・ガイド
もっとも一般的なのは McConnell テーピングであるが，病態や症状により最適なものを選択する．
a: 膝蓋腱圧迫，b: 膝蓋骨後傾制動，c: McConnell，d: McConnell＋回旋制動

よる内側広筋の筋活動増加が期待できる．また前述したようにジャンパー膝は大腿脛骨関節および膝蓋骨のマルアライメントが発症に関与しているため，マルアライメントと膝蓋腱圧痛部位の関係を評価したうえでアライメント修正のためのテーピングを合わせて施行することでより効果的となる 図20 .

❖文献

1）Yu JS, Popp JE, Kaeding CC, et al. Correlation of MRI imaging and pathologic findings in athletes undergoing surgery for chronic patellar tendinitis. Am J Roentgenol. 1995；165：115-8.

2）Khan KM, Cook JL, Bonar F, et al. Histopathology of common tendinopathies：update and implications for clinical management. Sports Med. 1998；27：393-408.

3）Leadbetter WB. Cell-matrix response in tendon injury. Clin Sports Med. 1992；11：533-78.

4）Ferriti A, Papandrea P, Conteduca F. Knee injuries in volleyball. Sports Med. 1990；10：132-8.

5）Johnson DP, Wakeley CJ, Watt I. Magnetic resonance imaging of patella tendonitis. J Bone Joint Surg Br. 1996；78：452-9.

6）小野寺　純，安田和則．膝伸展機構障害．関節外科．2012；31（10月増刊）：281-4.

7）Roels J, Martens M, Mulier JC, et al. Patellar tendinitis（jumper`s knee）. Am J Sports Med. 1978；6：362-8.

8）Sharma P, Maffulli N. Tendon injury and tendinopathy：Healing and repair. J Bone Joint Surg Am. 2005；87：187-202.

9）Johal P, Williams A, Wragg P, et al. Tibiofemoral movement in the living knee. A study of weight bearing and non-weight bearing knee kinematics using 'interventional' MRI. J Biomechanics. 2005；38：269-76.

10）黒川　純，小野寺　萌，土屋明弘，他．MRIを用いた膝関節屈伸に伴う大腿骨顆部移動量と下腿回旋の動態解析．JOSKS. 2013；38：322-4.

11）富士川恭輔，松本秀男，小林龍生，他．膝関節障害に対する新しい評価法─膝関節のバイオメカニクス．関節外科．1997；16：310-9.

12）Cook JL, Purdam CR. The challenge of managing tendinopathy in competing athletes. Br J Sports Med. 2014；48：506-9.

13）Rio E, Kedgell D, Purdam C, et al. Isometric exercise induces analgesia and reduces inhibition in patellar tendinopathy. Br J Sports Med. 2015；49：1277-83.

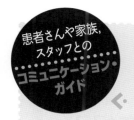

「XX？」ときかれたらどうする？

Q 「バレーボールのレシーブの姿勢はどうしたらいいですか？」ときかれたらどうする？

A レシーブの構えとして膝を前に出すことで踵をあげて，すぐに動ける態勢を指導されることも多いようです．ジャンパー膝はジャンプの繰り返しにより発症するとされていますが，レシーブ姿勢は動き出しの構えの姿勢であり，この姿勢が重要です．スポーツ動作において踵をあげて素早く動ける状態にしておくことはバレーボールにかかわらず重要ですが，膝を前に出して踵をあげると骨盤も後傾し後方重心となり，膝関節伸展モーメントが増大してしまいます．そのためまずスクワット姿勢をとらせ，その姿勢から足関節を背屈位のままMP関節を軸に踵をあげ，骨盤を後傾させないことが重要です．

Q 「体が温まれば痛くなくなります．練習は休まなくてもいいですか？ またリハビリの後に痛みが出ても続けて大丈夫ですか？」ときかれたらどうする？

A Roelsらの病気分類のPhase 2です．Phase 2の段階ではスポーツ活動を休止することなくリハビリを並行することで寛解していくことも多いです．しかし，Phase 3へ進行するとウォームアップしてもスポーツ活動中の痛みが続き，スポーツ活動へ支障をきたすこととなり，休止または制限が必要となります．進行すると保存療法に抵抗し手術療法にいたることもあることを説明し，Phase 2の段階で進行を食い止めることが重要です．リハビリ中の痛みに関して筆者は実施中および実施直後に痛みがNumerical Rating Scale（NRS）にて2～3以下，かつ疼痛増悪がみられた場合でも24時間以内に改善することを実施条件としています．また連日繰り返すことで機械的ストレスの蓄積により症状が増悪することも多いです．そのためリハビリ来院時には必ず運動療法実施中・実施直後・24時間以内の疼痛変化・繰り返し負荷による疼痛増悪の有無を評価し，膝蓋腱への過負荷とならないようにコントロールします．

<黒川 純>

12 脛骨内側ストレス症候群 （シンスプリント）

Introduction

疾患の特徴

　シンスプリントはスポーツ医学では脛骨内側ストレス症候群（medial tibial stress syndrome，以下 MTSS）といわれ，「虚血性疾患や疲労骨折による痛みを除く，運動中に生じる脛骨後内側縁に沿った痛み」と定義されている[1]．診断において筋腱の肉芽腫形成に限定されていなければならず，骨折や虚血性疾患は除外される．

　MTSS の発症メカニズムは，ヒラメ筋や後脛骨筋などの筋実質による伸張ストレスと脛骨に付着する筋膜との関連が示唆されているものもあるが，一致した見解は得られていない．MTSS の発症，進行，再発がみられる患者の多くは，高負荷，高頻度のランニングや，ジャンプ着地を要するスポーツに参加するアスリートである[2,3]．ランニングやジャンプにおける衝撃吸収の能力と蹴り出す力が影響し，組織にかかる負荷の大きさ・速さ，負荷量のバランスにより力学的ストレスがかかる．MTSS の発症率は，すべてのランニング障害のうち 15.2〜35％であった[4,5]と報告されている．

　MTSS の主な症状は，脛骨内側遠位 1/2〜1/3 に沿った痛みや圧痛である．初期はトレーニング開始時に痛みを感じ，トレーニングの継続につれて痛みは緩和する．傷害の進行に伴い，日常生活や安静時にも痛みを感じるようになる[6]．MTSS の重症度は MRI を用いて判断される．重症度を 表1 [7]，MTSS 症例の MRI を 図1 に示す．MTSS は，性差は女性が多く，BMI が高値であると発症しやすい[2,4]．さらに MTSS を発症した患者は，関節可動域異常，足部内側縦アーチ低下，股関節・足部周囲筋筋力低下が機能障害として出やすい[8]．ランニング技術の未熟さが MTSS 発症につながり，急激なランニング

276　12. 脛骨内側ストレス症候群（シンスプリント）

表1 脛骨ストレス損傷における MRI 所見

ストレス損傷の グレード	MRI 所見
0	異常所見なし
1	骨膜の浮腫はあるが骨髄に異常所見はみられない
2	骨膜の浮腫があり，T2 強調画像のみで骨髄の浮腫がみられる
3	骨膜の浮腫があり，T1 と T2 強調画像の両方で骨髄の浮腫がみられる
4a	骨皮質内に異常所見があり，T1 と T2 強調画像の両方で骨髄の浮腫がみられる
4b	骨皮質内に線形状の異常所見があり，T1 と T2 強調画像の両方で骨髄の浮腫がみられる

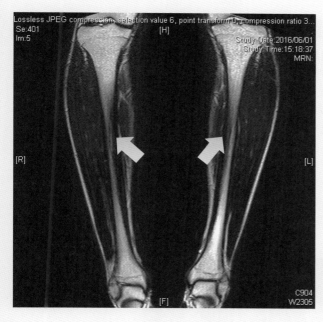

図1 MTSS 症例の MRI 像
（両側 MTSS）
矢印部分に脛骨の輝度変化がみられる．

量の増加が症状の誘因[9]となる．特に進学などの環境変化や練習量の増加に注意する．歩行・走行時の特徴として，膝関節外反・後足部外反[8,10-12]があげられる．

12. 脛骨内側ストレス症候群（シンスプリント） **277**

1 理学療法評価

1-1　痛み

　MTSSの痛みの原因は下腿内側の筋膜や骨膜のストレス反応によるといわれている[7]．痛みの部位は脛骨内側遠位1/2〜1/3に沿って生じることが多い．痛みは症状の進行に伴い変化するため丁寧に評価する．

　痛みの評価は，痛みの原因部位（筋膜，筋，骨膜など），動作時のメカニカルストレスの推察，炎症所見の変化の判断に役立つ．痛みのある部位，いつ，程度（VAS or NRS），症状増悪・寛解肢位（状況），夜間痛の有無を確認する．必要に応じてボディーチャートを用いて問診を行う．問診から痛みの原因となっている部位を推察した後，圧痛を評価する 図2 ．

1-2　関節可動域の異常

　関節可動域および筋長検査を行うことはマルアライメントやマッスルインバランスの推察をする上で有用な情報となる．一方，関節可動域検査は，アライメントやマッスルインバランスの影響を大きく受ける．そのため，後述するアライメント評価や動作評価とあわせて考察を行うと病態が理解しやすい．股関節・足関節の可動域異常は走行フォームの異常の原因となるため，MTSS発症のリスクファクターとしてあげられている．

　下肢は股関節・足関節および距骨下関節の可動域を検査する．股関節の回旋は90°屈曲位，伸展位で測定を行う．足関節の背屈は非荷重位と荷重位 図3 で行う[14]．筋長検査の代表としてThomas test

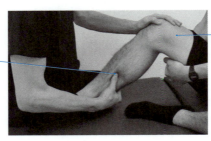

膝関節軽度屈曲位で固定する

脛骨後内側遠位2/3に十分な圧（数cm程度沈み込む）を加える

図2　痛みの触診評価・ガイド
脛骨触診テスト（shin palpation test：SPT）．SPTが陽性（圧痛が認められる）の場合，16ヵ月後のMTSSの発症リスクは4.63倍と示されている[13]．

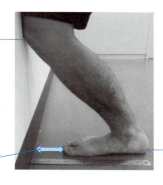

膝関節が壁から離れないようにする

踵は接地したまま測定

壁からの距離を測定する

図3 足関節荷重下での背屈可動域検査・ガイド
荷重下で行うことで，走行時の踏み切り時のアライメントや踏み込める可動域が推察できる．

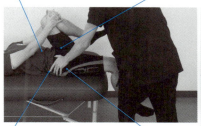
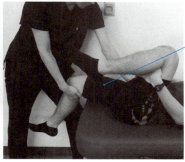

体幹側屈中間位　　反対側の股関節は屈曲位で保つ

股関節内転・外転の角度を変えながら伸展させる

腰椎が過前弯しないように配慮する　　骨盤帯が前傾しないように固定する

図4 股関節屈曲筋筋長検査（Thomas test）・ガイド
股関節伸展を促しながら膝関節の伸展角度変化をみる．股関節内転・外転角度を変えながら，硬化している筋を推察する．股関節外転位で伸展が制限されていれば腸腰筋，股関節内転位で伸展が制限されていれば大腿筋膜張筋，股関節伸展に伴い膝関節の伸展がみられれば大腿直筋の硬化と評価できる．股関節伸展制限によりステップ幅の差が出現する可能性が高い．

図4 [15)]を行う．さらに前方推進に影響するので下肢のみでなく，体幹の可動域も確認する．

1-3 筋力・筋機能低下

痛みがあるなか，トレーニングを続けると走行中に代償動作が生じ，

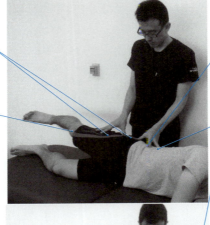
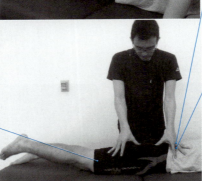

図5 筋機能検査: 股関節外転・伸展・ガイド

股関節外転では中殿筋, 大腿筋膜張筋が動員され, 伸展では, 多裂筋, 大殿筋, ハムストリングスが動員される. 正常は近位筋から遠位筋の順で収縮する. いずれも二関節筋が優性である（先行して収縮する）と股関節の安定性に欠ける場合が多い.

局所的な筋力低下や筋機能低下を引き起こす. 筋力や筋機能は静止アライメントにおけるマッスルインバランス, 重心の変位などの動的アライメントと関連する.

走行中のトレンデレンブルグ現象・デュシャンヌ現象がみられる可能性があるため, 中殿筋および大殿筋の筋力を評価する. 筋機能は, 可動域の最終域での筋収縮を確認し, 筋が短縮位でも収縮力を発揮できるか評価する. 股関節外転・伸展は複数の筋が動員されるため, 収縮のタイミングを評価する 図5 . また走行時の角度を想定して筋の硬度と収縮のタイミングを評価する.

足部は歩行・走行中, 身体で唯一地面と接触する部位であり, 床反

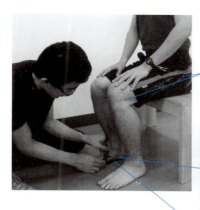
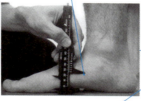
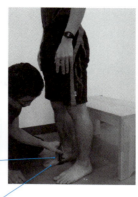

股関節・膝関節ともに90°屈曲位となるように座面の高さを調整する

舟状骨結節に合わせて床面との垂直距離を測定する

足部の位置は動かさずに測定する

図6 navicular drop test・ガイド
端座位と立位での舟状骨の変位量をみることで,足部内側縦アーチ機能の推察を行う.

力を最初に受ける部位でもある.床反力をどのように受けているかを推察するために足関節・足部の筋力を評価する.

1-4 足部機能低下

足部内側縦アーチの低下は MTSS のリスクファクターの1つとしてあげられている[16].足部内側縦アーチの中心である舟状骨の落下が大きいと足部の回内を惹起するため,動作時のマルアライメント,距骨下関節の可動域の推察に役立てることができる.

舟状骨の移動量を評価する代表的な指標として,navicular drop test 図6 [17] がある.陸上競技選手で MTSS 患者では健常者に比べ有意に低下した[18].また,足部機能の考察を行うために距骨下関節中間位を決定する[19] 図7.

1-5 静的アライメント不良

アライメントの評価から関節可動域や筋力・筋機能などアライメントを崩す要因を特定し,それらの要因を修正する理学療法を実施することにつながる.MTSSのようなオーバーユース症候群では,静的アライメントの影響を受けることが多い.これまでの評価(関節可動域,

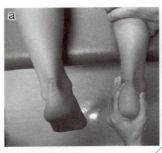 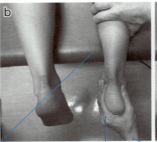 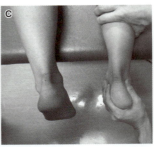

腹臥位でリラクセーションさせる / 距骨に対して踵骨を回外（a）-回内（c）させ，踵骨がその運動アーチの頂点に位置した肢位を判断する / 距骨を把持する

図7 距骨下関節中間位決定の方法・ガイド

距骨下関節中間位の決定方法は複数あるので一例を示す．回内・回外足のどちらに優位かにより，メカニカルストレスのかかりやすい方法と種類を考察する．

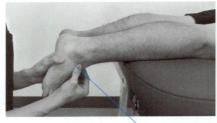 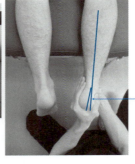

距骨頭を触診しながら行う

下腿中央と踵骨隆起を通る踵骨軸を結ぶ直線のなす角度を測定する 正常値は5〜13°

図8 leg heel angle 測定・ガイド

距骨下関節の回内・回外を評価する．

筋力，筋長検査）の結果と統合して，動的アライメントや傷害につながる要因を考察する．静的膝関節外反位・踵骨内外反位は MTSS のリスクファクター[20]としてあげられている．

頭部・体幹・骨盤帯・下肢のアライメントを背臥位，端座位，立位でそれぞれ詳細に分析する．距骨下関節のアライメント評価には leg heel angle **図8** [21]を用いる．

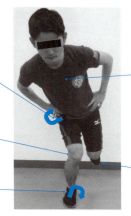

骨盤帯が立脚側へ回旋し，股関節周囲の不安定性が推察される

体幹の支持側への傾斜は膝外反モーメント増大の要因

膝外反により外反モーメントが大きくなる

遊脚側のtoe-outは，走行時の蹴り出しや初期接地の回内着地に影響する

足部回内により，後脛骨筋，長趾屈筋に伸張ストレスが加わることが推察される

図9 片脚スクワットのチェックポイント・ガイド

マルアライメントを確認する．下腿への牽引ストレスを増大させる要因である膝関節屈曲角度の減少や過剰な腰椎屈曲・骨盤帯後傾（股関節屈曲運動の減少），大腿内旋および脛骨内旋量の増加，過剰な遊脚側骨盤の下制による膝関節外反モーメントの増加を評価する[10]．

1-6　動的アライメント不良・運動協調性低下

　歩行・走行を評価し，痛みの要因となっているメカニカルストレスを推察する．下腿内側組織への牽引ストレスを増大させる要因の1つに，前額面上の膝関節外反モーメントがある．膝関節外反・踵骨外反および過度な内反・回内足がMTSSのリスクファクターとしてあげられている．図9，図10 のように片脚スクワットやステップランディング，回旋の協調性[22]を評価する．走行フォームのチェックポイントを 表2 に示す．

1-7　シューズなどの問題

　靴底の減少は，走行（歩行）時の荷重偏位を推察できる．普段の練習などで用いているシューズを持参してもらい，靴底の磨り減り方を図のように観察する 図11．
　シューズの他に，走行路のサーフェースを聴取する．ときに練習環境の変更を提案することが必要になる．

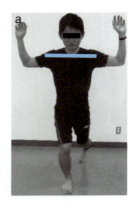
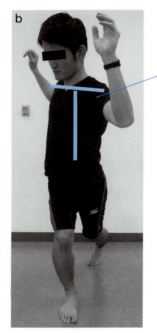
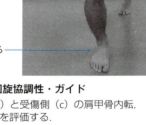

- 体幹の回旋量の左右差をチェックする
- MTSS受傷側では骨盤の支持側回旋が強い
- MTSS受傷側では膝外反が強い
- 後足部回内の有無をチェックする

図10 下肢−股関節−骨盤の支持性と上下部体幹による肩甲帯の回旋協調性・ガイド

開始肢位（a）から，両上肢を挙上して左右に回旋する．非受傷側（b）と受傷側（c）の肩甲骨内転，胸椎回旋，体幹側屈，骨盤側方傾斜，足部の内外反を評価し，協調性を評価する．

表2 ランニングフォームのチェックポイント

support phase	recovery phase
1．foot-strike 接地: 部位: 前足部, 後足部, 全足底 　　　　足尖の向き: toe-neutral, 　　　　toe-out, toe-in 　　　　位置: 体幹に対する前方への 　　　　程度 　　　　様式: ブレーキング接地, は 　　　　さみ様接地 **2．mid-support** 動的アライメント: 膝外反, toe- 　　out, toe-in 足部アーチ: 内側縦アーチの降下の 　　程度 骨盤の運動: 側方傾斜, 前傾・後傾 　　の有無・程度 下肢関節の運動協調性 **3．take-off** 関節運動: 股関節・膝関節: 伸展, 　　足関節底屈 下肢関節の運動協調性; 股関節・膝 　　関節: 伸展, 足関節底屈 接地の位置: 体幹に対する後方への 　　程度 骨盤の運動: 側方傾斜, 前傾・後傾 　　の有無・程度 toe-break の部位	**1．follow-through** 方向: 後方, 後外方, 後内方 関節運動: 股関節伸展 骨盤の運動: 前傾・回旋の有無, 程度 **2．forward swing** 関節運動: 股関節・膝関節: 屈曲, 足関節: 背屈, 下腿; 回旋 下肢関節の運動協調性: 股関節・膝 　　関節; 屈曲, 足関節; 背屈 骨盤の運動: 挙上, 後傾の有無, 程度 **3．foot descent** 関節運動: 股関節; 伸展, 膝関節; 伸展・屈曲, 足関節; 背屈・底屈 全体 腕振り 体幹: 前傾・後傾, 側方傾斜, 回旋 　　運動 走法: ストライド走法, ピッチ走法

（岡戸敦男, 他. 理学療法. 2011; 28: 230-5[23]より改変）

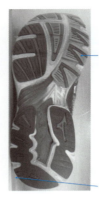
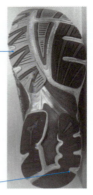

MTSS発症側では内側の足底圧が高い値を示す[11]ため，MTSS発症側では母趾球部が磨耗しやすい

外側ロールオフ（後足部回内方向への運動）の増加がみられることが多い[12]ため，MTSS発症側で磨耗しやすい

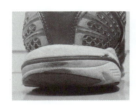
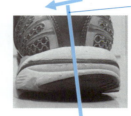

靴の後足部の傾きをチェックする．MTSS発症側では後足部が内側に傾いていることが多い

図11　シューズの磨耗のチェックポイント・ガイド
普段の練習やトレーニングで使用しているシューズを評価する．MTSS発症側（右）と非発症側（左）を比較する．走っている量や使用期間を合せて聴取する．ただし，MTSS発症群は非発症群と比較して，シューズの使用期間に関して有意差はみられない[24]とされている．

2 理学療法治療

　主目的は，痛みや炎症のコントロール，下肢関節機能の改善，スポーツ動作の改善である．動作時の運動連鎖を考慮しながら，運動学習によって動的なリスクファクターの改善を図る．MTSS（シンスプリント）の治療のシステマティックレビュー[25]では，衝撃吸収能の高い足底板の使用，距骨下関節の回内を改善させる足底板の使用，段階的なランニングプログラムの3つが有効とあげられている．段階的に運動負荷をあげる場合，症状（特に痛み）の出現を患者に評価させながら進めていく．

　一側の痛み，筋機能異常，マルアライメントの出現を反対側が代償することによりメカニカルストレスが増加し，症状の出現に至ることがある．症状が出現している一側だけでなく，反対側へのアプローチを予防的に行うことが大切である．

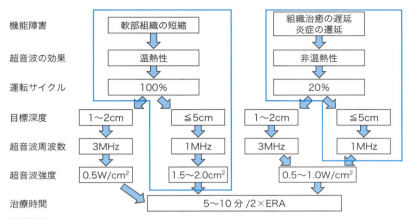

図12 超音波治療のプロトコール
ERA：effective radiating area（有効照射面積）：ヘッドの面積より小さい．
囲ってある部分がMTSSの適応になると考えられる．

2-1　物理療法（超音波療法）

　超音波は吸収係数の高い組織である腱，靱帯，関節包，筋膜に適応があり，痛みの伝達や知覚の変化，または痛みの原因を変化させ疼痛制御すると考えられる[26]．MTSSにおける局所の痛みの改善，炎症の改善，血流の増加を目的に超音波治療を行う．超音波の使用プロトコールを 図12 に示す．

2-2　関節可動域練習，ストレッチング

　関節可動域制限が原因であるマッスルインバランスやマルアライメントの改善を図るために行う．特に股関節・足関節周囲を重点的に行う．ステップ幅の左右差につながりやすい股関節屈筋の伸張性の改善を図る．大腿筋膜張筋に対するモビライゼーションを 図13 に示す．足関節背屈，距骨下関節回内・回外の可動性を促す．長趾屈筋の伸張性を出し，足趾の自由度を出しておく．

2-3　筋力強化・筋機能改善トレーニング

　関節可動域練習と同様に，マッスルインバランスやマルアライメン

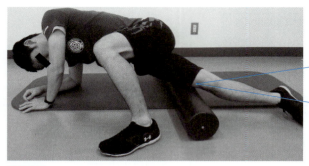

図13 大腿筋膜張筋のモビライゼーション・ガイド
大腿筋膜張筋，腸脛靱帯に沿ってモビライゼーションを行う．ストレッチポールがない場合は，テニスボールや，患者自身の手根部でも可．

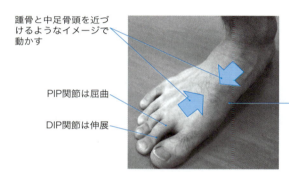

図14 short foot exercise・ガイド
踵骨と中足骨頭を近づけるように筋収縮させる．足部内在筋の強化は動的バランスの改善につながり[27]，足部内側縦アーチの保持に繋がる．端座位，立位と姿勢を変えてもできるようにエクササイズを進める．

トを改善するために行う．股関節・足関節の筋力強化および筋機能の改善を行う．股関節周囲筋力に関しては，大殿筋，中殿筋を開放性運動連鎖，閉鎖性運動連鎖で行う．CKCで行うことで，姿勢・動作（走行・スクワット動作）時の骨盤帯周囲のアライメントの改善（トレンデレンブルグ現象の修正）につながる．股関節伸展時に大殿筋，外転時に中殿筋が優位になっていることを確認しながら行う．

　姿勢制御には欠かせない足部内在筋のトレーニング（short foot exercise）は 図14 のように行う．

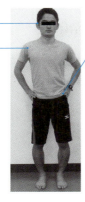 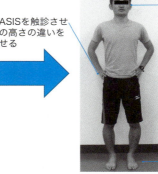

身体重心や足底圧中心を感じさせる

肩峰の高さの違い（傾斜）を自覚させる

両側のASISを触診させ左右での高さの違いを自覚させる

姿勢修正後の身体重心や足底圧中心を感じさせる．必要に応じて，鏡を使い外的フィードバックを与えながら行う

初めは裸足で行い，段階的にシューズを履いて行う

図15　姿勢調整練習・ガイド
身体重心（center of gravity），足底圧中心（center of pressure）に意識を置き，自身の左右差を自覚・改善させる．

2-4　姿勢調整練習

　鏡や患者自身で触診させて自分の姿勢を認知させる．背臥位，端座位，立位でそれぞれ確認させる．姿勢修正時の筋の伸張感覚，収縮感覚を得るようにし，トレーニング前後でできるように学習させる．立位時の爪先（toe）の向きにも注意する．上述したように toe-out（足部回内）は MTSS 発症のリスクファクターであるため，それを理解させ修正できるように指導する．
　姿勢修正時に，身体重心，足底圧中心を意識させる 図15 ．

2-5　動作・運動協調性改善練習

　筋力強化などを行っただけでは，動作中のメカニカルストレスを減らすことにつながらないことが多い．その理由はマルアライメントを改善する運動学習が必要となるからである．片脚スクワットやステップランディングにおいて骨盤帯後傾，膝関節外反，足部回内を抑制する．
　走行に向けた動的エクササイズとして，図16～18 に示したようなエクササイズを行う．

12．脛骨内側ストレス症候群（シンスプリント）

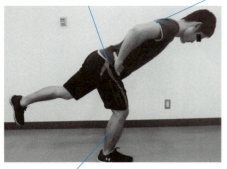
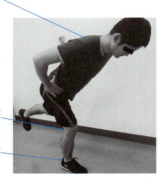

図16 foot strike 相を意識した安定化エクササイズ・ガイド
軸足で支えることを意識して，マルアライメントを抑制する．

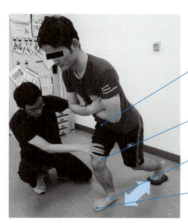
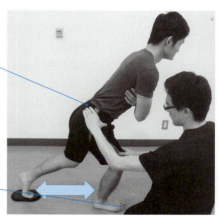

図17 mid support phase のトレーニング・ガイド
軸足は図 16 と同様に骨盤前傾位，股関節屈曲位を保ちマルアライメントを抑制する．遊脚側は股関節内外転，内外旋しないように意識して行う．

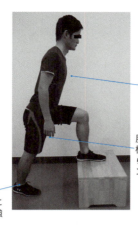
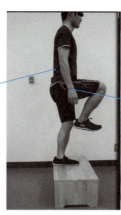

- 体幹前後傾中間位
- 股関節屈曲時に極度の回旋が入らないようにコントロールする
- 骨盤前傾位で保ちながら股関節屈曲運動を行う
- 蹴り上げる際に足関節底屈を強調しない

図18 段差を用いたエクササイズ・ガイド

走行の swing を意識する．体幹・骨盤・股関節を意識して行う．足関節底屈を過剰に用いずにエクササイズを行う．

2-6 患者指導：傷害に対する認識，シューズの検討

　MTSS のようなオーバーユース症候群は，休めば治るという誤認識が広まっている．事実，患者は練習を休止するまたは練習量を減らすことで症状の軽減を経験していることが多い．そのため，医療施設へやってきても，「休めば治るから大丈夫」という発言が聞かれる（詳細は「XX？」ときかれたらどうする？　を参照）．セラピストは，MTSS は再発率が高く，疲労骨折に進展する可能性があることを十分に説明し，そのうえで治療に臨む．その認識が高まればホームエクササイズなどの指導も容易に行える．次の治療までに患者自身がエクササイズを行うことで解決できる課題設定を行い，患者とセラピストが共有する．

　セラピストは患者にシューズの検討を提案する．シューズは走行距離 500 km をめどに交換する[28]．回内制限を加えたシューズは，回内足のランナーの障害を減らす[29]が，その他のタイプのシューズに関しては明確な予防効果は示されていない．いずれのタイプの靴においても，足部の動的アライメントにより靴が磨耗する（変形する）．そのため靴の磨耗が，MTSS の発症や症状の増悪に繋がる可能性がある．患者に対し，定期的にシューズの磨耗の程度をチェックすることを指導する．

❖文献

1) Kortebein PM, Kaufman PM, Basford JR, et al. Medial tibial stress syndrome. Med Sci Sports Exer. 2000; 32 (Suppl 3): S27-33.

2) Yates B, White S. The incidence and risk factors in the development of medial tibial stress syndrome among naval recruits. Am J Sports Med. 2004; 32: 772-80.

3) Bennett JE, Reinking MF, Pluemer B, et al. Factors contributing to the development of medial tibial stress syndrome in high school runners. J Orthop Sports Phys Ther. 2001; 41: 504-10.

4) Plisky MS, Rauh MJ, Heiderscheit B, et al. Medial tibial stress syndrome in high school cross-country runners: incidence and risk factors. J Orthop Sports Phys Ther. 2007; 37: 40-7.

5) Knobloch K, Yoon U, Vogt PM. Acute and overuse injuries correlated to hours of training in master running athletes. Foot Ankle Int. 2008; 29: 671-6.

6) Galbraith RM, Lavallee ME. Medial tibial stress syndrome: conservative treatment options. Curr Rev Musculoskeket Med. 2009; 2: 127-33.

7) Fredericson M, Bergman AG, Kenneth L, et al. Tibial stress reaction in runners correlation of clinical symptoms and scintigraphy with a new magnetic resonance imaging grading system. Am J Sports Med. 1995; 23: 472-81.

8) Newman P, Witchalls J, Waddington G, et al. Risk factors associated with medial tibial stress syndrome in runners: a systematic review and meta-analysis. J Sports Med. 2013; 4: 229-41.

9) Hubbard TJ, Carpenter EM, Cordova ML. Contributing factors to medial tibial stress syndrome: a prospective investigation. Med Sci Sports Exerc. 2009; 41: 490-6.

10) Loudon JK, Reiman MP. Lower extremity kinematics in running athletes with and without a history of medial shin pain. Int J Sports Phys Ther. 2012; 7: 356-64.

11) Sharma J, Golby J, Greeves J, et al. Biomechanical and lifestyle risk factors for medial tibia stress syndrome in army recruits. Gait Posture. 2011; 33: 361-5.

12) Willems TM, De Clercq D, Delbaere K, et al. A prospective study of gait related risk factors for exercise-related lower leg pain. Gait Posture. 2006; 23: 91-8.

13) Newman P, Adams R, Waddington G. Two simple clinical tests for predicting onset of medial tibial stress syndrome: shin palpation test and shin oedema test. Br J Sports Med. 2012; 46: 861-4.

14) Bennell K, Taibot R, Wajsweiner H, et al. Intra-rater and inter-rater reliability of a weight-bearing lunge measure of ankle dorsiflexion. Aust J Physiother. 1998; 44: 175-80.

15) Kendall FP, McCreary EK, Provance PG, et al. Lower extremity. muscles: Testing and function with posture and pain. 5th ed. Philadelphia: Lippincott

Williams & Wilkins. 2005. p. 359-82.

16) Moen MH, Bongers T, Bakker EW, et al. Risk factors and prognostic indicators for medial tibial stress syndrome. Med Sci Sports. 2012; 22: 34-9.

17) Brody DM. Techniques in the evaluation and treatment of the injured runner. Orthop Clin North Am. 1982; 13: 541-58.

18) Raissi GR, Cherati AD, Mansoori KD, et al. The relationship between lower extremity alignment and Medial Tibial Stress Syndrome among non-professional athletes. Sports Med Athrosc Rehabil Ther Technol. 2009; 1: 11-8.

19) James SL, Bates BT, Osternig LR. Injuries to runners. Am J Sports Med. 1978; 6: 40-50.

20) Lum V, Meeuwisse WH, Stergiou P, et al. Relation between running injury and static lower limb alignment in recreational runners. Br J Sports Med. 2004; 38: 576-80.

21) Bonci CM. Assessment and evaluation of predisposing factors to anterior cruciate ligament injury. J Athl Train. 1999; 34: 155-64.

22) 橋川拓史. ランニング動作のためのエクササイズ. 臨スポ医. 2014; 31（臨時増刊号）: 305-10.

23) 岡戸敦男, 小林寛和. シンスプリントに対する的確・迅速な臨床推論のポイント. 理学療法. 2011; 28: 230-5.

24) Hubbard TJ, Carpenter EM, Cordova ML. Contributing factors to medial tibial stress syndrome: A prospective investigation. Med Sci Sports Exerc. 2009; 41: 490-6.

25) Yeung EW, Yeung SS. A systematic review of interventions to prevent lower limb soft tissue running injuries. Br J Sports Med. 2001; 35: 383-9.

26) Cameron MH（原著）, 渡部一郎（訳）. EBM 物理療法. 第4版. 東京: 医歯薬出版; 2015. p.187-216.

27) Jung DY, Koh EK, Kwon OY. A comparison in the muscle activity of the abductor hallucis and the medial longitudinal arch angle during toe curl and short foot exercises. Phys Ther Sport. 2011; 12: 30-5.

28) 日本臨床スポーツ医学会編集委員会, 編. 骨・関節のランニング傷害に対しての提言. 日本臨床スポーツ医学会誌. 2005; 13（Suppl.）: 243-8.

29) Malisoux L, Chambon N, Delattre N, et al. Injury risk in runners using standard or motion control shoes: a randomised controlled trial with participant and assessor blinding. Br J Sports Med. 2016; 50: 481-7.

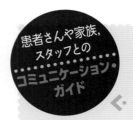

Communication Guide:
「XX？」ときかれたらどうする？

Q 「練習を休んだら治りますよね？」ときかれたらどうする？

A MTSSの症状は，練習を数日中止すれば改善することが多いです．しかし症状が消失したことが，MTSSが完治したわけではないことを説明しましょう．MTSSの痛みは繰り返す患者が多くいます．MTSSは休めば治るという誤認識があり，痛みの主要因が改善されていないことが多くみられます．MTSSの既往歴があると，MTSS発症のリスクになると報告されています[2,9]．またMTSSから疲労骨折に進展することがあります．そのため，症状の軽減を確認しながら，動作の改善（メカニカルストレスの軽減）を行う必要があることを説明しましょう．必要に応じて，医師からも理学療法の必要性を説明してもらいましょう．練習復帰する際は，走る量，スピードを抑えて，段階的にあげるように指導しましょう．

Q 「走るフォームは変えた方がよいですか？」ときかれたらどうする？

A 走行フォームにより症状部位にメカニカルストレスがかかっていることが多いです．原因が走行フォームにあると考えても走行フォームの変更をセラピストのみの考え方で進めることは避けなければなりません．その理由は，走行フォームの急激な変更は他部位の傷害発生やパフォーマンスの低下を生じる危険性があるからです．また，指導者の指導内容とセラピストの意見に相違があった場合，アスリートの混乱を招く可能性があります．理学療法を進めていくなかで，自然に走行フォームを変化させていく方が賢明な判断だと思います．

<大見武弘>

13 アキレス腱炎

疾患の特徴

　アキレス腱周囲の疾患は，アキレス腱の実質部の障害と付着部の障害に大別できる．アキレス腱実質部の障害の多くは，組織変性を伴うアキレス腱症（Achilles tendinosis）である[1]．組織変性は腱の微細損傷と血流量低下部分の存在により，組織の回復過程が破綻して生じる．対して腱実質部の急性の痛みはパラテノンの炎症に起因し[2]，かつてはアキレス腱周囲炎（Achilles peritendinitis）とよばれた．近年では，これらの腱実質部の疾患は総じてアキレス腱障害（Achilles tendinopathy）と扱われる[2]．一方，腱付着部の障害は，アキレス腱付着部症と踵骨後部滑液包炎に分類される[3] 図1．本稿ではこれらのすべ

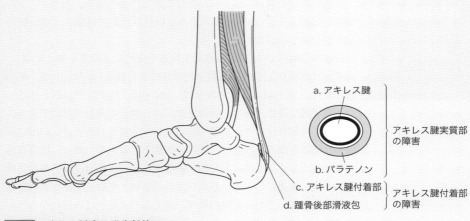

図1 アキレス腱炎の発生部位
a：アキレス腱症，b：アキレス腱周囲炎，c：アキレス腱付着部症，d：踵骨後部滑液包炎

てを扱う.

実質部の痛みは急性的な炎症症状を伴わない慢性的な症状が一般的である. 腱への応力の反復により腱組織の微細損傷や腱周囲の腫脹が生じ, 長期の罹患により血管新生や神経線維束の増殖も加わることが痛みの原因となる[4]. 組織は徐々に変性し, アキレス腱の微細断裂, 脂肪組織の沈着, 結合組織の粘液変性などが生じ, 巨視的に腱が肥厚し, 力学的に脆弱になる[5]. 組織損傷が生じやすくなり, 組織の回復過程が阻害されることで慢性化する.

疫学的に報告が多いのはランナーのアキレス腱炎である[6-8]. その他のスポーツでも報告はあるが, 低い活動レベルでも発症の報告があることから[9], 運動負荷は発症の一要因に過ぎないと考えられる.

リスクに関する内的因子として, 腓腹筋の過緊張[7]や距骨下関節の異常(角度低下, あるいは過度の可動域)[7], 底屈筋力低下[10,11], 腱組織の異常[12]などの身体機能がある. 肥満, 高血圧, 高脂血症, 糖尿病などの医学的状態は血流の減少と関連して発症因子となる[9]. 外的なリスク因子には, 誤ったトレーニング[13]や環境要因[14], 問題のある用具類などがある. リスク因子にはアキレス腱に対する応力を増す要素と組織回復を妨げる要素が含まれており, 治療において各要素の存在を把握して考察を進める.

1 理学療法評価

1-1 痛み

アキレス腱実質部の痛みは, 急性の痛みである場合, パラテノンの炎症に起因する[2]. 急性の痛みである場合は熱感や腫脹などの炎症所見を合わせて確認する.

慢性的な症状では, 主に慢性的な腫脹や変性による痛みやこわばり, あるいは血管新生や神経線維束の増殖による痛み[4]がみられる. 組織変性を伴うアキレス腱症であれば, arc sign[4]および Royal London test[4] 図2 が陽性となり, 関節運動に伴う患部の移動が確認できる. 逆に陰性の場合はアキレス腱周囲炎であり, 腱とパラテノンの間に限局した腫脹が触診される[15]. 患部の状態を把握するために, 圧痛を感じる範囲(多くは血流に乏しい付着部から2~6 cm[4]), 押す方向(内側, 外側, 後方)による痛みの程度の差も確認する. アキレス腱付着部の痛みでは, アキレス腱付着部の前上方の滑液包に内外側から圧を加える two finger squeeze test[16]で陽性の場合は踵骨後部滑液包炎である. 陰性の場合は, アキレス腱付着部症である.

296 13. アキレス腱炎

腫脹の存在を確認する　　　　　　　底背屈に伴い，腫脹の移動がみられる場合は陽性（アキレス腱症）

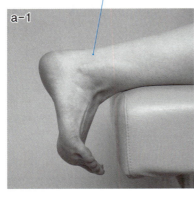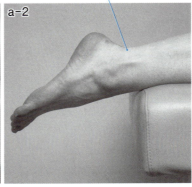

軽度底屈位にて踵骨隆起から3cmの位置で圧痛を確認する　　　最大背屈に伴い，痛みが減少する場合は陽性（アキレス腱症）

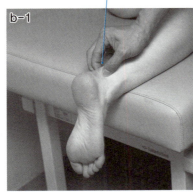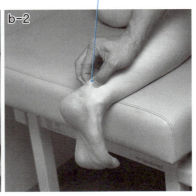

図2 アキレス腱症とアキレス腱周囲炎の鑑別のためのテスト・ガイド
a：arc sign，b：Royal London test

　治療に向けて原因や発生機序，回復過程などを推測するために，一定の手順に従いアキレス腱のどの部位に痛みを生じているかを把握する**図3**．超音波画像診断装置を用いて患部の位置や範囲と状態，変性組織の存在，異常血流の存在などを確認できれば，臨床所見の確実な裏付けとなる**図4**．アキレス腱の構造的な異常は周辺組織への異常な応力をもたらす．

　アキレス腱炎の特徴は，睡眠や長時間座位などの安静後に痛みやこわばりを訴えることである．この症状は，運動中に軽減することが多

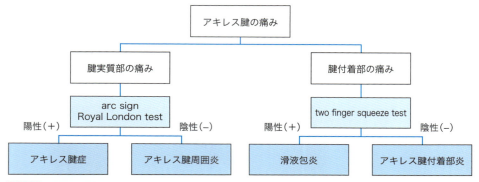

図3 アキレス腱炎の患部の評価手順

圧痛や運動時痛で痛みの位置を特定し，臨床検査によりさらに組織を特定する．

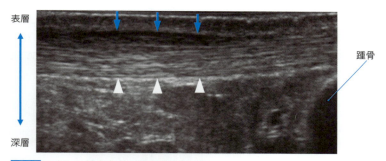

図4 アキレス腱炎患者の超音波診断画像

腱の深層側（△印）では fibrillar pattern が鮮明にみられるが，腱表層（矢印）に低信号像がみられ，fibrillar pattern が不鮮明になっている．

表1 Roles-Maudsley スコア

	点	説明（日本語訳）
Excellent	1	痛みなし，運動および活動がすべて可能
Good	2	場合により違和感があるが，運動および活動はすべて可能
Fair	3	長時間の活動後に時々違和感がある
Poor	4	痛みにより活動が制限される

いが，運動後に再び増加することが多い[2]．症状は Roles-Maudsley スコア 表1 を用いることで客観的に捉える．動作としては，歩行，降段，片脚踵上げ，片脚ホップなどで痛みが出現しやすい[2]．VISA-A

表2 VISA-A の質問項目

1．起床後のこわばり
2．最大背屈時の伸張時痛
3．歩行後の痛み
4．降段時の痛み
5．ヒールレイズ時（あるいは後）の痛み
6．片脚ホップ時の痛み
7．スポーツへの参加状況
8．スポーツの継続可能な時間

*1〜6 の各項目について 0〜10 の 11 段階で回答，7 は回答に応じて 10 点満点，8 は回答に応じて 30 点満点，合計で 100 点満点として点数が少ない場合に重症度が高い．

(Victorian Institute of Sports Assessment-Achilles questionnaire)[17] 表2 を用いて症状を再現する動作の評価を行うことで，症状の重症度を把握することができる[17]が，公式の日本語版が存在しないため，当院では独自の日本語訳版を用いている．痛みにより動作に支障をきたす場合には，日常生活や余暇活動の制約について問診で聴取する．

1-2 │ ROM 制限，柔軟性低下

ROM 計測は，距腿関節の背屈，底屈および距骨下関節回内について行う．距腿関節の背屈 ROM は，下腿三頭筋の過緊張，アキレス腱および下腿三頭筋と周囲組織との滑走不全，距腿関節および足部の不良アライメント，アキレス腱組織の変性などにより制限される．特に腓腹筋の柔軟性低下はアキレス腱炎発症のリスク因子であり[7]，膝関節屈曲位と伸展位における背屈 ROM の差を確認する．距骨下関節回内の過可動性も同様に発症のリスク因子である[7]．底背屈運動は，制限因子が存在する場合に関節運動の途中で運動軸が変化しやすく，背屈では水平面における足部の外転，底屈では前額面における足部の内転が加わりやすい．距腿関節の可動域を正確に測定するためには，他動的に一定の運動軸を保つ方向に誘導する 図5．ROM 計測と同時に，最終域感の確認と最終域での軟部組織の緊張を触診し，その時点での制限因子を推測する．治療の進行や運動継続によるコンディションの変化で最も影響を与える制限因子は変化するため，ROM 計測と最終域感の確認は適宜行う．

背屈ROMの検査では矢状面内で足部を背屈し，水平面の運動が入らないように注意する

水平面内の足部外転を伴うと，みかけの背屈ROMが増加する場合がある

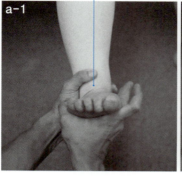 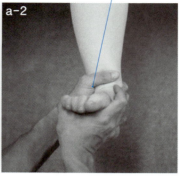

底屈ROMの検査では足部内外側を同時に下げ，前額面の運動が入らないように注意する

前額面内の足部内転を伴うと，みかけの底屈ROMが増加する場合がある

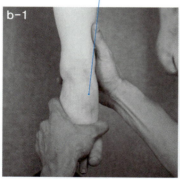 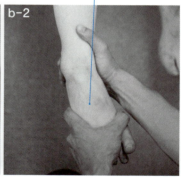

図5 距腿関節のROM検査・ガイド
a-1: 正しい背屈ROM計測，a-2: 足部外転を伴う誤った背屈ROM計測
b-1: 正しい底屈ROM計測，b-2: 足部回外を伴う誤った底屈ROM計測

　ROM計測に加え，アキレス腱の柔軟性としてスティフネスを評価する．背屈ROMによって，アキレス腱の長軸方向のスティフネスを確認する．足関節中間位においてアキレス腱の短軸（走向に対して垂直）方向に力を加え，局所的な硬さを確認する[18]．この硬さは，パラテノンの腫脹や肥厚，パラテノンとアキレス腱や脂肪体（Kager's fat pad）の癒着[19]，あるいは皮下組織との滑走性低下，アキレス腱の腫脹や肥厚と変性，下腿三頭筋の筋緊張などの影響を受ける．実際にアキ

アキレス腱を外側から押し，内側線維の伸張の程度を確認する

アキレス腱を内側から押し，外側線維の伸張の程度を確認する

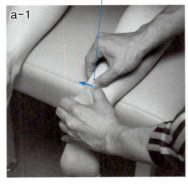
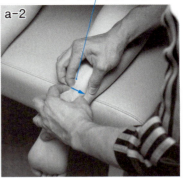

アキレス腱後方や側方の皮下組織をつまみ，可動性の程度を確認する

アキレス腱前方の脂肪体に指を当て，指の入る程度を確認する

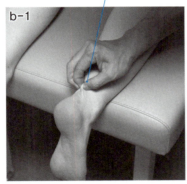
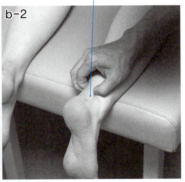

図6 アキレス腱の硬さと組織可動性評価のための触診・ガイド
a-1: アキレス腱内側線維の硬さ評価，a-2: アキレス腱外側線維の硬さ評価
b-1: アキレス腱周囲皮下組織の可動性評価，b-2: アキレス腱前方の脂肪体の硬さ評価

レス腱に沿って隣接する皮下組織や脂肪体に触れることで，各組織の可動性を確認する 図6 ．炎症症状が強い場合は皮膚刺激で痛みを訴えることもあるため，触診による検査は痛みの出ない範囲に控える．自覚的な評価として，他動底屈，他動背屈，スクワット（両脚，片脚），カーフレイズ（両脚，片脚）を行い，どの程度の応力や運動範囲でこわばりが生じるかも確認する．

1-3 筋機能異常

アキレス腱炎患者では，足関節底屈の筋出力や持久力が低下する[11]．底屈筋力の不足は発症のリスク因子でもあり[10,11]，発症以前からこうした機能不全が存在した可能性もある．不十分な底屈筋力はアキレス腱に適切な負荷を与えられず，構造的に腱を脆弱にする．

アキレス腱への偏った応力増加という観点からは，踵骨の回内，あるいは回外によるアキレス腱の偏った伸張が問題となる[20,21]．後脛骨筋筋力発揮の低下による荷重時の過度の後足部回内アライメントや，接地時の腓骨筋筋力発揮の低下[22]による回外位から過度の回内運動が起こり得る．こうした過度の回内は「whipping action（むち打ち作用）」としてアキレス腱へ負荷を生じるとされる[23]．

筋機能としては，徒手筋力テストを用いて筋力を定量化する．足関節底屈運動の反復は VISA-A の内容にも踵上げ運動として含まれるため，痛みの評価と合わせて行う．同時に，腓腹筋やヒラメ筋の筋緊張を触診で確認する．特に臨床上は膝屈曲位での踵上げ動作においてヒラメ筋の収縮不全がみられる場合が多い．筋萎縮の評価として，下腿周径の測定を行う場合もある．

1-4 アライメント異常

アキレス腱炎の症例では，足関節や足部に不良アライメントを有する例が多く **図7**，応力がアキレス腱に集中する原因と考えられる．足部アライメントの問題は，踵骨の回内外を介してアキレス腱の伸張や腱付着部の摩擦といった応力増加につながる．また，距腿関節のアライメントの問題は，下腿の前傾運動を介してアキレス腱の伸張や腱付着部への圧縮といった応力増加につながる．

不良アライメントが存在する場合，アライメントを改善する方向に対しては関節可動性の低下がみられる．また，不良アライメントを助長する方向に対してはそれに抗する筋力発揮の低下がみられる．関節可動性や筋機能評価などの機能的要素の評価結果と視診，触診によるアライメント評価の結果から，不良アライメントの存在を類推し，アキレス腱の応力に及ぼす影響を推察する．

踵骨の前額面での回内外アライメントは leg heel angle（LHA）により計測し，定量化する．片脚立位で行うことで荷重時のアライメントの特徴を確認する[24]．LHA で回外が大きい場合，前方引き出しテ

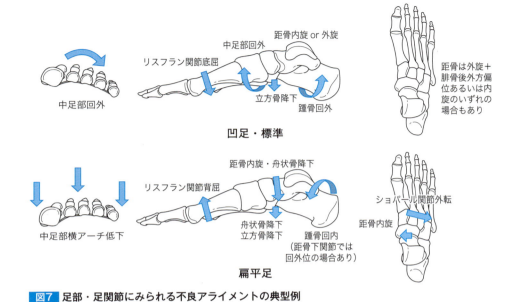

図7 足部・足関節にみられる不良アライメントの典型例
＊いずれの場合でも距骨後方偏位＋腓骨後外方偏位の場合あり

スト，内反ストレステストにより靱帯の不安定性を確認する．

　内側縦アーチの矢状面でのアライメントは舟状骨高を計測する．両脚立位から片脚立位に移行した場合の舟状骨高の差を降下量として計測し，アライメントの特徴を捉える[24]．また，母趾の MP 関節やリスフラン関節の底背屈可動性，ショパール関節内転可動性，中足部（楔状骨）の可動性についても確認する．

　距骨の内外旋アライメントについては，距骨頚部の側から頭部を触診し，向きを確認する 図8a ．アライメントに左右差がみられる場合，内旋位では距骨頭部の内側と内果の距離が近づき，外旋位では距骨頭部の外側と外果の距離が近づくため，距骨頭と果部の間に指を置くと内側，あるいは外側の距骨頭部と果部の隙間が狭く感じられる．また，距骨が内旋位にある場合，背屈運動時に距骨頚部と内果間で衝突が起こり背屈角度は制限されることから，足関節の他動背屈により距骨内旋アライメントの存在を類推できる．具体的には，足部の向きを下腿に合わせた他動背屈と，足部長軸をやや外転させた他動背屈の角度を比較する 図5a, b参照 ．後者で背屈角度が大きくなる場合は，足部外転により距骨が中間位に移動していることが示唆され，距骨内

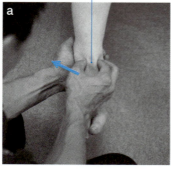
距骨頚部の側から頭部を触れるよう指を置き，果部との間隙を触診し，距離を左右で比較する

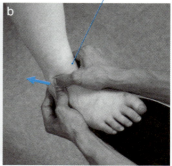
腓骨を後方に押し込み，動揺の程度を確認する（不良アライメントの場合，動揺が大きく感じられる）

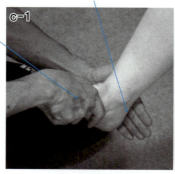
踵骨隆起に手掌を当てる（左右を比較する場合，MP関節などと決め，手掌の同じ部分で触れる）
背屈位で固定する

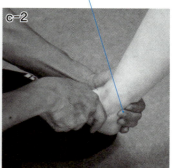
内果後縁に指が触れる位置を確認し，踵骨隆起と内果の距離の左右差を比較する

図8 距骨のアライメント確認のための触診・ガイド
a：距骨内外旋のアライメントの確認，b：腓骨（脛腓間関節）アライメントの確認，c：距骨後方偏位のアライメントの確認

旋アライメントを疑う．一方，距骨が外旋位の場合，脛腓関節で腓骨の離開方向および後方の偏位を伴うことが多い．腓骨の偏位がある場合，腓骨に後方への力を加えると通常より大きな動揺がみられるので合わせて確認する 図8b ．

　距骨の後方偏位アライメントについては，内外旋アライメントと同様に距骨頭部の位置を確認する 図8a ．距骨頭内側と内果，距骨頭外側と外果のそれぞれ距離が短くなっていることを確認する．また踵骨も後方に位置するため，最大背屈位で内果と踵骨隆起の距離を確認

する．指尖を内果後方に触れる位置に手を置き，踵骨を手掌で包み，踵骨隆起の触れる部分を確認する 図8c ．距骨が後方偏位している場合，脛腓関節で腓骨の偏位を伴うため，腓骨の動揺も合わせて確認する 図8b ．腓骨の偏位に伴い，後述する荷重時の関節安定性テストで下腿の前方動揺がみられる．

1-5 荷重時の関節安定性の低下

関節安定性は，関節の姿勢に変化を生じる外乱に抗し，できるだけ小さな変化で抑えるための能力である[25]．関節安定性は良好なアライメントとバランスのとれた筋収縮によって成立し，正常状態ではわずかな筋収縮でも十分な安定性が得られる．外乱を加える操作を行う場合，大きな力ではなく，軽微であるが急峻な力を加える[25]．外乱によって関節に動揺がみられる場合，加えた力の方向の運動を制御する支持組織へ負担を生じる可能性を推測できる．

アキレス腱への過剰な応力は，下腿前傾，あるいは踵骨回外，回内

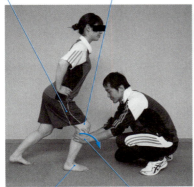
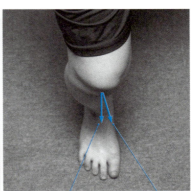

股関節は内外転中間位に保ち膝をまっすぐ前に出すように曲げる

前側の脚に7割程度荷重する

足部はまっすぐ前に向ける

下腿近位後方に手をかけ，下腿を前傾させるように足関節を中心に弧を描く方向に外乱（力）を加える

まっすぐ前方に外乱を加える

わずかに力を内側に向けて外乱を加える（動揺がみられる角度には個人差があるので，角度は少しずつ変えて何度か試す）

図9 距腿関節の荷重時安定性の評価・ガイド
足を前後に開いたスプリットスクワットの姿勢を取り，前側の脚に7割程度荷重した姿勢で下腿に前方向の外乱を加え，動揺の有無を確認する．

前方に荷重しやすいように壁や診療台などに触れてバランスを保つ

足部への外乱によって重心の動揺が生じないように下腿部を押さえる

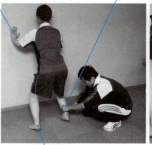
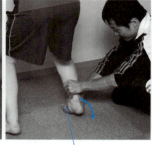
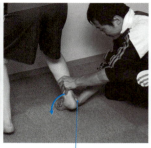

足部はまっすぐ前に向け，足関節背屈を保ったまま踵が上がるように前方に荷重する

中足部（舟状骨と楔状骨）に手を当て，中足部回外とショパール関節内転が加わるように外側にひねる力を加え，動揺を確認する

中足部（立方骨）に手を当て，中足部回内とショパール関節外転が加わるように内側にひねる力を加え，動揺を確認する

図10 足部の荷重時安定性の評価・ガイド
スクワットの姿勢から前方に荷重を移し，わずかに踵が浮いた前足部荷重姿勢に対し，足部回外と回内方向に外乱を加え，動揺の有無を確認する．

表3 関節安定性の低下と背景となる不良アライメント

姿勢	関節安定性の低下	背景となる不良アライメント
スプリットスクワット	下腿傾斜（前方）	距骨後方偏位
	下腿傾斜（前内方）	距骨内旋
ニーベントカーフレイズ	内がえし（回外＋内転）	中足部回外
	外がえし（回内＋外転）	ショパール関節外転

によって生じる．安定性を確認するために，スプリットスクワット姿勢の前側の脚に，下腿を前方，あるいは前内方に倒す方向に外乱を加える[26] 図9．同様に，ニーベントカーフレイズ姿勢において，中足部を内がえし（回外＋内転）あるいは外がえし（回内＋外転）に動かす方向に外乱を加える[26] 図10．関節安定性の低下は不良アライメントを助長する方向にみられる 表3．

1-6 荷重時のキネマティクス異常

荷重時のキネマティクスは実際の歩行やランニングで確認する．アキレス腱への負担と考えられる現象がみられた場合，必要に応じて股

関節や体幹の機能評価も併せて行う.

前額面上では，踵接地（足部接地）時に後足部の内反角度が大きく，その後外反角度が大きくなることがリスク因子となる[27-29]．このような運動は，前述した機能障害によって出現する．股関節外転筋力低下によるトレンデレンブルグ徴候やデュシェンヌ徴候，股関節屈曲，内旋可動域の不足と骨盤回旋による knee-in 姿勢は，いずれも前額面上で下腿の傾斜を生じ，アキレス腱への応力を増加させる.

矢状面上では，中足骨頭接地時の COP の前方移動が小さいことがリスク因子となる[30]．COP が相対的に後方にある状態は，底屈方向の筋出力を要し，アキレス腱の応力を増加する．この背景として，体幹の直立姿勢や胸椎後弯増強などによる後方重心，股関節伸展や内旋・内転あるいは伸展の筋力低下による骨盤の前方推進の不足，足関節背屈筋力低下によるフットスラップなどの原因がある.

2 理学療法治療

アキレス腱炎に対する理学療法は，患部の組織治癒促進，および患部へ加わる応力減少を目標として行う．その結果として痛みが軽減し，活動の制約をなくしていくことが治療の主たる目的である．急性期の場合は，運動休止は必須である．しかし，慢性的な症状では必ずしも休止により効果を得られるわけではなく，運動後の痛みが強すぎず，翌日までに消失する程度であれば運動を続けながら治療を行うことも可能である[31]．これまでに効果が確認され，推奨されてきた介入方法[2] 表4 はあるが，罹患部位や各個人の内的因子の特徴によって発症機転が異なる可能性を考慮し，評価に基づき応力が増加する原因因子を推定した上で，必要なアプローチを包括的に行っていく.

表4 アキレス腱障害に推奨される治療

【強いエビデンスあり】	●遠心性負荷
【中程度のエビデンスあり】	●低出力レーザー ●イオントフォレーシス
【弱いエビデンスあり】	●背屈制限に対するストレッチング ●ランニングに対するインソール使用
【専門家の提言】	●徒手療法 ●テーピング

2-1　痛みに対する物理療法

　急性期の炎症症状を有する場合は，寒冷療法としてアイシングを実施する．15分から20分程度，氷（アイスパック，氷嚢など）を患部に当て，圧迫を加える．運動を継続している症例では，運動後にアイシングを実施することを合わせて指導する．

　アキレス腱の組織治癒に効果が示されている物理療法として低出力レーザー療法[32]とショックウェーブ療法[33]がある．低出力レーザー療法は痛みやこわばりの軽減に効果がある[2]．ショックウェーブ療法はアキレス腱付着部[34]，アキレス腱実質部[35]のいずれに対しても運動療法による短期的な治療効果を向上させる．特に治療に難渋する症例で効果が高い[33]ことを考慮すると，早期の結果が求められるスポーツ選手への適用は有効である．

2-2　アライメント修正のための徒手療法

　徒手療法の目的は，不良アライメントによるアキレス腱への応力集中の軽減である．足部のアライメントは，荷重動作によって足部へは軸圧（後方へ押し込まれる力）が加わる影響を受けている．運動療法などで骨間の正常な運動が容易に回復しない場合に，徒手的に足部を遠位へ牽引する力，あるいは偏位した方向と逆方向の力を加えて関節運動を誘導する．

　徒手療法として，筆者が行う方法を以下に示す 図11 ．

a）楔状骨の可動性改善：第1中足骨を遠位方向に牽引し，リスフラン関節の遠位離解方向の可動性を改善する．リスフラン関節をまたぐ足趾内在筋（短母趾屈筋，母趾内転筋など）が緊張している場合は，牽引を加えたまま母趾MP関節を他動的に底背屈させる．

b）距骨前方すべりの可動性改善：距骨内側を遠位方向に牽引し，距腿関節の前方すべり運動を促す．距骨外旋，後方偏位の場合も同様の方法で行う．

c）距骨のアライメント修正（距骨内旋時のみ行う）：内旋した距骨を外旋方向へ誘導する．舟状骨の降下や踵骨の回内足を伴う場合，舟状骨を挙上し，距骨の回外への誘導加える．

d）ショパール関節のアライメント修正（ショパール関節外転時のみ行う）：第5中足骨，立方骨を遠位方向に牽引し，ショパール関節の内転運動を誘導する．

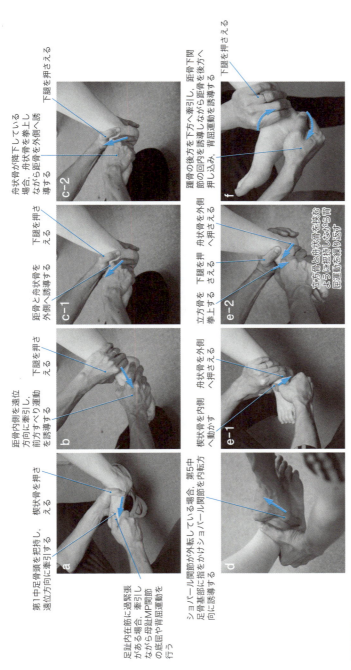

図11 足部アライメント修正のための徒手療法・ガイド

a：楔状骨の可動性改善，b：距骨前方すべりの可動性改善，c：距骨のアライメント修正，c-1：距骨の外旋誘導，c-2：距骨の外旋＋舟状骨の挙上誘導，d：ショパール関節のアライメント修正（ショパール関節外転時のみ），e：中足部のアライメント修正，e-1：距舟関節のアライメント修正，e-2：中足骨横アーチの形成＋足関節背屈，f：距骨下関節のアライメント修正

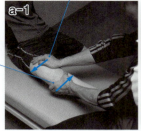
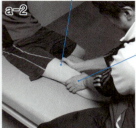
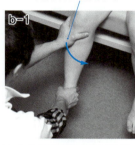
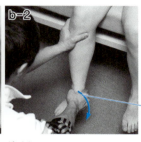

図12 下腿アライメント修正のための徒手療法・ガイド
a-1: 下腿の内旋誘導（膝屈曲位），a-2: 下腿の内旋誘導（膝伸展位），b-1: 下腿の内反＋距腿関節の回内誘導（初期位置），b-2: 下腿の内反＋距腿関節の回内誘導（最終位置）

e）中足部のアライメント修正：舟状骨を外側方向に押さえ，楔状骨を内側方向へ動かすことで楔舟関節の可動性を改善する．また舟状骨を外側方向に押さえ，立方骨を内側方向に押さえ，互いに挟み込むように把持する．そのまま距腿関節の底背屈運動を繰り返す．

f）距骨下関節のアライメント修正：踵骨を下方に牽引した上で，距骨の後方すべり運動を促す．踵骨の回外アライメントを伴う場合，踵骨の内側の牽引を十分に行う．

距腿関節，距骨下関節の不良アライメントには下腿外旋，外反アライメントも関連する[24]．その場合は，大腿骨に対し下腿を内旋方向，内反方向に誘導する徒手操作も併せて行う 図12．

さらにアキレス腱の柔軟性回復も図る．アキレス腱の柔軟性が失われた部位に対し，皮下組織や脂肪体を把持して足関節底背屈を行い，アキレス腱を動かす徒手療法[18,36]や，柔軟性が失われた方向に対するモビライゼーション[37]を行う．治療者の手技はアキレス腱の硬さと組

織可動性評価のための触診の手技 図6 と同様で，患者の自動底背屈運動を併せて行うこともある．

2-3 アライメント修正および ROM 改善のための運動療法

アライメント修正および ROM 改善のためには，患者自身による継続的な運動の実施が重要である．運動の内容は前述の徒手療法によるアライメント修正の流れと同様であり，母趾内在筋の運動，距骨の前方すべり運動，距骨の外旋運動，ショパール関節の内転運動，中足部の回内運動，距腿関節の背屈運動を行う 図13 ．必要に応じて，下腿アライメント修正運動も行う 図14 ．アライメントの修正に続けて下腿三頭筋のマッサージ，モビライゼーションストレッチ（膝伸展位）などを行い，足関節背屈可動域の改善を図る．

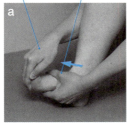
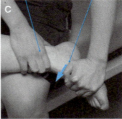
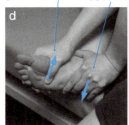
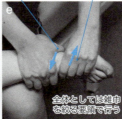
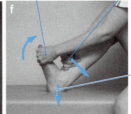

図13 足部アライメント修正のためのセルフストレッチング・ガイド
a：母趾 MP 関節の背屈ストレッチング，b：足関節底屈ストレッチング（距骨の前方すべり運動），
c：距骨の外旋ストレッチング，d：ショパール関節内転ストレッチング，e：中足部回内ストレッチング，
f：足関節背屈ストレッチング（距骨の後方すべり運動）
（それぞれ図 11 の徒手療法に対応）

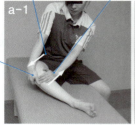
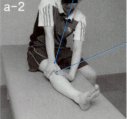
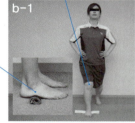
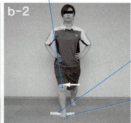

図14 下腿アライメント修正のためのセルフエクササイズ・ガイド

a-1: 下腿の内旋誘導エクササイズ（膝屈曲位），a-2: 下腿の内旋誘導エクササイズ（膝伸展位），b-1: 下腿の内反＋距骨下関節の回内誘導（股関節中間位），b-2: 下腿の内反＋距骨下関節の回内誘導（股関節外転・外旋位）（それぞれ図12の徒手療法に対応）

2-4　筋機能トレーニング（患部）

　筋機能トレーニングの主な目的は，1）関節安定性の向上，2）アキレス腱への負荷の適用，3）足関節底屈筋力の向上である．なかでもアキレス腱への負荷の適用は，治療のなかでも高い効果が示されている[2,38,39]．ただし，徒手筋力テストと関節安定性検査の結果に問題がある場合，アキレス腱への応力集中につながる可能性や，関節可動性の低下に伴って筋出力が低下している可能性があるため，筋機能トレーニングはアライメントや関節可動性の改善に合わせて行う．

　治療開始時にカーフレイズや荷重位における伸張時の痛みが強い場合は，非荷重位での運動を中心とし，荷重運動は治療により痛みが軽減した段階で行う．非荷重位での運動は，チューブを用いた後脛骨筋，腓骨筋，下腿三頭筋のトレーニングを実施する．荷重運動は自重でカーフレイズから開始し，運動中のアライメントを回内外中間位に保

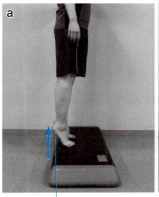 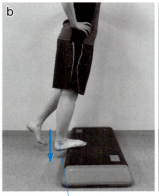 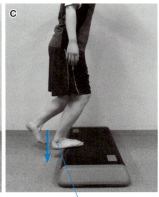

a 踵の上昇時は両脚で持ち上げる　　b 踵の下降時は片脚で行い最大背屈位まで3秒かけてゆっくり下ろす　　c 踵の下降時は片脚で行い最大背屈位まで3秒かけてゆっくり下ろす

図15 足関節の遠心性トレーニング・ガイド
踵の上昇時は両脚で持ち上げ，踵の下降時は片脚で3秒かけてゆっくり下ろし，やや痛みがあるが運動可能な程度で行う．痛みが強い場合は下降も両脚で行う．まったく痛みを感じない場合は，錘を入れたバックパックを背負うなどして負荷を増す．
a：上昇局面，b：下降局面（膝伸展位），c：下降局面（膝屈曲位）

表5 レジスタンストレーニングによりアキレス腱に負荷をかける方法

種目	・カーフレイズマシンでの両足カーフレイズ（膝屈曲位） ・レッグプレスマシンでの両足カーフレイズ（膝伸展位） ・バーベルを担いだ両足カーフレイズ（前足部をプレートに乗せる，膝伸展位）
方法	・カーフレイズは3秒で上昇し，3秒で下降 ・各種目は3〜4セット実施 ・セット間に2〜3分の休息，種目間に5分の休息
負荷	（1週目）　　　15 RM（repetition maximum*）を週3回 （2〜3週目）　12 RMを週4回 （4〜5週目）　10 RMを週4回 （6〜8週目）　 8 RMを週4回 （9〜12週目）　6 RMを週4回 *その回数までしか行えない最大の負荷

つよう注意を払って行う．ヒールドロップ運動による下腿三頭筋の遠心性収縮を行う方法[38] 図15 や両脚のレジスタンストレーニングによる求心性および遠心性収縮を行う方法[39]によりアキレス腱に負荷を加える 表5．実施可能な運動環境によって方法を選択する．アキレ

ス腱へ負荷を加える継続的なトレーニングは，発症のリスク因子である底屈筋力の低下[10]の改善にもつながる．

2-5 患部外の筋機能トレーニングを含めた動作練習

荷重時のキネマティクス異常がみられた部分に対して，エクササイズを行う 図16 ．股関節外転筋力低下による前額面上の問題（トレンデレンブルグ現象，デュシェンヌ現象）に対しては，臥位で股関節外転トレーニングや片脚立位で骨盤挙上・下制運動を行う．骨盤の前方への並進運動不良の問題は，スプリットスクワット姿勢で骨盤を前後移動する運動を行い，骨盤の過剰な回転運動を押さえた重心移動を学習させる．フットスラップや姿勢の問題が付随する場合は，重心移動を伴う運動中に足関節背屈を強調したり，姿勢を意識づけることで問題解決を図る．

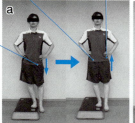
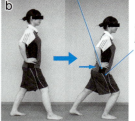
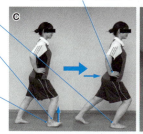

図16 移動動作における骨盤の運動性・安定性向上エクササイズ・ガイド
a: 立位股関節外転筋エクササイズ，b: 重心移動時の骨盤の安定性・運動性向上エクササイズ，
c: 足関節背屈を強調した重心移動エクササイズ，d: 骨盤移動の誘導

❖文献

1) Kannus P, Jozsa L. Histopathological changes preceding spontaneous rupture of a tendon. A controlled study of 891 patients. J Bone Joint Surg Am. 1991; 73: 1507-25.

2) Carcia CR, Martin RL, Houck J, et al. Achilles pain, stiffness, and muscle power deficits: achilles tendinitis. J Orthop Sports Phys Ther. 2010; 40: A1-26.

3) Wiegerinck JI, Kerkhoffs GM, van Sterkenburg MN, et al. Treatment for insertional Achilles tendinopathy: a systematic review. Knee Surg Sports Traumatol Arthrosc. 2013; 21: 1345-55.

4) Maffulli N, Kenward MG, Testa V, et al. Clinical diagnosis of Achilles tendinopathy with tendinosis. Clin J Sport Med. 2003; 13: 11-5.

5) Khan KM, Cook JL, Bonar F, et al. Histopathology of common tendinopathies. Update and implications for clinical management. Sports Med. 1999; 27: 393-408.

6) Johansson C. Injuries in elite orienteers. Am J Sports Med. 1986; 14: 410-5.

7) Kaufman KR, Brodine SK, Shaffer RA, et al. The effect of foot structure and range of motion on musculoskeletal overuse injuries. Am J Sports Med. 1999; 27: 585-93.

8) Lysholm J, Wiklander J. Injuries in runners. Am J Sports Med. 1987; 15: 168-71.

9) Holmes GB, Lin J. Etiologic factors associated with symptomatic achilles tendinopathy. Foot Ankle Int. 2006; 27: 952-9.

10) Mahieu NN, Witvrouw E, Stevens V, et al. Intrinsic risk factors for the development of achilles tendon overuse injury: a prospective study. Am J Sports Med. 2006; 34: 226-35.

11) Silbernagel KG, Gustavsson A, Thomee R, et al. Evaluation of lower leg function in patients with Achilles tendinopathy. Knee Surg Sports Traumatol Arthrosc. 2006; 14: 1207-17.

12) van Snellenberg W, Wiley JP, Brunet G. Achilles tendon pain intensity and level of neovascularization in athletes as determined by color Doppler ultrasound. Scand J Med Sci Sports. 2007; 17: 530-4.

13) Jarvinen TA, Kannus P, Maffulli N, et al. Achilles tendon disorders: etiology and epidemiology. Foot Ankle Clin. 2005; 10: 255-66.

14) Milgrom C, Finestone A, Zin D, et al. Cold weather training: a risk factor for Achilles paratendinitis among recruits. Foot Ankle Int. 2003; 24: 398-401.

15) Sorosky B, Press J, Plastaras C, et al. The practical management of Achilles tendinopathy. Clin J Sport Med. 2004; 14: 40-4.

16) Schepsis AA, Jones H, Haas AL. Achilles tendon disorders in athletes. Am J Sports Med. 2002; 30: 287-305.

17) Robinson JM, Cook JL, Purdam C, et al. The VISA-A questionnaire: a valid and reliable index of the clinical severity of Achilles tendinopathy. Br J Sports Med. 2001; 35: 335-41.

18）高橋佐江子．腱障害（アキレス腱症）の治療．In：吉田昌弘，他編．下肢スポーツ疾患治療の科学的基礎：筋・腱・骨・骨膜．Sports Physical Therapy Seminar Series．東京：ナップ；2015．p. 128-39．

19）亀田　壮，熊井　司，田中康仁，他．腱の overuse 障害：アキレス腱症．In：熊井　司，編．臨床スポーツ医学．東京：文光堂；2014．p. 608-13．

20）Edama M, Kubo M, Onishi H, et al. The twisted structure of the human Achilles tendon. Scand J Med Sci Sports. 2015；25：e497-503．

21）Lersch C, Grotsch A, Segesser B, et al. Influence of calcaneus angle and muscle forces on strain distribution in the human Achilles tendon. Clin Biomech（Bristol, Avon）. 2012；27：955-61．

22）Baur H, Muller S, Hirschmuller A, et al. Comparison in lower leg neuromuscular activity between runners with unilateral mid-portion Achilles tendinopathy and healthy individuals. J Electromyogr Kinesiol. 2011；21：499-505．

23）Clement DB, Taunton JE, Smart GW. Achilles tendinitis and peritendinitis：etiology and treatment. Am J Sports Med. 1984；12：179-84．

24）小林　匠．足部アライメント不良に対する運動療法．In：山内弘喜，他編．足部スポーツ障害治療の科学的基礎．Sports Physical Therapy Seminar Series．東京：ナップ；2012．p. 144-58．

25）玉置龍也．Stability．In：片寄正樹，他編．機能評価診断とその技法．スポーツ理学療法プラクティス．東京：文光堂；2017．p. 39-47．

26）玉置龍也．バスケットボール：切り返し動作，着地動作などの減速動作を中心に．理学療法．2017；34：656-66．

27）Donoghue OA, Harrison AJ, Laxton P, et al. Lower limb kinematics of subjects with chronic achilles tendon injury during running. Res Sports Med. 2008；16：23-38．

28）McCrory JL, Martin DF, Lowery RB, et al. Etiologic factors associated with Achilles tendinitis in runners. Med Sci Sports Exerc. 1999；31：1374-81．

29）Ryan M, Grau S, Krauss I, et al. Kinematic analysis of runners with achilles mid-portion tendinopathy. Foot Ankle Int. 2009；30：1190-5．

30）Van Ginckel A, Thijs Y, Hesar NG, et al. Intrinsic gait-related risk factors for Achilles tendinopathy in novice runners：a prospective study. Gait Posture. 2009；29：387-91．

31）Silbernagel KG, Thomee R, Eriksson BI, et al. Continued sports activity, using a pain-monitoring model, during rehabilitation in patients with Achilles tendinopathy：a randomized controlled study. Am J Sports Med. 2007；35：897-906．

32）Stergioulas A, Stergioula M, Aarskog R, et al. Effects of low-level laser therapy and eccentric exercises in the treatment of recreational athletes with chronic achilles tendinopathy. Am J Sports Med. 2008；36：881-7．

33）Mani-Babu S, Morrissey D, Waugh C, et al. The effectiveness of extracorporeal shock wave therapy in lower limb tendinopathy：a systematic review. Am J

Sports Med. 2015; 43: 752-61.

34) Rompe JD, Furia J, Maffulli N. Eccentric loading compared with shock wave treatment for chronic insertional achilles tendinopathy. A randomized, controlled trial. J Bone Joint Surg Am. 2008; 90: 52-61.

35) Rompe JD, Furia J, Maffulli N. Eccentric loading versus eccentric loading plus shock-wave treatment for midportion achilles tendinopathy: a randomized controlled trial. Am J Sports Med. 2009; 37: 463-70.

36) 林 典雄. アキレス腱深部の超音波観察と拘縮との関連. 運動療法のための運動器超音波機能解剖. 東京: 文光堂; 2015.

37) Christenson RE. Effectiveness of specific soft tissue mobilizations for the management of Achilles tendinosis: single case study--experimental design. Man Ther. 2007; 12: 63-71.

38) Alfredson H, Pietila T, Jonsson P, et al. Heavy-load eccentric calf muscle training for the treatment of chronic Achilles tendinosis. Am J Sports Med. 1998; 26: 360-6.

39) Beyer R, Kongsgaard M, Hougs Kjaer B, et al. Heavy slow resistance versus eccentric training as treatment for Achilles tendinopathy: A randomized controlled trial. Am J Sports Med. 2015; 43: 1704-11.

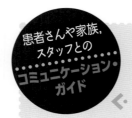

Communication Guide:
「XX？」ときかれたらどうする？

Q「アキレス腱炎の痛みを抱えたまま運動を続けていると断裂するのですか？」ときかれたらどうする？

A アキレス腱の断裂腱では組織変性がみられることから，アキレス腱断裂は変性が基盤となって生じると考えられます．しかし，アキレス腱の痛みがあったとしても，組織変性の存在や程度は人によって様々ですので，アキレス腱炎がアキレス腱断裂にすぐに発展するというわけではありません．医師の診断としても別の病態であり，いたずらに不安を煽らないようにしましょう．ただし，腱実質部の症状である場合は，断裂の生じやすい部位に負担がかかっているため，放置すれば腱の変性や断裂へ発展する可能性も考えられます．リハビリテーションはその部位への負担軽減を目的とし，予防につながることを理解してもらい，不安をリハビリテーション実施のモチベーションに昇華してもらうのがよいでしょう．

Q「ふくらはぎのトレーニングで痛みが出るんですが，続けても大丈夫ですか？」ときかれたらどうする？

A こうしたアキレス腱への負荷を目的とした運動は，多少の痛みを伴うことを前提としています．痛みの程度が NRS（Numerical Rating Scale）で 5 以下であり，翌朝までに落ち着く痛みであるなら適切な負荷であるとされています．ただし，強すぎる痛みが生じる場合は問題ですので，患者本人にトレーニング中やその後の痛みを確認してもらうように伝えます．セルフチェックにより加えている負荷が現在の状態に対して適切であるかどうかを確認することが重要であることを理解してもらいましょう．

<玉置龍也>

14 足関節捻挫

疾患の特徴

　足関節捻挫は，最も発生頻度の高いスポーツ外傷の1つである．日常生活において"ころぶ"・"つまずく"・"すべる"など，さまざまな場面に足関節捻挫発生のリスクは潜む．足関節捻挫は再発率が非常に高く，後遺症に悩まされる例も少なくない．

　足関節捻挫は，受傷パターンから大きく内反捻挫と外反捻挫に分けられ，足関節捻挫の約80%が内反捻挫とされる[1]．内反捻挫は足関節底屈位もしくは背屈位で足部の急激な内反・内旋によって生じるとされ，非接触型の損傷が比較的多い[2]．一方，外反捻挫は足関節の外反・外旋強制によって生じるとされ，内反捻挫と比べて接触型損傷の割合が高い[2]．内反捻挫では，主に足関節外側靱帯の損傷が生じる．最も損傷しやすいのは前距腓靱帯であり，次いで踵腓靱帯，前下脛腓靱帯の損傷も認める 図1 [2]．足根洞関連組織や距骨下関節靱帯・二分靱帯など，足関節外側靱帯以外の周辺組織の損傷も生じるため注意する 図1 [3]．外反捻挫では，主に足関節内側に存在する三角靱帯や前下脛腓靱帯の損傷が生じるが，腓骨骨折を合併することもある 図1 [4]．内反捻挫・外反捻挫ともに損傷組織の状態に応じて重症度が定義されるが，その多くは画像診断により分類される．

　足関節捻挫は，サッカーやバスケットボールなど着地動作やカッティング動作の多いスポーツ種目において発生率が高い．男性よりも女性で発生しやすいとされ，高BMIも危険因子とされる[5,6]．既往歴を有する者では受傷リスクが高まり，再発を繰り返しやすい外傷とされる[7]．

　足関節捻挫では，一般的な外傷後の症状としての炎症症状のほか，

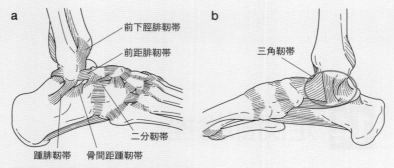

図1 足関節捻挫で損傷しやすい靱帯

a：外側面，b：内側面
内反捻挫では前距腓靱帯や踵腓靱帯が損傷しやすく，外反捻挫では三角靱帯や前下脛腓靱帯の損傷が生じやすい．その他，足根洞関連組織や距骨下関節靱帯・二分靱帯なども損傷する．

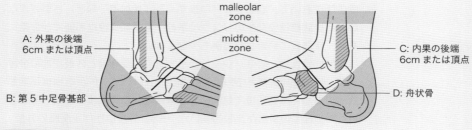

図2 Ottawa ankle rule

A〜Dの圧痛の有無および4歩荷重歩行が可能か否かを判断し，どれか1つでも当てはまった場合，足部もしくは足関節のX線撮影が推奨される．

ROM制限や筋機能異常，バランス能力低下，アライメント異常などの機能障害が生じ，さまざまな動作が制限される．再発の繰り返しにより，慢性的に足関節に不安定感を生じる状態（慢性足関節不安定症）に陥る例も少なくない[8]．

足関節捻挫では骨折を合併することもあり，臨床的な鑑別診断法としてOttawa ankle rule 図2 が有名である[9]．本稿では，骨折の合併がなく，靱帯や筋・腱などの軟部組織損傷を有する足関節捻挫に対する理学療法評価および治療について整理した．

1　理学療法評価

1-1　炎症症状

捻挫受傷後には腫脹や痛み，熱感などの炎症症状が生じる．急性期における炎症症状の把握は，重症度の推測に役立つ．受傷時期の聴取から組織の治癒状況を推測することは，その後の機能評価において重要な情報となる．例えば，受傷後2～3週経過しているにもかかわらず炎症症状が強い場合，重症度が高いことや受傷後の管理が不十分であった可能性が示唆される．一方，受傷後数日で炎症所見を認めない場合は，重症度が低いと推測される．

捻挫受傷直後には痛みや不安定感を認めるが，それらの症状が受傷直後から生じたのか，数日～数週間経過してから生じたのかを聴取する．受傷直後に認めなかった症状が数日～数週してから生じる場合，受傷後の跛行や代償動作の影響により二次的に発生した可能性もある．また，それらの症状がどのような姿勢や動作によって生じるかを確認し，その際の足関節角度（底背屈・内外反）や症状の程度を VAS（Visual Analogue Scale）や NRS（Numerical Rating Scale）にて合わせて聴取する．腫脹は靱帯組織などの損傷によって受傷直後から関節内外に認め，時間の経過とともに改善する．痛みは主に損傷組織周囲に訴えることが多い．内反捻挫では，主に前距腓靱帯や踵腓靱帯などに圧痛を認めるが，距舟靱帯や二分靱帯，腓骨筋腱などにもみられる例が存在する．一般的に，痛みは受傷後2週までに急減し，その後は緩やかに減少するが，受傷後1年以上経過しても痛みが残存する症例も存在する[10]．

圧痛点の確認は，可能な限り丁寧かつ詳細に行う．受傷タイプ（内反・外反）にかかわらず，足関節内外側靱帯以外にも前下脛腓靱帯や腓骨筋腱，二分靱帯や足根洞，第5中足骨基部など，患者の主訴に応じて，触診により詳細に評価する．

腫脹の程度は，視診により定性的に評価することも多いが，8の字法による足関節周径計測を用いて定量化するとよい 図3 ．測定時，患者は背臥位もしくは長座位で足関節中間位を保持する．メジャーを使用し，足関節前面の前脛骨筋腱と外果の間からスタートし，舟状骨結節から足底を通り，第5中足骨基部から内果下端まで引っ張り，足関節後面でアキレス腱を通過し，外果下端からスタート位置まで引っ張ることで足関節の周径を計測する．

JCOPY 498-08330　　　　　14．足関節捻挫　　321

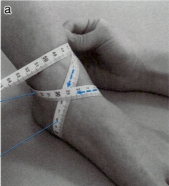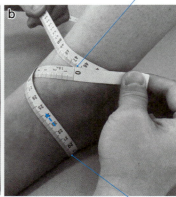

図3 8の字法による足関節周径計測・ガイド
a: 内側, b: 外側. 測定時には, 皮膚を過度に圧迫しないように注意する.

1-2 関節機能異常

　足関節捻挫では, 靱帯損傷による構造的な不安定性が生じる. 前距腓靱帯や踵腓靱帯の損傷は, 主に距腿関節の前方移動や内反・内旋の増大を招き, 痛みや不安定性の原因となる. 三角靱帯損傷は主に距腿関節・距骨下関節の外反不安定性を増大させる. 前下脛腓靱帯損傷は遠位脛腓関節の離開を招き, 足関節背屈時痛の一因となる. 構造的不安定性の評価には, X線やMRI, 超音波などの画像評価と徒手検査が存在する.

　足関節外側靱帯損傷の診断には, ストレスX線を用いることが多い. ストレスX線では, 距腿関節へ前方・内反ストレスを加えた際の距骨の移動量や傾斜量を計測することで不安定性の有無を判断する. 前方引き出しストレスでは, 距骨前方移動量の左右差3mm以上, 内反ストレスでは距骨傾斜角3°以上で前距腓靱帯や踵腓靱帯の損傷ありと判断する 図4 [11]. しかし, 術中所見との比較では, 前距腓靱帯損傷に対するストレスX線の診断精度は53％と低い[12]. 三角靱帯損傷および前下脛腓靱帯損傷の診断には, 単純X線正面像において内果～距骨内側の距離である medial clear space（MCS）を用いる. その他, 前下脛腓靱帯損傷の診断には, 同じく単純X線正面像におけ

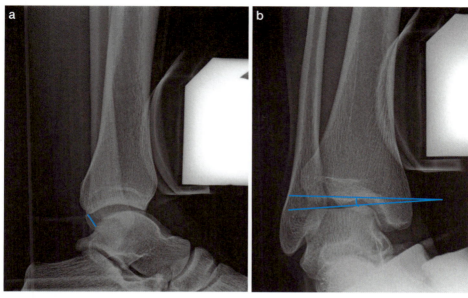

図4 ストレスX線画像・ガイド
a：前方引き出しストレス．側面像にて，脛骨関節面の後端から距骨滑車後端の距離を測定し，距骨前方偏位量の左右差を確認する．
b：内反ストレス．正面像にて，脛骨関節面の下端を結んだ線と距骨滑車の上端を結んだ線がなす角度を測定し，距骨傾斜（talar tilt）角の左右差を確認する．

る腓骨内側〜脛骨後外側の距離である tibiofibular clear space（TFCS，正常；5 mm 未満）や脛骨天蓋から 1 cm 上方における腓骨内側縁〜脛骨外側縁の重複距離で定義される tibiofibular overlap（TFO，正常；6 mm 以上）が用いられる 図5．三角靱帯や前下脛腓靱帯損傷に対するこれらの診断法の感度・特異度は，中等度とされる[13]．

MRI では，靱帯以外にも筋・腱損傷や骨挫傷の有無も判断可能である．前距腓靱帯損傷に対する MRI の診断精度は 90％以上とされるが[12]，撮影時間やコスト面から使用頻度は低い．超音波診断では，プローブを対象靱帯の走行に合わせて長軸方向に配置して靱帯を描出する．超音波画像では，靱帯の不連続性や低エコー病変が靱帯損傷の診断基準となる 図6．前距腓靱帯損傷に対する超音波の診断精度は 95％と高い値が報告されており[12]，動的なストレス撮影もリアルタイムに可能である．

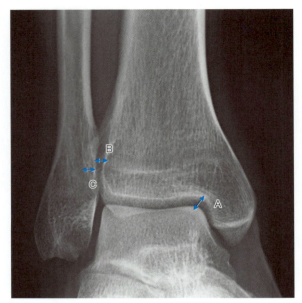

図5 単純X線正面像による三角靱帯・前下脛腓靱帯損傷の診断法・ガイド

A： medial clear space．脛骨関節面の下端最内側部から距骨内側滑車の最上端の距離を測定する．
B： tibiofibular clear space．腓骨内側端から脛骨後外側端の距離を測定する．
C： tibiofibular overlap．脛骨関節面から1cm上方にて，腓骨内側端と脛骨外側端が重複する距離を測定する．

　前距腓靱帯損傷に対する代表的な徒手検査として，前方引き出しテスト（anterior drawer test）がある．この検査では，足関節20°底屈位で下腿遠位部を把持し，踵骨への前方引き出しストレスを加えた際の距骨前方偏位量およびエンドフィールを確認する 図7a ．前方引き出しテストは，受傷直後においては炎症症状により正確な判断は困難だが，受傷後数日遅らせると精度が上がる．受傷48時間以内の評価では感度71%・特異度33%であるのに対し，受傷5日後では感度96%・特異度84%である[14]．その他，前距腓靱帯や踵腓靱帯の損傷に対する徒手検査として，内反ストレステストがある．この検査では，足関節底背屈中間位で下腿遠位部を把持し，踵骨への内反ストレスを加えた際の内反角度およびエンドフィールを確認する 図7b ．古くから用いられる検査であるが，感度・特異度等は示されておらず，検

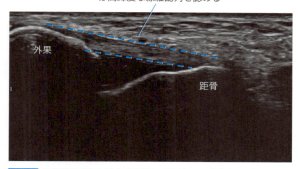

図6 前距腓靱帯の超音波画像（長軸・正常像）・ガイド
正常では高輝度なコラーゲン線維の長軸上の配列を認める（fibrillar pattern）が，損傷例では靱帯の不連続性や低エコー病変を認める．

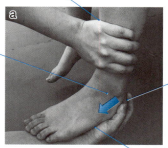
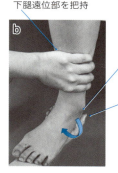

図7a 前方引き出しテスト・ガイド
一方の手で下腿遠位部を把持し，もう一方の手で踵骨を前方へ引き出す．その際の前方偏位量とエンドフィールを確認する．

図7b 内反ストレステスト・ガイド
一方の手で下腿遠位部を把持し，もう一方の手で踵骨を内反する．その際の内反角度とエンドフィールを確認する．

査の信頼性には疑問が残る．

　前下脛腓靱帯損傷に対する徒手検査は，Cotton test や crossed leg test，fibular translation test などさまざまな手法が提唱されてきた．そのなかでも代表的なスクイーズテストおよび外旋ストレステストを紹介する．スクイーズテストは，端座位で下腿中央部にて脛骨・腓骨を圧迫した際の前下脛腓靱帯部の痛みを確認する **図8a** ．術中所見

14. 足関節捻挫　325

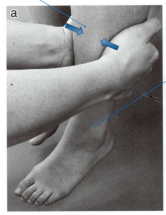
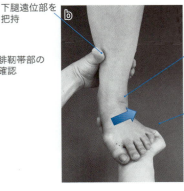

図8a スクイーズテスト・ガイド
下腿中央部で脛骨と腓骨を圧迫した際の前下脛腓靱帯部の痛みを確認する．

図8b 外旋ストレステスト・ガイド
足関節を中間位から他動的に外旋させた際の前下脛腓靱帯部の痛みを確認する．

との比較では，感度 0.57・特異度 0.14 である[15]．外旋ストレステストは，端座位・膝関節 90°屈曲位で足関節を中間位から他動的に外旋させた際の前下脛腓靱帯部の疼痛を確認する 図8b．術中所見との比較では，感度 0.50・特異度 0.00 である[15]．多くの検査が提唱されているが，いずれの検査も診断精度に課題を有する．

距骨下関節靱帯の損傷に対する徒手検査としては，medial subtalar glide test が提唱されている[16]．この検査では，距骨下関節中間位で距骨を把持し，踵骨を内側にすべらせた際の踵骨内方偏位量とエンドフィールを確認する 図9．この検査の感度・特異度は示されておらず，信頼性は不明である．

1-3 アライメント異常・ROM 制限

足関節捻挫後には，組織損傷に伴うアライメント変化や炎症によるROM 制限が生じる．前距腓靱帯や踵腓靱帯の損傷は，足関節の内反・内旋を助長させ，三角靱帯の損傷は足関節の外反・外旋を助長させる．前下脛腓靱帯の損傷は脛腓間の離開を招き，足関節底背屈ROM に影響を及ぼす．

足関節底背屈 ROM は，ゴニオメーターによる測定が一般的だが，

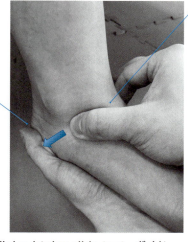

図9 medial subtalar glide test・ガイド
一方の手で距骨を把持し，もう一方の手で踵骨を内方へすべらせる．
その際の内方移動量とエンドフィールを確認する．

膝屈曲角度に影響するため，膝屈曲位・伸展位の両方で測定する．ROM 測定時には足尖の向きに注意する．背屈時には足部の外反・外旋が生じやすく，底屈時には足部の内反・内旋が生じやすい．これら足部の代償を伴った ROM 測定は再現性の低下を招くため，測定時は足部が内外反・内外旋中間位であることを確認する．

　足関節底背屈 ROM 測定と合わせて，背屈位および底屈位における足部・足関節アライメントを評価する．足関節背屈位では，距腿関節背屈位における骨性の安定性を評価指標とする．距腿関節背屈時に距骨が十分に後方にすべれば，距腿関節は骨性に安定する．しかし，何らかの原因によって距骨後方すべりが制限されると，背屈位における距腿関節の骨性の安定性は低下し，正常足関節では生じ得ない背屈位における距腿関節の内外旋方向の遊びが確認される．評価は，距腿関節内外旋中間位にて背屈させ，そこから足部を外旋させた際の遊びを確認する **図10** ．正常であれば，距腿関節背屈位における外旋方向への遊びは確認されず足底面は水平となるが，足関節捻挫後の構造的・機能的な不全により安定性が低下した足関節では，足底面は内反方向へと傾き，外旋方向への遊びを認める．この距腿関節内外旋中間位における距骨後方すべりの制限は，過度な下腿外旋が原因となって

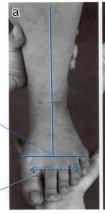
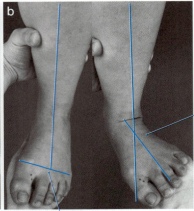

下腿長軸に対して足底面が水平となる

足部の水平面（内外旋）方向の遊びがない

下腿に対して足部が外旋した位置で距腿関節が安定する

下腿長軸に対して足底面が内反位となる

図10　背屈位のアライメント評価・ガイド
a：距腿関節内外旋中間位で足底面は水平となり，内外旋方向への遊びはない．
b：下腿過外旋に伴い，距腿関節内外旋中間位で足底面は内反位となり，外旋方向への遊びが大きく，外旋位で骨性の安定性が得られる．

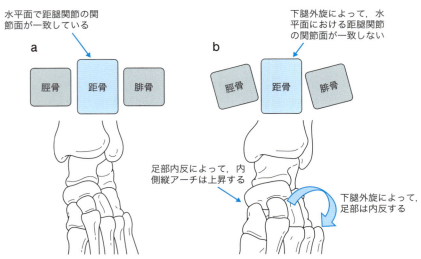

水平面で距腿関節の関節面が一致している

下腿外旋によって，水平面における距腿関節の関節面が一致しない

足部内反によって，内側縦アーチは上昇する

下腿外旋によって，足部は内反する

図11　荷重動作時の足部アーチの降下・ガイド
a：距腿関節における関節面の向きが一致しているため，スムーズな下腿前傾と足部アーチの降下がみられる．
b：下腿過外旋に伴う距腿関節における関節面の向きの不一致によって，下腿前傾と足部アーチの降下が妨げられる．

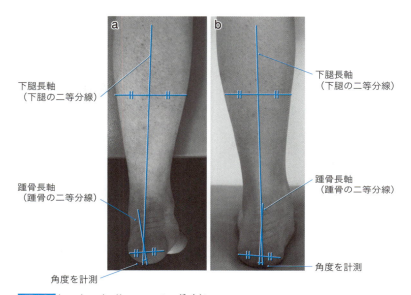

図12 leg-heel alignment・ガイド
a：非荷重位（腹臥位）．正常では軽度内反位
b：荷重位（立位）．正常では軽度外反位

いることが多い．過度な下腿外旋は，距骨滑車と脛骨関節面の向きの不一致を招くため，内外旋中間位における正常な距腿関節の背屈を制限し，荷重動作における正常な足部アーチの降下を妨げる 図11．

距骨下関節の内外反可動性の低下も荷重位における正常な足関節背屈および足部アーチ降下を妨げる．距骨下関節の評価として，leg-heel alignment（下腿長軸と踵骨長軸が前額面上で成す角度）をゴニオメーターにて計測する．正常では，非荷重位で軽度内反位，荷重位で軽度外反位となる．荷重時の過度な外反や外反制限を確認する 図12．

足関節底屈位では，背屈位と同様に距骨滑車と脛骨関節面の向きが一致することで，距腿関節におけるスムーズな底屈が得られるが，荷重動作において足関節底屈位で母趾球荷重させるためには中・後足部の回内（外反）が求められる．非荷重位で距腿関節内外旋中間位にて底屈させ，その際の中・後足部の回外（内反）の程度を確認する 図13．内外旋中間位における距腿関節の底屈と中・後足部の回内（外反）が十分に得られていれば足底面は水平となるが，可動性が不十分な場合には中・後足部は回外（内反）する．

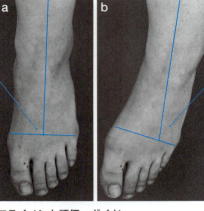

図13 底屈位のアライメント評価・ガイド
a: 距腿関節の底屈と中・後足部の回内が十分に得られているため，足底面は水平となる．
b: 中・後足部の回内制限により，底屈位で足底面は内反する．

1-4 筋機能異常

　足関節捻挫後には，主に足関節周囲筋の筋力低下が生じる[17]．慢性例では膝・股関節周囲筋の筋力低下も認めることがある[18,19]．筋機能評価は，足関節底背屈および内外反の各運動方向で徒手筋力検査に準じて実施するが，急性期では痛みに注意する．特に，内反捻挫後では，足関節外側靱帯が伸張される底屈・内反方向は炎症症状の消失や靱帯の治癒過程を考慮して実施する．内反捻挫後には足関節外反作用を有する腓骨筋群の機能が，外反捻挫後には内反作用を有する前脛骨筋や後脛骨筋などの足関節内反筋群の機能が求められる．加えて，捻挫後の腫脹などの影響により足趾屈曲・伸展筋群の機能低下が生じることもあるため，足趾機能も合わせて確認する．特に足趾屈曲筋力は，筋短縮位となる足関節底屈位で力を発揮できない例が多いため，足関節中間位だけでなく底屈位でも評価を行う．

　正常アライメントや可動性の維持には足関節周囲筋力が十分に発揮されている必要があるが，特に足関節のアライメント・可動性の維持には下腿三頭筋の機能が求められる．なかでも，単関節筋であるヒラメ筋の機能は，底屈 ROM およびアライメント維持に重要な役割を担う[20]．非荷重位では，腹臥位で足関節を最大底屈させ，足底部に抵抗を加え，その際の抵抗力と腓腹筋・ヒラメ筋の筋硬度を触診にて評価

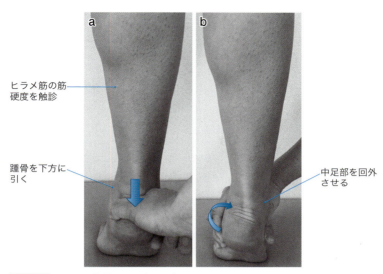

図14 下腿三頭筋機能の評価・ガイド
片脚カーフレイズで足関節を最大底屈した状態で，a: 踵骨に対する下方へのストレスや，b: 中足部に対する回外ストレスを加えて評価する．この際，足関節底屈位を保持できない場合や中足部回内により母趾球荷重を維持できない場合などは，下腿三頭筋機能が十分でないと判断する．

する．スポーツ復帰時期では，片脚カーフレイズで足関節を最大底屈した状態で，踵骨に対する下方へのストレスや中足部に対する回外（内反）方向へのストレスを加えて評価する 図14 ．この際，足関節底屈位を保持できない場合や中足部を回内（外反）させて母趾球荷重を維持できない場合は，下腿三頭筋機能が十分ではないと判断する．合わせて，腓腹筋・ヒラメ筋の筋硬度を触診にて評価する．抵抗に対して最大底屈位を保持できない例では，ヒラメ筋の収縮不全を認めることが多い．

1-5 バランス能力低下

足関節捻挫受傷後には，受傷側のみならず非受傷側のバランス能力も低下する[21]．バランス能力は，規定の姿勢を保持する静的バランス能力と動作時の安定性である動的バランス能力に分けて評価する．

静的バランス能力は，主に片脚立位時の安定性という定性的側面と片脚保持時間の計測という定量的側面から評価する．安定性を評価す

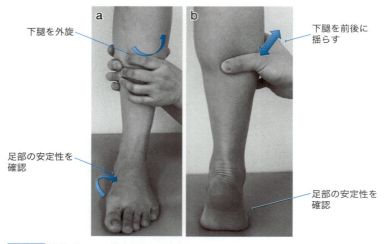

図15 静的バランス能力評価・ガイド
a：片脚立位．下腿外旋ストレスを加えた際，運動連鎖で中足部は回外するが，その際の足部の安定性を評価する．
b：片脚カーフレイズ．下腿に前後方向のストレスを加えた際の足部の安定性を評価する．

る際は，徒手的にストレスを加えることで健患差を検出する．下腿外旋ストレスでは，安定性が低い場合，下腿外旋に伴い足部回外（内反）が助長されて外側荷重となりバランスを崩しやすい．片脚カーフレイズが可能であれば，足関節底屈位（前足部支持）で大腿部や下腿部に徒手抵抗を加えて安定性を評価する 図15 ．

動的なバランス能力の評価指標としては，star excursion balance test（SEBT）を用いる．検査肢を軸足として反対肢を8方向へリーチし，その際のリーチ距離を棘果長で正規化した値で評価する 図16 [22]．近年の研究では，足関節捻挫を含めた下肢外傷の発生リスクや慢性足関節不安定症（chronic ankle instability：CAI）との関連性も示唆される[23]．検査時に軸足の不安定感をVASなどで聴取すると，内反捻挫症例では，軸足の内反が強制される外方リーチ動作時に不安定感が増強する例が多い．

1-6 キネマティクス異常

足関節捻挫後には，歩行や走行，スポーツ特異的動作など，さまざ

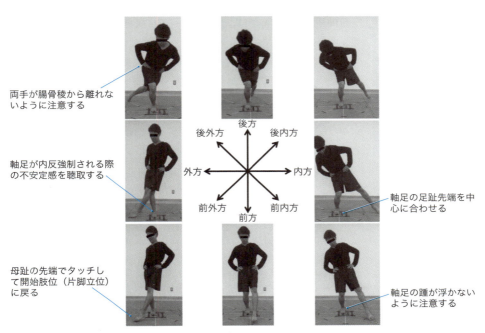

図16 star excursion balance test・ガイド

測定時には軸足のバランスを保持しながら反対側を最大限リーチする．片脚立位を保持できない，軸足の踵が離れる，リーチした足に体重をかける，開始肢位に戻れない，場合はやり直す．

まな動作で異常キネマティクスが生じる．急性期には，疼痛回避性の跛行を認めることが多い．主に足関節背屈制限の代償を目的とした足部過外転（外旋）や，それに伴い下腿・足関節が過外旋する水平面上での異常を認めることが多い．慢性例では，歩行や走行のみならず，ジャンプ着地やサイドホップなどの動作において，足関節は内反傾向にある[24-26]．ジャンプ着地などでは，股関節内転や膝関節外反の増大といった異常も認める．矢状面では足関節背屈や股関節屈曲が減少する異常動作を認めることもある[25]．これらの異常動作は，衝撃吸収能の低下による二次的な障害の原因となり捻挫再発リスクを高める．動作評価は，体表マーカーを用いた3次元動作解析が理想的だが，臨床における頻回な使用は現実的ではない．近年，マーカーレスの動作解析装置なども開発されており，短時間かつ簡便に患者へフィードバックすることが可能となってきた．そのような装置がない場合は，前額面および矢状面からデジタルビデオカメラにて撮影を行い，患者へフィードバックしながら動作の修正を図る．

2
理学療法治療

足関節捻挫の治療では，受傷パターンや重症度によって組織治癒に要する期間も異なる．損傷組織によって復帰時期も異なるが，受傷から復帰までの治療プログラムはほぼ一定である．急性期では，早期の消炎鎮痛とアライメント・ROM 改善が治療のポイントとなる．炎症が軽減して荷重可能となる回復期では，急性期治療を継続しつつ積極的な筋機能回復を図り，日常生活動作の再獲得を目指す．その後，スポーツ復帰期ではバランストレーニングや必要に応じて補装具を適用しながら，スポーツ特異的動作の再獲得とパフォーマンス向上を目標に治療を行う．

2-1 消炎鎮痛

急性期には，腫脹や痛みなどの炎症症状を早期に消失させる．受傷直後は RICE 処置を徹底するが，内反捻挫で最も損傷されやすい前距腓靱帯は足関節底屈位で伸張されるため，軽度背屈位での固定が望ましい．しかし，前下脛腓靱帯損傷が疑われる際には，過度の背屈は脛腓間の離開による前下脛腓靱帯への伸張ストレスとなる．固定には，重症度に応じてスプリントやブレース，ギプスなどを用いるが，重症度に応じた固定法に関する一致した見解は得られていない．

アイシングは受傷後できるだけ早期から開始する．受傷後 36 時間以内にアイシングを開始した群では，受傷後 36 時間以降にアイシングを開始した群よりも動作獲得時期が早かったとする報告もある[27]．圧迫の主な目的は腫脹の抑制であり，サポーターやバンテージ，圧迫ストッキングなどを用いる．局所圧迫を目的としてテーピングパッドを併用することもある．間歇圧迫よりも継続圧迫の方が効果的とする研究もあるが[28]，適切な圧迫法に関する一致した見解は得られていないのが現状である．これら RICE 処置の徹底に加えて，腫脹の軽減とROM・筋機能の維持を目的に足趾屈曲・伸展運動を断続的に実施する．

2-2 アライメント・ROM 改善

炎症症状の消失に合わせてアライメント・ROM 改善を図る．前距腓靱帯の伸張を防ぐため，急性期は背屈 ROM に焦点を当て，炎症所見を確認しながら徐々に底屈 ROM 改善を図る．早期のアライメント改善と ROM の獲得は，荷重開始後の二次的なマルアライメント予

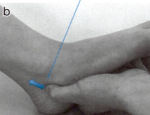
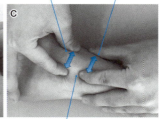

鵞足部に付着する腱を前方へすべらせるように操作することで滑走性の改善を促す

屈筋支帯を後上方へすべらせるように操作することで組織の滑走性改善を促す

一方の手で舟状骨・内側楔状骨を把持する

もう一方の手で第1中足骨を把持する

把持した骨を上下に動かすことで可動性の改善を促す

図17 アライメント改善を目的とした徒手療法・ガイド
a：下腿内旋 ROM 改善を目的として，鵞足部や腓腹筋内側頭周囲組織の滑走性改善を図る．
b：距骨下関節外反 ROM 改善を目的として，屈筋支帯周囲組織の滑走性改善を図る．
c：中足部回内 ROM 改善を目的として，舟状骨と楔状骨，楔状骨と第１中足骨を把持し，底背側方向に動かしながら ROM 改善を図る．

防にもつながる．

　ROM を改善するためにアライメントを正常化させる．距腿関節の底背屈 ROM を獲得するために，下腿過外旋を改善することで距骨滑車と脛骨関節面の向きを一致させる．そのため，膝関節外旋筋である腸脛靱帯や大腿二頭筋，下腿内旋に伴う腓骨の前方移動を妨げる可能性がある長・短腓骨筋や長母趾屈筋，腓腹筋外側頭の柔軟性を獲得する．下腿内旋筋である内側ハムストリングの機能を低下させる可能性がある鵞足包の癒着やそれに伴う腓腹筋内側頭の柔軟性低下にも留意する 図17a ．距骨後方すべりの改善には，アキレス腱・脛骨内側縁付近の皮下組織や屈筋支帯周囲組織の滑走性改善を目的とした徒手療法を用いる 図17b ．中足部の回内（外反）制限は足関節最終底屈の制限因子となるため，中足部の回内（外反）を制限する可能性のある楔舟関節や第１リスフラン関節の ROM 改善を目的とした徒手療法を実施する 図17c ．

2-3 筋機能トレーニング

　筋機能トレーニングは，アライメント・ROM の改善に合わせて非荷重位から実施し，漸進的に負荷を上げる．筋機能評価の結果に応じて，長腓骨筋や後脛骨筋，前脛骨筋，足趾屈筋群などの選択的なトレーニングを取り入れる．長腓骨筋は足部内反による足部外側縦アーチの過度な低下に抗し，後脛骨筋や前脛骨筋，足趾屈筋群は足部内側縦アーチの過度な低下を防ぐ役割を有する．長腓骨筋や後脛骨筋，前脛骨筋のトレーニングにはゴムチューブなどを使用して，他の筋の代償が生じないように注意しながら実施する 図18．足趾屈筋群のトレーニングには，タオルギャザーが一般的である．この際，足関節角度を変化させ，背屈位でも底屈位でも力を発揮できるようにする．

　下腿三頭筋機能の改善には，正常な足関節底屈 ROM の獲得後，カーフレイズを実施する．カーフレイズは目的とする動作に応じて，底屈位を保持したままのスクワット動作やコンビネーションカーフレ

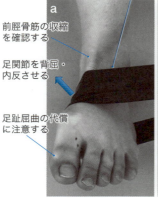
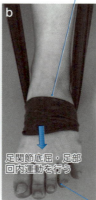
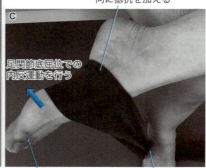

図18 筋機能の選択的トレーニング・ガイド
a： 前脛骨筋．足趾の代償に注意しながら，足関節を背屈・内反運動を行う．
b： 長腓骨筋．足趾の代償に注意しながら，足関節底屈・中足部回内運動を行う．
c： 後脛骨筋．足趾・前脛骨筋の代償に注意しながら，足関節底屈位で内反運動を行う．

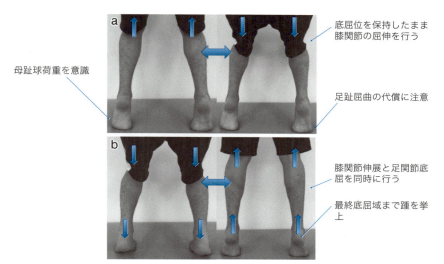

図19　下腿三頭筋機能の正常化を目的としたカーフレイズトレーニング・ガイド
a: ステップなどの母趾球荷重を維持した状態の運動を必要とする動作に対しては，底屈位を保持したままのスクワット動作を実施する．
b: ジャンプやダッシュなどの足関節底屈と膝関節伸展の共同運動を必要とする動作に対しては，足関節底屈と膝関節伸展を同時に行うコンビネーションカーフレイズを実施する．

イズなどを使い分ける 図19 ．カーフレイズを行う際の注意点は，母趾球荷重でヒラメ筋の収縮によって踵骨を引き上げ，足関節最大底屈位を維持することである．これにより下腿三頭筋機能が促され，良好な足部・足関節アライメントの維持に貢献する．

2-4　バランスエクササイズ

　バランスエクササイズは，固有感覚機能改善を目的とする．バランスボードやバランスディスクを用い，スクワットやパスキャッチなど，目的とする運動を実施する 図20a [29]．バランスボードやバランスディスクは運動方向を規定することができないといった問題があるため，近年，バランスシューズが開発され，臨床応用も増えてきた．バランスシューズは足関節内反方向への運動制御が求められるため，理想的な動的アライメントを維持することが必要となる．着用下でさまざまな運動を行うことで，バランス能力の向上と理想的な動的アライメントの習得を狙う 図20b ．これらのエクササイズは，荷重下筋力

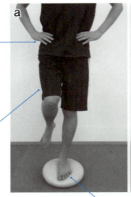 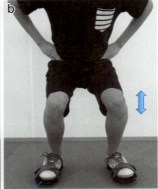

手が腰から離れないように注意する

反対側の股関節の過度な外転などが生じないように注意する

足関節の内反が生じないように注意しながらスクワット動作を行う

不安定な状況でも足関節の内反が生じないように注意する

図20 バランスエクササイズ・ガイド
a: バランスディスク上での片脚立位保持
b: バランスシューズを履いた状態でのスクワット動作
不安定な状況でも正しい肢位，動作を行えるように練習する．

トレーニングが実施可能となった段階から開始し，スポーツ復帰に向けて段階的に動作の難易度を上げていく．

2-5 補装具

　靱帯損傷などの構造的不安定性の影響により，アライメントや筋機能を維持できない例が存在する．このような症例に対しては，ブレースやテーピングなどを用いることが多い．ブレースやテーピングによる足関節捻挫再発予防効果も報告されているが[30]，ブレースには目的とする運動方向の制御を自由に行いにくいこと，テーピングには熟練度に依存する点や費用対効果の問題が付随する．近年はテーピングの要素を含んだソックスが開発されており，装着の手間や熟練度などの問題が解消されつつある．これらのデバイスの長所と短所を理解した上で，構造的不安定性の程度や患者の主観，着用場面や着用時間に応じて使い分ける．

2-6 動作練習

　代償動作による二次的な障害発生や捻挫再発の予防を目的として，正常動作獲得を目指す．患者のゴールによって動作課題は変化するが，前額面では足関節内反，水平面では足部内外旋（内外転）に注意しながら，動作時の正常な足関節底背屈動作を獲得させる．ターンなど足部・足関節の回旋が要求される動作では，中足部の回内（外反）ROMと長腓骨筋機能を獲得することで，母趾球荷重を維持させる．バランストレーニングと組み合わせながら，不安定な床面における正常動作を獲得させる．

❖文献

1）Fong DT, Hong Y, Chan LK, et al. A systematic review on ankle injury and ankle sprain in sports. Sports Med. 2007；37：73-94.

2）Swenson DM, Collins CL, Fields SK, et al. Epidemiology of US high school sports-related ligamentous ankle injuries, 2005/06-2010/11. Clin J Sport Med. 2013；23：190-6.

3）Roemer FW, Jomaah N, Niu J, et al. Ligamentous injuries and the risk of associated tissue damage in acute ankle sprains in athletes: A cross-sectional MRI study. Am J Sports Med. 2014；42：1549-57.

4）Waterman BR, Belmont PJ, Jr., Cameron KL, et al. Epidemiology of ankle sprain at the United States Military Academy. Am J Sports Med. 2010；38：797-803.

5）Doherty C, Delahunt E, Caulfield B, et al. The incidence and prevalence of ankle sprain injury: a systematic review and meta-analysis of prospective epidemiological studies. Sports Med. 2014；44：123-40.

6）Kobayashi T, Tanaka M, Shida M. Intrinsic risk factors of lateral ankle sprain: A systematic review and meta-analysis. Sports Health. 2016；8：190-3.

7）de Noronha M, Franca LC, Haupenthal A, et al. Intrinsic predictive factors for ankle sprain in active university students: a prospective study. Scand J Med Sci Sports. 2013；23：541-7.

8）Kobayashi T, Gamada K. Lateral ankle sprain and chronic ankle instability: a critical review. Foot & Ankle Specialist. 2014；7：298-326.

9）Bachmann LM, Kolb E, Koller MT, et al. Accuracy of Ottawa ankle rules to exclude fractures of the ankle and mid-foot: systematic review. BMJ. 2003；326：417.

10）van Rijn RM, van Os AG, Bernsen RM, et al. What is the clinical course of acute ankle sprains? A systematic literature review. Am J Med. 2008；121：324-31.

11）Langer P, Nickisch F, Spenciner D, et al. In vitro evaluation of the effect lateral process talar excision on ankle and subtalar joint stability. Foot Ankle Int. 2007; 28: 78-83.

12) Oae K, Takao M, Uchio Y, et al. Evaluation of anterior talofibular ligament injury with stress radiography, ultrasonography and MR imaging. Skeletal Radiol. 2010; 39: 41-7.

13) Nielson JH, Gardner MJ, Peterson MG, et al. Radiographic measurements do not predict syndesmotic injury in ankle fractures: an MRI study. Clin Orthop Relat Res. 2005; （436）: 216-21.

14) van Dijk CN, Lim LS, Bossuyt PM, et al. Physical examination is sufficient for the diagnosis of sprained ankles. J Bone Joint Surg Br. 1996; 78: 958-62.

15) Sman AD, Hiller CE, Refshauge KM. Diagnostic accuracy of clinical tests for diagnosis of ankle syndesmosis injury: a systematic review. Br J Sports Med. 2013; 47: 620-8.

16) Hertel J, Denegar CR, Monroe MM, et al. Talocrural and subtalar joint instability after lateral ankle sprain. Med Sci Sports Exerc. 1999; 31: 1501-8.

17) Arnold BL, Linens SW, de la Motte SJ, et al. Concentric evertor strength differences and functional ankle instability: a meta-analysis. J Athl Train. 2009; 44: 653-62.

18) Friel K, McLean N, Myers C, et al. Ipsilateral hip abductor weakness after inversion ankle sprain. J Athl Train. 2006; 41: 74-8.

19) Hubbard TJ, Kramer LC, Denegar CR, et al. Contributing factors to chronic ankle instability. Foot Ankle Int. 2007; 28: 343-54.

20) Edama M, Kubo M, Onishi H, et al. The twisted structure of the human Achilles tendon. Scand J Med Sci Sports. 2015; 25: e497-503.

21) Evans T, Hertel J, Sebastianelli W. Bilateral deficits in postural control following lateral ankle sprain. Foot Ankle Int. 2004; 25: 833-9.

22) Kinzey SJ, Armstrong CW. The reliability of the star-excursion test in assessing dynamic balance. J Orthop Sports Phys Ther. 1998; 27: 356-60.

23) Gribble PA, Hertel J, Plisky P. Using the Star Excursion Balance Test to assess dynamic postural-control deficits and outcomes in lower extremity injury: a literature and systematic review. J Athl Train. 2012; 47: 339-57.

24) Delahunt E, Monaghan K, Caulfield B. Altered neuromuscular control and ankle joint kinematics during walking in subjects with functional instability of the ankle joint. Am J Sports Med. 2006; 34: 1970-6.

25) Drewes LK, McKeon PO, Kerrigan DC, et al. Dorsiflexion deficit during jogging with chronic ankle instability. J Sci Med Sport. 2009; 12: 685-7.

26) Lin CF, Chen CY, Lin CW. Dynamic ankle control in athletes with ankle instability during sports maneuvers. Am J Sports Med. 2011; 39: 2007-15.

27) Hocutt JE, Jr., Jaffe R, Rylander CR, et al. Cryotherapy in ankle sprains. Am J Sports Med. 1982; 10: 316-9.

28) Sultan MJ, McKeown A, McLaughlin I, et al. Elastic stockings or Tubigrip for ankle sprain: a randomised clinical trial. Injury. 2012; 43: 1079-83.

29) McKeon PO, Hertel J. Systematic review of postural control and lateral ankle instability, part II : is balance training clinically effective? J Athl Train. 2008; 43: 305-15.

30) Verhagen EA, Bay K. Optimising ankle sprain prevention : a critical review and practical appraisal of the literature. Br J Sports Med. 2010; 44: 1082-8.

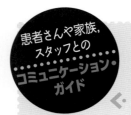

「XX？」ときかれたらどうする？

Q 「いつ頃スポーツに復帰できますか？」ときかれたらどうする？

A 足関節捻挫後のスポーツ復帰時期は，捻挫の重症度や既往の有無などに影響を受けます．損傷組織が多いほど，また損傷の程度が大きいほど復帰時期は遅れます．また，初回捻挫の方が復帰時期は遅れる傾向にあります．どちらも炎症の消失に時間を要することが主な原因です．言い換えると，炎症の消失が早ければ早いほど機能回復もよく，復帰時期も早まります．つまり，いかに早く炎症を消失させられるかがポイントであり，急性期の管理（RICE 処置）の徹底が早期復帰につながると考えるべきです．また，運動開始後は急激に運動量を増加させず，医師や理学療法士と相談しながら段階的に負荷を増加させることもスムーズなスポーツ復帰のポイントといえます．

Q 「いつまでリハビリは続けるべきですか？」ときかれたらどうする？

A 足関節捻挫は時間の経過とともに痛みが減少し，リハビリを受けなくても日常生活やスポーツ活動に支障をきたさない人もいます．しかし，自覚はなくても可動域や筋力，バランス能力が不十分なままの人が多いのも事実です．機能回復が不十分な状態でリハビリを終了してしまうと，捻挫の再発リスクが高まるだけでなく，他関節への二次的な障害発生の原因となる可能性があります．自己判断でリハビリを終了するのではなく，医師や理学療法士から客観的に機能評価をしてもらったうえで日常生活やスポーツに復帰する方が，将来的な外傷・障害発生リスクの軽減につながると思われます．

<小林 匠>

15 足底腱膜炎

疾患の特徴

　足底腱膜炎は，繰り返される機械的ストレスにより足底腱膜の踵骨付着部近傍に微細損傷が生じ，腱膜炎や骨膜炎が発生したものである．画像検査では，単純X線検査の足部側面像で踵骨隆起の足底面に踵骨棘を認めることがあるが 図1，骨棘の有無と臨床症状が必ずしも一致するわけではない[1]．組織学的に踵骨付着部に変性がみられることから，炎症性疾患というよりは退行変性などの慢性疾患と考えられている[2]．発症の原因として，荷重や歩行，ランニング，ジャンプなどの動作により，足底腱膜に伸張ストレスが加わったり，直接的な踵部への荷重が繰り返されたりすることがあげられる．

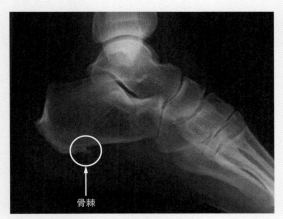

図1 踵骨棘（単純X線足部側面画像）
踵骨隆起の足底腱膜付着部に骨棘がみられる．

足底腱膜炎は踵部に痛みを伴う疾患のなかで最も発生頻度が高く，40～60歳代の中年および若いスポーツ選手に好発する．米国では毎年200万人，生涯で10%の人が罹患し，ランニングに関係する発症率は4.5～10%，有病率は5.2～17.5%との報告がある[3]．中年で発症する場合，長い立ち仕事や長時間歩く営業マン，重い荷物を運搬する作業に関わる仕事で多く，過度な体重もリスク因子となる[3,4]．スポーツ選手では陸上の長距離やバスケットボール，剣道など足底に強い衝撃が繰り返される競技に多くみられる[5]．靴を変えたり，ランニング時の走路が変わったりすることが誘因となることもある．

症状は踵部痛であり，起床後の1歩目の痛みが特徴的で，座位や臥位など非活動な状態から歩き始めるときに出現することもある．踵部痛はしばらく動いているうちに徐々に軽減する．症状の進行により，長時間の体重負荷後，ランニングなどの運動中や運動後にも痛みが出現するようになり，症状が強いものでは歩行時に踵を着くことができない．起床時のみの痛みで受診することはまれであり，多くの場合，労作時に痛みが出現するようになると受診する．

1 理学療法評価

1-1 痛み

足底腱膜炎の痛みは踵部痛であり，足底腱膜付着部の踵骨突起の中央内側に訴えることが多く，足底腱膜に沿って広く訴えることもある．痛みを訴える部位と同部位に限局した圧痛がみられ，ごくまれに腫脹を認めることもあるが，発赤や熱感など典型的な炎症所見が認められることはほとんどない．

踵部痛は踵部への直接的な外力や足底腱膜の過度な伸張が繰り返されることによって生じる．起床時の1歩目に踵に痛みを訴えることが特徴であるが，しばらく動いているうちに徐々に軽減し，数歩から数分で消失することが多い．症状が進行すると長時間の体重負荷後，ランニングなどの運動中や運動後にも出現するようになり，ADLに支障をきたし，競技の継続が困難となる．

運動中に痛みが発生する場合には，いくつかの発生要因に分けることができる．バスケットボールのようなジャンプを多用するスポーツでは着地で痛みが発生することが多く，ランニングや全力疾走では蹴り出しで痛みが発生することが多い．剣道のように裸足で行ったり野球のようにスパイクを履く競技の場合，足底と接地面の衝突外力が繰り返されることによって痛みが発生する．

344 15．足底腱膜炎

表1 足底腱膜炎以外の踵部痛を生じる疾患

要因	診断名
神経学的要因	足根管症候群 S1 神経根障害 糖尿病性神経障害
骨性要因	踵骨骨折 踵骨疲労骨折 Sever 病 関節炎（リウマチなど）
軟部組織性要因	踵部脂肪褥炎 fat pad syndrome アキレス腱炎 足底線維腫症 踵骨後方滑液囊炎 後脛骨筋腱炎

　痛みの評価は診断に不可欠であるとともに，踵に痛みを生じる他の疾患との鑑別に有用である**表1**．問診により部位，程度，いつ始まったか，どのような運動中もしくは運動後か，緩和要因はあるか，仕事やトレーニング内容・環境に変化はあったかなどを確認し，原因の分析と治療戦略の決定をする．痛みの程度により治療の効果判定をする．痛みの程度は Numerical Rating Scale（NRS）などの尺度を用いて評価し，歩き始めの痛みが消失するまでの時間や運動中の痛みが出現するまでの時間を聴取することで，改善の程度を把握する．

　痛みの部位は，足底腱膜付着部である踵骨隆起内側突起部の圧痛や，他動的な足関節背屈と母趾伸展により痛みを誘発して確認する（windlass test）．圧痛はすべての症例でみられるが，誘発テストでは必ずしも痛みが出現するとは限らない．この場合，荷重位で誘発テストを実施することにより，痛みが再現できることもある**図2**．

　罹患期間が長い場合，他の疾患と複合的に痛みを生じていたり，他の部位に痛みがあり代償性の歩行をしていたことが原因で，足底腱膜に痛みが出現することもある．問診により膝や股関節を含めて他の部位に痛みがなかったか，踵以外にも痛い部位はないかを聴取する．中高年で発症する場合，踵部脂肪褥炎と鑑別が難しく，はっきりとは分けられないことがある．いずれの疾患も踵接地時に踵部に痛みを生じるが，脂肪褥炎では踵部脂肪体の萎縮を伴っており，踵骨隆起中央部で脂肪体が薄くなった場所の圧痛が強い．また，足根管症候群のよう

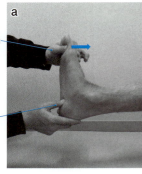
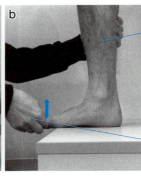

検者は足関節背屈位で母趾MTP関節を伸展させて痛みを誘発する

足底腱膜の踵骨付着部の圧痛を確認する

被検者は，台の上にMTP関節より遠位を台から出して立ち，両足に均等に体重をかける

検者は母趾MTP関節を伸展させて痛みを誘発する

図2 windlass test・ガイド

非荷重位 windlass test（a）と荷重位 windlass test（b）．
痛みが出現した場合，陽性とする．テストの特異度は高いが感度は低い．荷重位の方が痛みを誘発する可能性が高い．

な神経絞扼による痛みの場合，圧痛がみられなかったり，遠位に放散痛を生じたりする．

1-2 ROM 制限，足部アライメント異常

　足底腱膜の緊張が高まることにより，中足趾節関節（MTP 関節）の伸展制限および足関節背屈制限を生じる．特に，背屈制限はリスク因子の1つでもある．症状の進行により，踵接地を避けた代償性の歩行を行っている場合では，下腿三頭筋のスティフネスが高まり，背屈 ROM はより制限される．足底腱膜は踵骨を介してアキレス腱と連結しており，下腿三頭筋の伸張性が低下することで踵骨を前方に回旋し，足底腱膜へのストレスを増大させる要因となる 図3．ハムストリングスのタイトネスを伴っていることが多いため，股関節までを含めた下肢全体の ROM を確認する[6]．

　ROM は角度計を使用して運動方向別に計測する．足部のアライメントは，前足部・中足部・後足部それぞれの可動範囲を徒手的に確認する．足底腱膜は内側縦アーチが扁平となることで伸張されることから，回内足傾向の症例が多いが，逆に足底腱膜の緊張が高まりハイアーチになっている場合もある[7]．

　背屈 ROM は，後足部の外がえしを伴う機能的な背屈角度を計測するだけでなく，後足部の中間位における背屈角度も計測する．回内足傾向の症例ではこの2つの ROM に差が生じやすい．母趾 MTP 関節

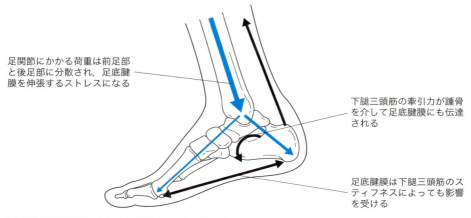

図3 足底腱膜のメカニカルストレス・ガイド
足底腱膜は荷重によりアーチが引き伸ばされる力に抵抗するとともに，踵骨を介して下腿三頭筋が牽引する力にも影響を受ける．

伸展角度は足関節背屈位で制限が強くなることが多く，痛みが出現する場合は，そのときの角度を計測しておく．

1-3 筋機能障害

　荷重に対し足部を回外位で保持する能力が衰えており，立位や歩行時に過回内を生じることが多い．足底腱膜炎は再発することが多く，再発予防の観点からも足部が回内する原因を特定し改善する．筋機能の評価は足部の筋群とともに膝や股関節，体幹の筋群についても確認する．

　筋機能の評価は徒手筋力テストにより各筋の出力の強さや筋活動のタイミングを確認する．膝や股関節など大きな筋ではハンドヘルドダイナモメーターにより定量的に計測してもよい．筋が短縮位におかれた肢位では筋活動が十分に発揮されないことが多く，ROMの最終域で計測する．代償的に用いている筋では過活動となっているため，抵抗をかける前に最終可動域を保持できるかを確認し，代償運動のコントロールを慎重に行う．足趾屈筋の筋力評価では足関節肢位によって筋力が異なり，テノデーシスアクションを用いて背屈しながら足趾を屈曲する代償運動がみられるため，底屈位での筋力を確認する．足趾屈筋の筋力が低下している場合，底屈位では趾節間関節の十分な屈曲ができない 図4 ．

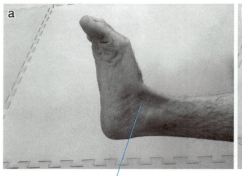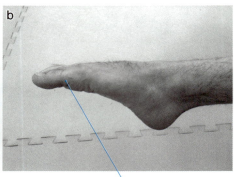

足関節背屈位では足趾が屈曲しやすい　足趾の屈曲を指示すると，通常このような屈曲をすることが多い

足関節底屈位では足趾が屈曲できないことが多い

図4　足趾屈筋パフォーマンステスト・ガイド

検査台の端から下腿遠位を出し，足趾を自動的に屈曲させる．多くの患者は背屈しながら足趾を屈曲させるため，底屈位のまま足趾屈曲をさせ，検査者は母趾と他の4趾をまとめて伸展するように末節骨の下から抵抗をかける．運動範囲の一部を動かすことができれば2，全可動域を動かすことができれば3，抵抗に抗することができれば4と判断する．

1-4　荷重位足部安定性の低下

　非荷重位ではアーチがみられる場合でも，荷重位では扁平足となることがあるため，立位での足部アライメントを評価する．荷重位の動作で，足部が回内してアーチが扁平となる運動パターンになっていないかを確認する．足底腱膜に負担がかかるような動作の繰り返しは，痛みの原因になるとともに再発のリスクにもなる．スポーツ選手では，再発を予防するだけでなくパフォーマンス向上のために，全身の評価を行う．

　荷重位の評価は，安静立位での全体的な姿勢を観察し，足部や脊柱のアライメントなど全体像を把握する．足部アライメントは foot posture index（FPI）を用いて視覚的に確認したものを数値化するのもよい[3]．回内が強い場合，後方から観察した時に leg heel angle が大きくなる　図5 ．片脚立位やスクワットを行わせて，足部の回内・回外の程度，足趾が浮いていたり，逆に握っていたりしないかなど足部のダイナミックアライメントを確認する．このとき，細部だけでなく，骨盤の高さや体幹の傾きなど全体の身体の使い方を観察する．若年者やアスリートでは片脚スクワットを行わせて，さらに負荷をかけた状態でアライメントを評価する　図6 ．また，つま先立ちを行わせ

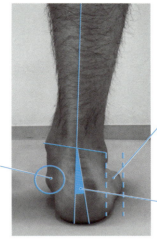

足部の回内が強い場合，舟状骨の高さが低くなり内側に張り出してみえる

後足部の外反（外がえし）が強い場合，外果の外側にみえる足趾の数が多い

後足部が外反している場合，leg heel angleが大きくなる

図5 荷重位での足部の観察・ガイド

つま先を正面に向けて，両足を肩幅に開いて立たせ，後方から足部のアライメントを観察する．下腿中央から踵骨隆起を結ぶ軸と踵骨隆起と踵骨中央を結ぶ軸のなす角度（leg heel angle）を計測する．5～10°外反位が正常と判断する．後足部に対する前足部の内外転を観察する．内側と外側が均等にみえるのが正常とする．

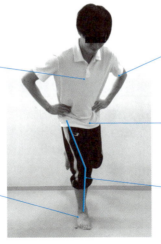

体幹は垂直で肩の高さが水平に保たれているかをチェック

両手を腰に当てておくことで代償を制限する

骨盤は水平に保たれているか，回旋はみられないかをチェック

足部が回内していないか，足趾が握っていたり浮いていたりしないかをチェック

膝が内側に入ってknee-inになっていないかをチェック

図6 片脚スクワットの評価・ガイド

片脚立位から膝を軽く曲げさせて保持させる．膝の屈曲とともに，足部が回内してknee-inにならないかを評価する．上前腸骨棘の高さで，骨盤の側方傾斜（トレンデレンブルグ現象）を確認する．肩峰の傾斜角度で体幹の側屈（デュシェンヌ現象）を確認する．

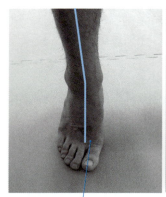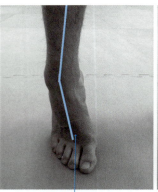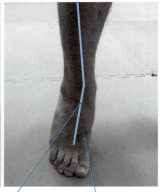

| 母趾球で体重を支えることができているかを確認する | 荷重が外側にかかり母趾球で支えることができない | 足部が回内して内側へ荷重している | 足趾を強く握っている |

図7 つま先立ちの評価・ガイド
両足でつま先立ちを行わせ，足趾を握ることなく母趾から示指の方向に荷重ができるかどうかを評価する．中高齢者など，バランスが不安定な場合は手指で壁などに軽く触れて，バランスを保たせる．アスリートでは片脚でも同様に確認する．

て，ジャンプや歩行の蹴り出し時の足部の使い方を観察する．前足部に荷重したときに，母趾に荷重ができず，小趾方向への荷重となったり，後足部が外がえし位のまま母趾に荷重する傾向がみられる 図7 ．

1-5 歩行および運動パフォーマンスの低下

　これまで述べた機能・構造的な問題により荷重時痛を生じることで，歩行に支障をきたしたり，ランニング，ジャンプなどの運動パフォーマンスが低下する．患者には実際に歩かせたり，走らせたりさせて，痛みが出る動作を確認することが大切である．長時間運動を続けないと痛みが出現しないことも多いが，実際に問題となる動作を確認して，体重がかかったときに足部がどう動いていくかを観察し，足底腱膜が引き伸ばされるストレスのかかり方を推測する．長期的に痛みを抱えていたり，足を着くことに怖さがある場合，踵への荷重を意識的または無意識に避けることもある．
　歩行の特徴は，足部の過回内がみられ，下腿の前傾が増大して，踵離地のタイミングが遅れていることが多い．このような歩行では足関節底屈モーメントが増加し足部アーチが引き伸ばされることで足底腱膜にかかる負担が増大する．骨盤より上の身体重心が後方化しており

スムーズに前足部に荷重が移動できない傾向があり，踵に体重が乗っている時間が長い[8]．ランニングフォームでは，股関節伸展が少なく足首を使って蹴るような走り方をする選手が多い．

1-6 高 BMI

中高年で発症する症例では，肥満はリスク因子の1つとされている[3]．特に body-mass index（BMI）が30以上で長い立ち仕事をしている場合，発生リスクが高まる[9]．したがって，体重を定期的にチェックさせ，数値や折れ線グラフで記録させる．肥満傾向にある人がウォーキングを始めたり仕事内容が立ち仕事に変わったときなど，環境が変化したときに発症することも多いため，問診により聴取しておく．

2 理学療法治療

足底腱膜炎患者への理学療法治療の主目的は，痛みのコントロールと身体機能の改善によるパフォーマンスの向上であり，痛みが改善した後の再発予防まで考慮してアプローチしていく．ガイドラインにおいて理学療法は重要な非薬物的治療とされており，複数のアプローチが推奨されている **表2** ．保存療法が治療の第1選択であり10カ月以内に治癒することが多いため，短くても6カ月～1年程度は経過をみる[4]．起床時のみの痛みの場合，十分なウォーミングアップを行わせ，痛みが出ない限りは運動を継続させてよい．時間経過とともに痛みが出現する場合は，強度を下げて運動を継続させ，それでも痛みが消えないようであればいったん中止させる．

2-1 ストレッチング，徒手療法による ROM の改善

結合組織の柔軟性の増大や筋緊張の緩和を目的にストレッチングを行う．軟部組織モビライゼーションや関節モビライゼーションなどの徒手療法を併用することにより，効果的に ROM を改善することができる．ROM の改善は足関節背屈および足趾伸展を中心に行うが，ハムストリングスのタイトネスがみられたり代償性の歩行がみられる場合には，過活動となっている筋にもアプローチする．

背屈 ROM の改善はアキレス腱のストレッチングを行う．距骨が前方偏位していることで，背屈時につまり感を訴える場合は，徒手的に距骨を後方にすべらせながら背屈させる．荷重時に後足部外がえし

表2 踵部痛のための非薬物治療のエビデンス

介入方法	推奨グレード
徒手療法	グレード A
ストレッチング	グレード A
テーピング	グレード A
足底挿板	グレード A
夜間装具	グレード A
低出力レーザー	グレード C
超音波療法	グレード C
ロッカー底靴	グレード C
体重減少のための教育とカウンセリング	グレード E
筋力強化，神経筋再教育	グレード F
鍼治療	グレード F
体外衝撃波療法	―

推奨グレードの段階	
グレード A	行うことが勧められる強いエビデンスがある
グレード B	行うことが勧められる中等度のエビデンスがある
グレード C	行うことが勧められる弱いエビデンスがある
グレード D	対立するエビデンスがある
グレード E	解剖または動物実験などの基礎的/理論的なエビデンスがある
グレード F	専門家の意見

位となり，中間位での背屈が制限されている場合は，後足部を中間位に保持しながら背屈させる．セルフエクササイズとしてタオルを足底に引っ掛けて，後足部肢位に留意しながら両手で引っ張ることで日常的にもストレッチングを行わせる **図8a** ．ストレッチングは伸張時痛を自覚する直前の最終域で 20 秒間保持させ，1 回のセッションで 3 回以上，1 日に 2~3 セッション行わせる．長時間立位で仕事をする場合や歩行やランニングをする場合は，仕事や運動の合間にこまめにストレッチングを行わせる．立位では，段差の角に足底をかけて下肢の力を抜きながら体重をかけていくことで，アキレス腱からハムストリングスまでストレッチングさせる **図8b** ．

　足趾伸展 ROM の改善は足底腱膜を直接マッサージする．竹踏みや足底でゴルフボールや缶などを踏む方法を毎日 3~5 分程度行わせる **図9a** ．母趾 MTP 関節の伸展 ROM が制限されて長母趾屈筋が短縮している場合には足関節を背屈しながら足趾を伸展してストレッチングを行う．このとき，母趾球の近位を圧迫しながら行うと効果的に伸張することができる **図9b** ．

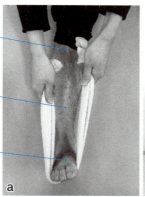
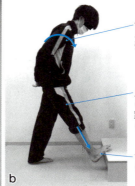

膝が内側を向くことが多いため，膝蓋骨を真上に向ける

足の力はできる限り抜いた状態で，両手でタオルを引っ張る

後足部を中間位に保持しておく

体幹を前傾することで，ハムストリングスまで伸張される

足関節が背屈するように，足首の力を抜いて踵に向かって体重をかける

つま先を段差に引っ掛けて，足の力を抜く

図8 下腿三頭筋のストレッチング・ガイド

タオルを用いた下腿三頭筋のストレッチング（a）と段差を利用した下肢後面筋群のストレッチング（b）．伸張感が出現したところで，下肢の力を抜いて20秒間保持させる．

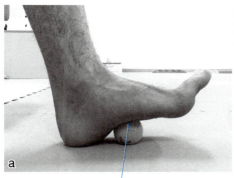
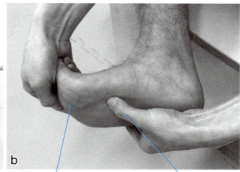

座位または立位で，ゴルフボールを踏みながら転がす

足関節背屈位で足趾を伸展する

反対の手で足底腱膜を押す

図9 足底腱膜のマッサージ・ガイド

足底腱膜全体をゴルフボール（a）や手指（b）でマッサージする．
毎日5分程度行い，活動量が多い日は長めに行わせる．

2-2 筋機能トレーニング

　足部の筋機能は足部の回内を制動してアーチを保持する筋群を主としてトレーニングする．再発予防やパフォーマンス向上を目的として，足部だけでなく股関節や体幹など，筋力テストで低下していたり

左右差がみられる筋群の機能改善も行う.

　足部の筋群は非荷重位で自動介助運動から行い，運動方向を確認しながら代償運動がなく正しい動きができるようになってから，自動運動を繰り返す．自動運動で代償運動がなく可能となれば，タオルギャザーなどで回数を繰り返させる．セラバンドなどを用いた抵抗運動はできる限り軽い負荷で行い，運動方向をわかりやすくする意味合いで用いる．

　足趾伸展が痛みなく可能であれば荷重位でつま先立ちを行わせ，足趾が屈曲しないよう注意しながら母趾球で支えるトレーニングを行う．このとき，上半身重心が後方に残ったり骨盤が引けることで前足部に十分な荷重をできないことが多いため，上半身の姿勢に留意する．壁に手を着いて両手で支持しながら体幹から下肢のラインを一直線に保持させる．可能であれば，フロントブリッジ（プランク）姿勢で体幹を安定させながら足趾で押すように底屈運動を行う．

　殿部筋群や体幹の安定性を強化するためスプリットスクワットを行い，足部の回内を制御しながら荷重位での足部の使い方を再学習していく．回内と同時に膝が内側に入り，いわゆる knee-in・toe-out と

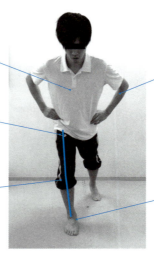

下部肋骨が挙上して下部体幹の安定性が低下しないように意識させる

セラピストは殿筋群や大腿前面筋群の筋活動がみられるかを触知して確認する

セラピストは殿筋群や大腿前面筋群の筋活動がみられるかを触知して確認する

上肢は上前腸骨棘や腸骨稜を触知しながら，骨盤の後傾や過度な前傾にならないように自覚させる

足部の回内を制御させ，足趾が握ったり踵が上がらないように支える
初期には，セラピストが足部の回外を誘導すると運動を理解しやすい

図10　荷重位のトレーニング・ガイド
一側下肢を踏み出した肢位をとらせ，足部回内を制御しながら前方に重心を移動していく．下部体幹と殿筋群の活動を促しながら，膝が knee-in とならないようにコントロールさせる．トレーニングの初期は，壁などに触れながらバランスをとらせてもよい．

なりやすいため，足部の回内に注意するだけでなく股関節や膝も制御させることで下肢全体の機能改善を図る 図10 .

2-3 靴の指導，足底挿板

靴底が柔軟な靴を履いている場合や，サイズやウィズが不適合なために靴のなかで過回内を生じている場合は足底腱膜が伸ばされる可能性がある．靴の土踏まず部分は体重がかかっても靴が歪まないようにするため，芯材（シャンク）で補強されているか，それに近い機能をもたせた構造となっている．長時間の立ち仕事や歩行時に痛みがある場合，シャンクがあり，靴底がMTP関節でのみ曲がる靴を履くように指導する．ロッカーソールの靴は母趾MTP関節の伸展を減少させることにより，足底腱膜の伸張を軽減することができるため有効との報告がある[10]．サイズとウィズが適合した靴を履いたり，足底挿板を併用することにより，足部が過回内しないように補助する．靴のサイズは足長を測り，実測長よりも1cm程度長い靴を選び，靴の幅が最も広い場所とMTP関節の位置が合っているかを確認する．ウィズはMTP関節の足囲を測り，サイズと足囲を日本工業規格（JIS規格）のサイズ・ウィズ表で確認して，適合するウィズ（D・E・EEなど）を決定する．

足底挿板は基本的に過回内を制動するように処方し，テーピングで痛みが軽減する場合には特に有効である．下腿三頭筋の短縮がみられ尖足傾向がある場合はヒールパッドを処方する．踵接地で痛みがある場合にはクッションヒールや踵をくり抜いた足底挿板により除圧する．

2-4 テーピング

テーピングは運動時に痛みが生じる場合や痛みによる代償性の歩行が強い場合に，即時効果を得るために用いる．足底腱膜の伸張により痛みが生じる場合には，アーチを補助して回内を制限するテーピング（Low-Dye taping）を行う 図11a [11]．踵接地時に痛みが生じる場合には直接的な踵への衝撃緩和のため，脂肪体を包み込むようなテーピングを用いる 図11b .

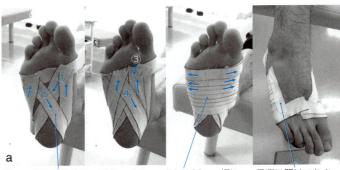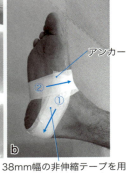

a　25mm幅の非伸縮テープを用いて，各趾のMTP関節の下から踵を包むようにアーチサポートを巻く

25mmまたは38mm幅の非伸縮テープを用いて1/2ずつずらしながら水平サポートを巻く

足背は開けておき水平サポートの両端をアンカーで止める

b　38mm幅の非伸縮テープを用いて，踵の両側の脂肪体を足底に集めるように巻く

図11　テーピング・ガイド
アーチを補助するテーピング（a）と踵接地の衝撃を緩和するテーピング（b）

2-5　有酸素運動

体重減少による痛みの改善について報告したものはないが，過体重と慢性の踵部痛については強いエビデンスが示されている[3]．高BMIに対する減量の指導をするとともに，有酸素運動が推奨される．ウォーキングは足底腱膜に負担がかかるため，水中運動やエルゴメータなど荷重がかからない運動を指導する．

❖ 文献

1) Cornwall MW, McPoil TG. Plantar fasciitis: Etiology and treatment. J Orthop Sports Phys Ther. 1999; 29: 756-60.
2) Thomas JL, Christensen JC, Kravitz SR, et al. The diagnosis and treatment of heel pain: a clinical practice guideline-revision 2010. J Foot Ankle Surg. 2010; 49: S1-S19.
3) Martin RL, Davenport TE, Reischl SF, et al. Heel pain-plantar fasciitis: revision 2014. J Orthop Sports Phys Ther. 2014; 44: A1-33.
4) 奥田龍三．Ⅲ．部位別のガイドライン　足底腱膜炎の診断・治療指針．In: 中村耕三, 編. 運動器診療 最新ガイドライン. 東京: 総合医学社; 2012. p.723-4.
5) 草木雄二, 浦上　剛. 足底筋膜炎に対する的確・迅速な臨床推論のポイント. 理学療法. 2011; 28: 265-70.
6) Labovitz JM, Yu J, Kim C. The role of hamstring tightness in plantar fasciitis.

Foot Ankle Spec. 2011; 4: 141-4.
7) Schwartz EN, Su J. Plantar fasciitis: a concise review. Perm J. 2014; 18: e105-7.
8) Pillips A, McClinton S. Gait deviations associated with plantar heel pain: A systematic review. Clin Biomech. 2017; 42: 55-64.
9) Riddle DL, Pulisic M, Pidcoe P, et al. Risk factors for Plantar fasciitis: a matched case-control study. J Bone Joint Surg Am. 2003; 85A: 872-7.
10) Fong DT, Pang KY, Chung MM. Evaluation of combined prescription of rocker sole shoes and custom-made foot orthoses for the treatment of plantar fasciitis. Clin Biomech. 2012; 27: 1072-7.
11) Saxel J, Betts RP, Bygrave CJ. 'Low-Dye' taping on the foot in the management of plantar-fasciitis. Foot. 1997; 7: 205-9.

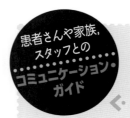

Communication Guide: 「××？」ときかれたらどうする？

Q「朝起きたときの痛みが続いていますが，リハビリでよくなりますか？ 手術しないと治りませんか？」ときかれたらどうする？

A 6カ月以上リハビリを続けても治らない場合，足底腱膜付着部の部分切離術や骨棘の切除術をすることもあります．手術をしても25%の人で2年以上，何らかの症状が続いたという報告もありますので，朝起きて足を着く前にストレッチングやマッサージを習慣化するなど，根気よく続けるよう指導しましょう．背屈位を保持する夜間装具の使用も起床時の痛みには有効です．

Q「体外衝撃波療法って何ですか？」ときかれたらどうする？

A 患部に衝撃波を照射することで，除痛効果とその後の組織修復の促進をする治療法です．2012年4月から保険適用が認められましたが，原則6カ月以上の保存療法で効果が得られない難治性の足底腱膜炎にのみ保険適応となりますので注意が必要です．手術と異なり，低侵襲で患者の負担が少なく安全性が高いことから，手術療法を行う前の治療法として徐々に普及しています．入院の必要がなく外来通院で治療でき，治療後も歩行が可能です．

<鈴木陽介>

16 痙性尖足
（脳性麻痺児，筋解離術）

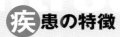 患の特徴

痙性による尖足変形は，痙性麻痺による筋組成の変化や不動，特に脳性麻痺児のような小児疾患では成長に伴う筋と骨の成長の不一致などが原因となり出現する[1-3]．

尖足位で歩行を継続することで，足関節周囲筋群の短縮，足底の胼胝や関節痛が出現する．痙性尖足では，痙性筋の特性の1つでもある速度依存性の抵抗の増加によって，正常なヒールロッカー，アンクルロッカーの機能が働かず，歩行時の重心移動が制限される[4]．そのた

表1 底屈筋の内外反作用

	内反筋	外反筋
後足部	ヒラメ筋・腓腹筋	
中足部	後脛骨筋	長腓骨筋
足趾・母趾（外在筋）	長趾屈筋	長母趾屈筋
足趾・母趾（内在筋）	短趾屈筋 短小趾屈筋	短母趾屈筋 母趾内転筋

表2 背屈筋の内外反作用

	内反筋	外反筋
中足部	前脛骨筋	短腓骨筋 第3腓骨筋
足趾・母趾（外在筋）	長母趾伸筋	長趾伸筋
足趾・母趾（内在筋）	短母趾伸筋	短趾伸筋

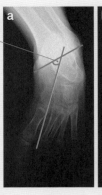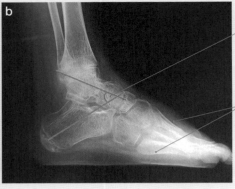

MTR角*は46°と内転変形が強い

側面距踵角は58°と尖足変形が確認できる

内側楔状骨と立方骨、第1中足骨と第5中足骨がはっきり区別できることから、内反変形が確認できる

図1 術前の左足 X 線画像・ガイド
a：前後画像，b：側面画像．高度な内反変形を伴った尖足である．
*MTR 角：第 2 中足骨と距骨頭中心を結んだ線と内外果先端を結んだ線とのなす角．

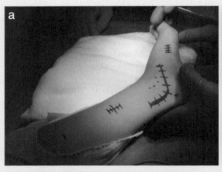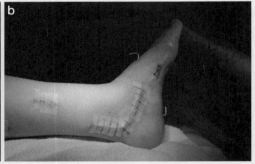

図2 足関節周囲筋解離術，後内側解離術，Evans 固定術の術中と術直後の足部写真
a：手術開始時の写真，b：術直後の写真．手術開始時には侵襲筋に対する皮切をマークし，術後の縫合の目安とする．内果にまたぐ一番長い皮切にて後脛骨筋や長母趾屈筋，長趾屈筋の延長と後内側解離，Evans 固定術を行う．後内側解離，Evans 固定術を行うため，皮切が大きい．術後は矯正した関節アライメントが安定するように，キュルシュナーワイヤーにて固定する．

め，歩行時には体幹屈曲や回旋，下肢のぶん回しなどの代償動作がみられる．定型化した代償動作は将来的に，腰痛や頚部痛を引き起こす[5]．

痙性尖足には観血的治療として整形外科的手術やボツリヌス毒素療法，脊髄後根切除術などが行われる[6-8]．どの観血的治療も能力低下を伴うため，集中的な理学療法を実施する．なかでも整形外科的手術は，痙性筋や関節拘縮の治療に幅広く対応でき，足部変形の改善や立位安定，歩行・立ち上がり動作の改善を目的に行われる[6]．尖足に対し行

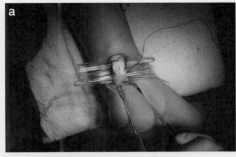
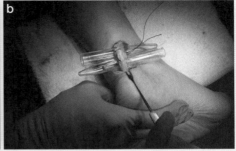

図3 アキレス腱のスライド延長
a：延長前，b：延長後．スライド延長は腱の上下に交互になるように切り込みを入れ，縫合糸で補強し，徒手的な伸張を加えることで腱を mm 単位で延長させる．

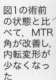
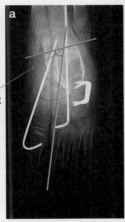
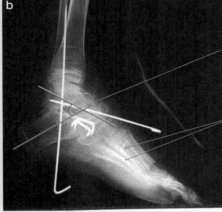

図1の術前の状態と比べて，MTR角が改善し，内転変形が少なくなった

側面距踵角は56°と術前と比べてわずかに変化した

内側楔状骨と立方骨，第1中足骨と第5中足骨がわずかに重なっており，内反変形が軽減していることが確認できる

図4 足関節周囲筋解離術，後内側解離術，Evans 固定術の術直後の左足 X 線画像
a：前後画像，b：側面画像．ギプスを巻いた状態で撮影した．

われる足関節周囲筋解離術は選択的痙性コントロール手術（orthopaedic selective spasticity-control surgery: OSSCS）ともいわれている[9]．OSSCS は多関節筋を選択的に延長することで単関節筋の活動を賦活させることや，3次元的にバランスのとれた筋解離を行うことがコンセプトとしてある．主な侵襲筋はヒラメ筋，腓腹筋，後脛骨筋，長腓骨筋，長趾屈筋，長母趾屈筋，短腓骨筋，第3腓骨筋，前脛骨筋，長趾伸筋，長母趾伸筋などである．変形の程度によって手術する筋と延長量が決まる 表1 ，表2 ．高度変形例ではアキレス腱延長や後内側解離，Evans 固定術（踵立方関節固定）図1〜5 ，3関節

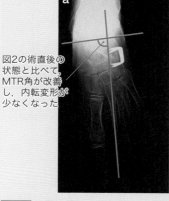
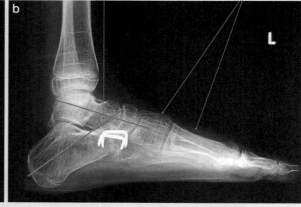

図2の術直後の状態と比べて、MTR角が改善し、内転変形が少なくなった

側面距踵角は術前と比べて改善している

内側楔状骨と立方骨，第1中足骨と第5中足骨の重なりがさらにみられるようになり，内反変形が軽減した

図5 足関節周囲筋解離術，後内側解離術，Evans固定術の術後6カ月の左足X線画像
a：前後画像，b：側面画像．内反変形の矯正が保たれている．

固定術（距舟関節・距踵関節・踵立方関節固定），全関節固定術などが筋解離術と同時に行われる[10]．アキレス腱延長術や各種固定術を行った場合は，金属支柱付き短下肢装具を術後3カ月間以上，装着することが多い[11]．

1 理学療法評価

1-1 ROM制限・スティッフネス

痙性麻痺による退行性の筋組成の変化や不動，小児疾患では成長に伴う筋と骨の伸び率の不一致などが原因となり尖足変形が起こる[1-3]．尖足変形のある場合はかがみ姿位をとることが多く，腰椎前弯・股関節屈曲内転内旋位となることが多い[5,12]．膝関節屈曲位または反張膝にて歩行することもある．将来的な変形の進行を予測し予防するためにも，運動療法の設定を考えるうえでも，下肢全般のROM測定を行う．自動でのROMは筋力を反映しているので，他動ROMとともに測定し，自然経過や術前後でどのように変化したかを把握する．ROM測定と同時に歩行に特に影響する股関節屈伸・膝関節屈伸・足関節底背屈の筋緊張をmodified Ashworth scaleにて測定する．

足関節背屈時に足趾が屈曲する場合や足関節背屈位にて足趾に伸展

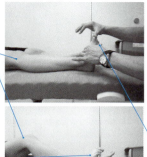

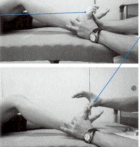

足関節背屈可動域は膝関節屈曲位と伸展位の両方を測定し腓腹筋とヒラメ筋の短縮の程度を把握する

足関節背屈時に足趾が屈曲するかを把握する

足関節背屈位にて足趾伸展し,抵抗感を確認する

図6 足関節背屈時の長母趾屈筋,長趾屈筋の伸張・ガイド

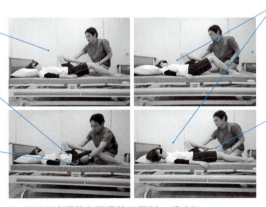

一側の股関節を最大屈曲位にする

対側の股関節屈曲が出現したら大腿骨と床面とのなす角を測定する

対側の股関節が内転・内旋する場合は膝蓋骨が上方を向くように測定肢位を一定にする

股関節屈曲が出現した場合,体幹を反対側に側屈し股関節屈曲が増大,または体幹を同側に側屈し股関節屈曲が減少したら,大腰筋が短縮している

股関節屈曲が出現した場合,体幹を反対側に側屈し,股関節屈曲が変化しなかったら,腸骨筋が短縮している

図7 Thomas test における大腰筋と腸骨筋の鑑別・ガイド

制限がある場合は長母趾屈筋,長趾屈筋の短縮が予想される **図6**.
Thomas test は腸腰筋の短縮鑑別のために実施する.体幹の側屈を組み合わせて大腰筋と腸骨筋のどちらの方が短縮の程度が強いかを把

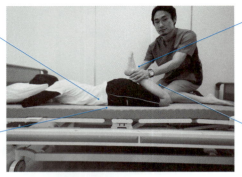

腹臥位を取った際に腰椎前弯し，股関節屈曲位をとる場合は枕やタオルで隙間を埋めてから測定する

腹臥位にて膝関節を最大屈曲位にする

同側の股関節が屈曲した場合，床面と上前腸骨棘との距離を測定する．大腿直筋の短縮が確認できる

膝関節屈曲速度を変えて，筋緊張の程度を把握する

図8 Ely test における大腰筋と腸骨筋の鑑別・ガイド

握する **図7** ．Ely test にて大腿直筋の短縮の有無を調べる **図8** ．

1-2　筋機能異常

　痙性麻痺による筋出力低下に伴い，不動や筋の短縮によってさらなる筋機能異常が引き起こされる．痙性麻痺があり歩行時に前方への推進力を得ようとする患者は，尖足位にて足関節を固定し，腰椎前弯を増強させた日常生活動作が定型化しやすい[12]．このような定型的な動きは，普段使用していない ROM における筋出力を低下させる．筋力測定は ROM 測定と同様に全身を行う．術後アライメント変化における運動機能の改善には，股関節・膝関節周囲筋の機能が求められるため，足部の手術であっても全身を評価する．

　MMT，徒手筋力計にて筋力測定を行う．MMT のなかでは特に，腓腹筋やヒラメ筋の測定方法である heel raise は患者本人にとってもわかりやすい筋力測定法である．徒手筋力計は測定肢位や測定方法など，再現性の確認されている方法で実施する **表3** [13,14]．

1-3　脚長差

　四肢麻痺, 両麻痺の脳性麻痺患者にも痙性の程度には左右差があり，立位・歩行時の荷重機会に差が生まれる[14]．脳性麻痺患者では痙性の高い下肢の足部変形が起こりやすいため，尖足に左右差が出現すると歩行時の立脚時間に差が生じ，幼少期からの荷重量不均衡がさらに起こりやすくなる．荷重量の不均衡は骨の成長に影響を与え，荷重量の

表3 徒手筋力計による筋力測定方法

股関節屈曲	座位，股関節 30°屈曲位で床からはなす．大腿遠位部前面に抵抗を加える．
膝関節伸展	座位，膝関節 90°屈曲位で下腿前面の腓骨外果より 5 cm 近位に抵抗を加える．
膝関節屈曲	座位，膝関節 90°屈曲位で下腿後面の腓骨外果より 5 cm 近位に抵抗を加える．
股関節外転	背臥位，股・膝関節 45°屈曲位とし，骨盤を固定して大腿遠位部外側面に抵抗を加える．
股関節内転	背臥位，股・膝関節 45°屈曲位とし，骨盤を固定して大腿遠位部内側面に抵抗を加える．
足関節底屈	背臥位，股・膝関節 90°屈曲位で台上に下腿をのせ固定した状態で，足関節底背屈角度が極力中間位の状態から母趾中足趾節関節足底面に抵抗を加える．
足関節背屈	背屈背臥位，股・膝関節屈伸 0°位で下腿を固定した状態で，足関節底背屈角度が極力中間位の状態から母趾中足趾節関節背面に抵抗を加える．

少ない側の下肢長や足長が短くなるため，下肢長に左右差が出現する[15]．

　背臥位にて棘果長と転子果長，大腿長，下腿長を測定する．測定前に一度骨盤を挙上し，体幹のアライメントを整えてから計測を行う 図9 ．股関節脱臼や足部変形の左右差と，背臥位アライメントと立位アライメントの違いから重力が立位アライメントに及ぼす影響を考える．

1-4 アライメント異常

　痙性筋の筋出力が不十分となることで，荷重位における全身アライメントや足部アライメント異常につながる．脳性麻痺患者で大腿骨の前捻角が大きい場合は股関節内旋位になりやすいため，相対的に足部が内反しているようにみえる 図10 [15]．股関節内転内旋・足部内反の痙性が強い場合は大腿骨に対して下腿が内旋位となり，足部が内反しているようにみえる[11]．

　足部全体が内反している場合や後足部は内反しているが前足部は外反している場合，非荷重では内反尖足を呈するが荷重時には外反尖足となる場合など，足部のアライメント異常にはバリエーションが多い．

16. 痙性尖足（脳性麻痺児，筋解離術） **365**

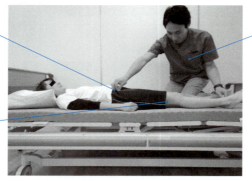

背臥位をとった際に一度骨盤をあげ，過度な捻じれをとる

両側の上前腸骨棘，恥骨結合，膝蓋骨上縁，腓骨頭，内果の位置を確認する

棘果長と転子果長，大腿長，下腿長を測定する．腹臥位では両側の上後腸骨棘，座骨結節の位置を確認し，背臥位での情報と総合して，肢長の差や骨盤の捻じれを把握する

図9 脚長の測定・ガイド

これらのチェック項目は立位でも評価し，背臥位や腹臥位との違いを確認する．

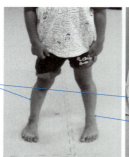
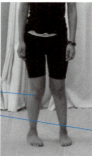
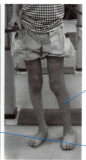

股関節の前捻角が大きいと股関節内旋しやすく，足部が内反したようにみえる

足部の内反筋緊張が高いと脛骨が大腿骨に対して内旋しやすく，足部が内反位となりやすい

図10 立位でのアライメント異常・ガイド

ROM 測定だけでなく，X 線上で後足部の尖足や内外反の状態を把握し，ストレッチや装具作成に活かす．痙性尖足のX線画像では，内外転を第2中足骨頭と距骨頭中心を結んだ線と内外果先端を結んだ線とのなす内側の角度である MTR 角で評価する[16]．後足部の尖足を距骨長軸と踵骨長軸の角度である側面距踵角や正面距踵角，側面距踵角と正面距踵角を合算した距踵指数（talo-calcaneal index，T-C index）で評価し，定量化する[17]．外反足の場合は，水平面の第1中足趾節関節の外反母趾角や徒手的な矯正が可能であるかを確認することで，外反母趾の程度を評価する[18]．Craig test で前捻角を把握しておくことは，歩行分析で全体像を把握する際に有用である．前捻角が大きいと立ち上がり動作で膝と膝がつきやすくなり，内旋歩行となる．その場合，足部内反が実際よりも大きく見えることがあるので注意する．

1-5 下肢随意性の低下

脳の器質的な障害によって，随意性が低下する[19]．特に脳性麻痺患者では粗大運動機能レベルが低いほど下肢の随意性は低く，遠位の関節ほど随意性が低い[20]．中枢性の一次障害による影響と長年の生活によるROM制限や筋機能異常と鑑別するためにも随意性検査を行う．各関節の随意性を把握しておくことで，錐体路の障害の程度を推察するとともに立ち上がり動作や歩行との関連付けが行えるため，術後機能改善の展望が変わる．

下肢随意性の検査にSelective Control Assessment of the Lower Extremity（SCALE）がある 図11，図12．SCALEでは股・膝・足・距骨下・足趾の計5つの関節の屈伸や内がえし外がえしなどの自動運動を0〜2点で採点し，その合計点を下肢随意性としている．採点は，3秒間で目的とする運動が行えた場合を2点，3秒間で目的とする運動が行えない，もしくは各種代償動作が出現した場合を1点，動作が行えない場合を0点とする[21,22]．足関節周囲筋解離術後には，足や距骨下，足趾関節のSCALEの改善が報告されている[23]．

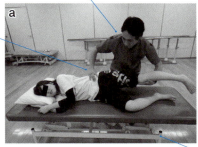

セラピストは測定側の下肢のみをみるのではなく，体幹や足部の代償が出現しないか，全身をみるように心がける

セラピストは体幹後屈や股関節内旋，足部の代償が出現しないか，全身をみるように心がける

股関節の屈伸時にはセラピストは骨盤を固定し，測定側の下肢を支え，重さを取り除く．患者の状態によって膝関節屈曲位で測定することもある

足関節・距骨下・足趾の測定は同様の端座位で，セラピストが下腿を支え，下腿の重さを取り除いた状態で行う

セラピストは測定前に患者に運動方向を示し，3秒間で全可動域を動かすように指示する．測定部位の順番は問われてはいないが，股関節は左右交互に，端座位の測定は一側ずつ測定を行った方が，患者の理解がよいことがある

図11 SCALEの測定肢位・ガイド
a：股関節屈曲伸展，b：膝関節屈曲伸展の測定

SCALE: Selective Control Assessment of the Lower Extremity

スコアシート

日付： _____ 患者氏名： _____ 生年月日： _____ GMFCS レベル： _____

診断： □痙直型両麻痺 □痙直型四肢麻痺 □痙直型片麻痺 右 左   その他： _____

グレード	左					右				
	股	膝	足	距骨下	足趾	股	膝	足	距骨下	足趾
Normal(2)										
Impaired(1)										
Unable(0)										

下肢合計点	左＝		右＝	

抵抗するパターン

下肢伸展に抵抗する膝関節伸展										
下肢屈曲に抵抗する足関節背屈										

要因

股関節屈曲拘縮										
内転筋の拘縮・痙性										
膝関節屈曲拘縮										
ハムストリングスの短縮										
底屈拘縮										
底屈筋の痙性										
内反や外反があり純粋ではない背屈										
初期の足趾の動き										
対側下肢の共同運動										
3秒のカウント以上のゆっくりとした動き										
一方向のみの動き(達成された動作を記入)										
他関節の動き										
達成可能な可動域の半分以下の動き										

テストにおける他のコメント： _____

_____

_____

_____

_____

    評価者：

図12 SCALE の評価表

SCALE：認識のための手引き

患者は簡単な運動指示に従わなければならない。各関節のテストを行う前に、可動域を評価するために他動にて関節を動かしなさい。次に理解を確認するために下肢を支えながら動作の手順を示しなさい。患者に対する指示は、個々の患者の最適なパフォーマンスを引き出すために、必要に応じて修正してよい。求められる動作速度で患者を誘導するために、課題中に3秒間のカウントをしなさい。これらの指示に従い、動作を改善するためのフィードバックを与えなさい。

患者への一般的な指示 － 「私があなたに正しい動き方を示します。私が言った通りに動いて下さい。身体の他の部分は動かさないで下さい。わからないことがあれば聞いてください。」

股関節

肢位 － 股関節と膝関節を完全に伸展した側臥位で、膝関節と足関節で中間位に支える。安定性のために、テストしない側の下肢を屈曲してもよい。テストする動作は膝関節伸展位での股関節屈曲である。もし患者がハムストリングスの短縮によりこの課題が難しければ、膝関節90度屈曲位で股関節伸展、屈曲、伸展するように患者に指示しなさい。課題動作を評価する可動域を調べるために股関節伸展可動域を評価しなさい。

患者への一般的な指示 － 膝関節伸展位で股関節を屈曲、伸展、屈曲させるように患者に求めなさい。例えば、「膝をまっすぐにしたまま、脚を前に動かして、後ろに動かして、また前に動かして下さい。私が初めに動きを示します。次は自分でやって下さい。」

膝関節

肢位 － 試験台の角に足を乗せて座り、残りのテストは行われる。残りのテストは、ハムストリングスの短縮による代償のため、垂直から20度体幹が後方に傾くように手をつくことを許可する。

指示 － 股関節屈曲位の状態で膝関節を伸展、屈曲、伸展するように患者に求めなさい。例えば、「できるだけ膝をまっすぐにして、それから曲げて、またまっすぐに伸ばしてください。これ以上後ろに傾かないように、もう一方の足を動かさずにこれをやるようにして下さい。私が初めに動きを示します。次は自分でやって下さい。」

下肢伸展パターン － 大腿四頭筋が弱いと疑わしければ、下肢伸展パターンを評価する。体幹が45度後方に傾くように手をつくことを許し、股関節・膝関節屈曲位、足関節背屈位とする。足関節底屈、足趾屈曲、膝関節伸展させながら検査者の手に抵抗して押すように患者に求める。中足骨で抵抗を加え、膝伸展可動域を確認する。

足関節

肢位 － 膝伸展のテストと同様の座位。膝関節は伸展位とし、検査者は下腿を支える。膝関節伸展位での他動足関節背屈可動域を評価しなさい。ハムストリングスや腓腹筋の短縮がある場合は、膝関節は20度まで屈曲してもよい。

患者への指示 － 膝関節伸展位で足関節背屈、底屈、背屈するように患者に指示しなさい。例えば、「私があなたの脚を支えている間、膝をまっすぐにしていて下さい。足首を上げて、下げて、また上げて下さい。私が初めに動きを示します。次に、あなた自身で動かして下さい。」

下肢屈曲パターン（混合テスト） － 背屈筋の弱化が明らかならば、下肢屈曲パターンを評価する。膝関節屈曲位のまま、股関節を屈曲するように求めなさい。大腿の末梢で股関節屈曲に抵抗しなさい。足関節のテストで達成された運動量と背屈可動域を比較しなさい。

足部／距骨下関節

肢位 － 足関節のテストと同様の座位。下腿は支えられる。

患者への指示 － 膝関節伸展位の状態で内反し、外反し、内反するように患者に求めなさい。例えば、「私があなたの脚を支えている間に足首を内側に、外側に、それから内側に動かして下さい。私が初めに動きを示します。次は自分でやって下さい。」

足趾

肢位 － 足関節テストと同様の座位。踵は支えられる。

患者への指示 膝や足関節を動かさないで足趾を屈曲、伸展、再び屈曲するよう患者に求めます。例えば、「私があなたの脚を支えている間に全ての足の趾を丸めるように下げて、上げて、それから下げて下さい。私が初めに動きを示します。それからあなた自身で動かして下さい。」

図12 つづき

SCALE：グレードの基準

　各関節を 2 点・1 点・0 点で採点し、下肢合計点として合計される。各グレードの点数はカッコ内にある。各関節において、SCALE スコアシートで関節の点数と全ての当てはまる記述項目をチェックしなさい。

股関節
Normal(2)　屈曲、伸展、屈曲を行う。股関節屈曲の間、膝関節屈曲せず、3 秒間のカウント中に連合反応（反対側下肢の同様の運動）のない運動が生じる。股関節伸展の間、膝関節伸展せず、3 秒間のカウント中に連合反応のない運動が生じる。

Impaired(1)　以下の一つ以上が生じる。テスト肢位での可能な可動域の 50％以下の伸展・屈曲、課題が 3 秒間より遅い、連合反応がある、運動が一方向のみに生じたり、テストしていない関節に動きが生じる。

Unable(0)　股関節屈曲・伸展しない。同時に膝関節の運動が起こる。

膝関節
Normal(2)　伸展、屈曲、伸展を行う。3 秒間のカウント中に動作が行え、体幹や他の関節に動きがなく、連合反応のない運動が生じる。テスト肢位で動かすことが可能な関節可動域の 50％以上に膝関節伸展が行えたなら、Normal は与えられるかもしれない。

Impaired(1)　以下の一つ以上が生じる。テスト肢位で動かすことが可能な可動域の 50％以下の伸展、課題が 3 秒間より遅い、連合反応がある、運動が一方向に生じる、もしくはテストしていない関節に動きが生じる。

Unable(0)　伸展しない、もしくは股関節や足関節の動きを伴う伸展のみである。

足関節
Normal(2)　背屈、底屈、背屈と行います。運動は 3 秒間のカウント中に他の関節の動きがなく、連合反応もない動作が求められます。少なくとも矢状面にて 15 度以上の動きが観察されなければなりません。

Impaired(1)　以下の一つまたはそれ以上が生じる。テスト肢位での動作可能な可動域の 50％以下の背屈、下肢屈曲パターンによる自動運動、動作課題が 3 秒間のカウントより遅い、連合反応がある、運動が一方向のみに生じる、もしくはテストしていない関節に動きが生じる。もし動作が足趾の伸展や足部の内反によって達成されるなら、Impaired が与えられる。

Unable(0)　背屈ができない、もしくは股関節・膝関節の屈曲を伴っての背屈のみである。

足部/距骨下関節
Normal(2)　内反、外反、内反と行います。3 秒間のカウント中に他の関節の運動がなく、連合反応もない運動が生じます。自動での外反が行われなければなりません。

Impaired(1)　以下の一つ以上が生じる。テスト肢位での動作可能な可動域の 50％以下の内反・外反、課題が 3 秒間より遅い、連合反応がある、運動が一方向のみに生じる、もしくはテストしていない関節に動きが生じる。

Unable(0)　内反・外反しない、もしくは神経パターンでのみ動作が生じる。背屈や底屈がおこるかもしれないし、全く足首全体が動かないかもしれない。

足趾
Normal(2)　屈曲、伸展、屈曲と行います。3 秒間のカウント中に他の関節の運動なく、連合反応もない運動が生じます。動作は全ての 5 本の趾で生じる。

Impaired(1)　以下の一つ以上が生じる。動作可能な可動域の 50％以下の屈曲・伸展、課題が 3 秒間より遅い、連合反応がある、運動が一方向のみに生じる、もしくはテストしていない関節に動きが生じる。

Unable(0)　足趾が屈曲・伸展しない。

Unable と Impaired の違い

　Unable では二つ以上の関節の動きを伴う。要求された関節の動きの全可動域で、神経パターンの一部である強制的な動きが、同側下肢の他の関節に起こる。Impaired では、他の関節を動かすことなく、少ない可動範囲で要求された関節を動かすことができるかもしれない。しかしながら、動作の一部は隣接した関節の動きによって達成される。

Impaired と Normal の違い

　Normal な運動コントロールは往復運動での 3 秒のカウント内で達成可能な可動域の 50％以上の関節の動きを独立させる能力である。その動きは、対側下肢の他の関節に同時に起こることなく起こる。この課題を行えないということは Impaired である。

図12 つづき

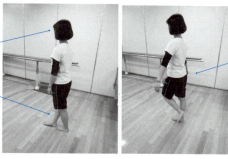

前方の一点をみた状態で保持時間を測定する

両足とも測定する

足趾の動きはどうか,足底の接地状況,股関節と体幹を協調して使えているか,上肢の使い方,重心位置はどこにあるかなどを評価する

図13 タンデム肢位と片脚立位の測定・ガイド

1-6 バランス能力低下

　尖足変形により立位時の支持基底面が減少することでバランス機能が減少する.足底全面接地が可能であっても足関節 ROM に制限がある患者は ROM を保っている患者と比べて静止時の重心移動範囲が狭い[24].各関節を固定してバランスを取っていることが考えられており,ROM やタイトネス,アライメントを合わせて評価する.静的バランス・動的バランス能力を定量的に測定するために,一般的に行われている検査法を用いるが,測定値だけでなく測定時の四肢の動きや動作時の全身アライメントも記載する.

　静的バランスを定量的に測定するために,タンデム肢位や片脚立位の保持時間を測定する.足趾の筋収縮の程度や足底の接地状況,上肢や体幹の動きを評価し,姿勢制御をどのように行っているか,その特徴を把握する 図13 .動的バランスを定量的に測定するために,一般的に行われている functional reach test や timed up and go test を用いるが,到達距離や実施時間だけでなく立ち上がりや方向転換,着座時の足部・体幹の使い方も記載する.日常生活に行われる床へのしゃがみ込み・床からの立ち上がり動作で,踵離地のタイミングや体幹の動きを評価する.

1-7 歩行能力低下

　尖足がある場合の歩行は,initial contact（IC）が足尖接地や足底全接地となりやすい.それに加え,痙性筋の特性の1つでもある速度依存性の抵抗増加によって,ヒールロッカーやアンクルロッカーの機

表4 動的尖足度

0度	踵からついてつま先で蹴って進む（踵-足尖歩行）
1度	足底がペタンと同時に全接地する（全接地歩行）
2度	足尖から荷重し踵が少しつく（足尖-踵歩行）
3度	踵を常に浮かせ足尖で接地して歩く（足尖歩行）
4度	凹足を合併した高度足尖歩行（尖凹足歩行）

能が働かず，歩行時の前方への重心移動が制限される[4]．そのため，歩行時には体幹屈曲や回旋，麻痺側下肢のぶん回しなどの代償動作がみられる．歩行の特徴をとらえ，アライメント異常やバランスの評価から総合的に判断し，術後のアライメント変化や二次障害の予防を念頭においた理学療法を継続的に実施していく[12,15]．長母趾屈筋や長趾屈筋が短縮している場合，歩行時の terminal stance（TSt）で足趾伸展が制限され，踏み返しが不十分となり，腰椎前弯や体幹屈曲などの代償によって前方への推進力を得ようとする[11]．ROM 制限やスティッフネスと関連付けて歩行をとらえる．

10 m 歩行テストや 6 分間歩行テスト，physiological cost index（PCI）の測定などで歩行機能を定量的に測定する．これらの評価で歩行機能を数値化しておくことは必要であるが，数値上だけでは変化をとらえられないことがしばしばあるため，歩様を詳細に記録する．IC がどの部位か，動的尖足に変化はあるか，loading response での反張膝の有無，反張膝の出現するタイミングはどうか，TSt での足部アライメントはどうか，蹴りだしの有無，フットクリアランスはどうかなどを確認する．動的尖足の評価には松尾の動的尖足度評価や foot contact scale を用いる **表4** ．

2 理学療法治療

選択的筋解離術の目的の 1 つに多関節筋の過緊張を抑えて単関節筋の活動を促すことがある．そのため，術後理学療法では単関節筋の活動を促し，成長や不動による二次的な再変形を予防することを目標とする[12,15]．定型化した動作が変形を引き起こした場合には定型化した動作を変化させ，新たに獲得した足関節 ROM において動作練習を行う．最も大切なことは術後のアライメント変化を予測して術前後に一貫したリハビリテーションを行うことである[12]．

術前の股関節・膝関節 ROM に制限がない患者の術後の課題は，立位・歩行時の筋出力強化と運動方向の再学習である．ギプス固定期間中からの継続した股関節伸展・外転・外旋最終域での筋出力強化や骨

盤前後傾中間位における腹部筋のコントロールを促していく．術前に股関節・膝関節 ROM に制限がある患者は，足関節 ROM が改善した分，多部位の代償動作が増大しないか注意しながら，前述した内容に取り組んでいく．

2-1 痛みのコントロール

痛みのコントロールによってその後のリハビリテーションが円滑に進むかが決まる．ギプス除去後の荷重では，足関節背屈ストレッチが加わることで痛みが出現するため，荷重の開始初期には踵を補高し，狭い範囲における筋出力を促す．痛みの減少に伴い踵の補高を除去し前後・上下の重心移動範囲を増やしていく．

運動レベルが寝返りレベルの方の場合，長期の不動は機能低下に直結し術後早期は痛みのため自発運動が大きく制限される．そのためリハビリテーションではベッド上動作獲得のため術部に負担の少ない方法を用いた動作学習や術部以外の他関節の筋出力エクササイズ，介助者への指導を行う．トランスファーが可能な運動レベルの患者には痛みのない範囲で筋出力エクササイズを行い，積極的に動かしていく．

踵を接地する機会の少ない足では，足根骨間の ROM が低下し，踵骨隆起周囲の脂肪組織や皮膚が柔らかいことがある[11]．術後荷重を行っていくと足部の荷重部位が変化したことにより踵骨隆起や距腿関節などに新たな痛みが発生することがある[25]．踵骨隆起を圧迫して痛みがある場合は，非荷重の時期から踵骨隆起に徒手的な圧を加えたり，足関節底屈位にて荷重することで，立位・歩行が可能になってからの荷重時痛を予防する 図14, 15 ．これは術後 6 カ月以上経過した装具離脱後にも起こり得る[11]．術後足部アライメントの変化から出現する新たな痛みに注意し，装具やインソールを用いた介入をする．

2-2 ROM エクササイズ

アキレス腱延長術や各種固定術など長期の固定が必要な場合にはギプスを巻き直す際に術部に負担のない範囲で ROM エクササイズや大腿骨周囲の筋に対してモビライゼーションを行うことで，ギプス除去後の膝関節伸展拘縮を予防する．術創周囲の皮膚や筋膜，筋との癒着が可動域制限とならないように，早期から術創周囲の皮膚，皮下で移動している筋の延長部分のモビライゼーションを行い，予防する．

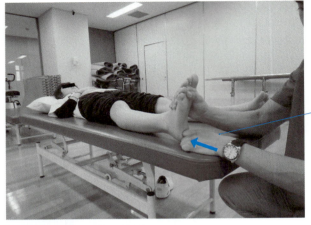

術後は荷重時に踵骨隆起部に痛みが生じることが多い．非荷重の時期から踵骨隆起に徒手的な圧を加え，術後生じる踵の荷重時痛が極力最小限になるように，慣れさせていく

図14 足底部の圧迫・ガイド

ゴルフボールやスーパーボール，木の棒などを用いる

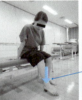
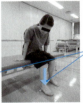

ボールや木の棒などを用いて，足底筋膜を柔らかくするとともに足底面全体に刺激を加える．患者は床面にボールや木の棒を押し付けるように力を加える

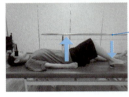
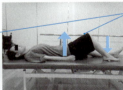

手術した延長部位に過負荷がかからないように足関節底屈位にて，ボールや木の棒を踏んだ状態でブリッジ運動を行う

図15 足底部の圧迫・ガイド
非荷重の時期から踵骨隆起に徒手的な圧を加えたり，足関節底屈位にて硬い物を踏んだ状態でブリッジ運動を行う．端座位でゴルフボールを踏み，足底筋膜を柔らかくするとともに足底に刺激を加える．

　　　　　侵襲筋に対する選択的な横断マッサージや機能的マッサージを行い，筋組織の柔軟性改善に努める．術前の評価結果から，手術部位以外にも ROM 制限がある関節に対し ROM エクササイズを継続して行う．特に踵接地後のアライメント変化を考慮し，股関節伸展 ROM を確保する．

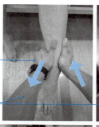
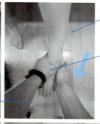

遠位脛腓関節の後方すべり運動

セラピストは虫様筋握りを心がけ，母指球で目的とする部分を押す

舟立方関節の腹側すべり運動

セラピストは左手で舟状骨を固定する．可能であれば，足底面にベッドの端をあてがい，舟状骨を固定する

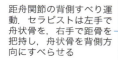
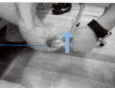
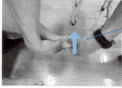
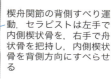

距舟関節の背側すべり運動．セラピストは左手で舟状骨を，右手で距骨を把持し，舟状骨を背側方向にすべらせる

楔舟関節の背側すべり運動．セラピストは左手で内側楔状骨を，右手で舟状骨を把持し，内側楔状骨を背側方向にすべらせる

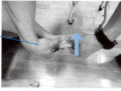
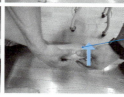

楔中足関節の背側すべり運動．セラピストは左手で第1中足骨を，右手で内側楔状骨を把持し，第1中足骨を背側方向にすべらせる

第1中足趾節関節の背側すべり運動．セラピストは左手で第1基節骨を，右手で第1中足骨を把持し，第1基節骨を背側方向にすべらせる

図16 遠位脛腓関節と足根骨のモビライゼーション・ガイド

2-3 関節モビリティーに対するアプローチ

足関節の過延長に注意をしつつ，歩行時の踏み返しが改善するように，足根骨間の各関節の伸展方向の ROM を引き出し，特に足趾第1列の背側すべり運動を実施する **図16**．hyper mobility な関節は歩行量が多くなると痛みが出現する．痛みに対する予防的な介入としても，hypo mobility な関節の ROM を引き出す．前足部で荷重し踵接地の少ない者は，距舟関節が hyper mobility になり，楔舟関節や舟立方関節などが hypo mobility になることが多い．症例に合わせて，hypo mobility な足根間関節の ROM を引き出す．

2-4 筋出力エクササイズ

術後すぐに ROM が改善し動作がスムースになるが新たに動くようになった ROM の筋出力は低く，不安定である[1-3]．術後は逆変形の進行に注意しながら侵襲筋の筋出力強化・拮抗筋の筋出力強化・侵襲筋と拮抗筋の協調性改善を図る．特に内反尖足に対する拮抗筋の筋出

力強化では，前脛骨筋と長母趾伸筋，長趾伸筋の選択的な筋収縮を促す．新たに獲得した ROM における筋出力を促し動作へとつなげていく．筋出力の低い筋に対しては主に非荷重にて運動を行うが，荷重位での運動を並行して行い，新たに獲得した ROM における筋出力を促しつつ，日常生活動作への汎化を試みる．小児と成人では術後の筋力回復に差があるので，負荷量の設定は個別に行う[26]．

　術直後はギプス内における筋出力や固定している近位・遠位関節の動きを引き出すことで血流循環を促すと同時に浮腫や筋力低下を予防する．下肢随意性の改善した者であれば，非荷重位での自動運動を初期に行う．

　足関節手術を行うと踵接地が容易になる．足部アライメントが変化することで身体重心が後方に移動し膝関節伸展・股関節伸展し，腰椎の過前弯の減少した立位を保つことができるようになる．ROM だけではなく下肢・体幹筋の協調した活動が求められるようになる．足関節筋解離術後の理学療法ではアライメント変化を予測し，エアースタビライザー上座位・骨盤前後傾中間位での保持や後傾運動・左右の重心移動を促し体幹のコントロールを促していく．

　両下肢を使用する立ち座りの運動は痙性麻痺に左右差のある脳卒中患者や両下肢の随意性が低下している脳性麻痺患者でも実施しやすく，ホームエクササイズとしても採用しやすい．立ち座りの運動をゆっくりと行うことで，最大歩行距離や歩行時のエネルギー効率を改善することができる．通常の速度で実施するのではなく，5 秒間のゆっくりとした速度で立ち座りを繰り返すことで，速度依存性の痙性の抵抗を減らし，歩行機能を改善させる[27]．立ち座り運動では，離殿や着座時に動作が速くなりやすい．新たに獲得した ROM における筋出力や姿勢制御を行うために動作の困難な箇所の運動を繰り返し実施する．重りを背負う場合は，立ち上がりにおける 1 repetition maximum（1 RM）を測定し，代償動作の出現しない範囲で調整する．30% 1 RM の負荷量で 10 回 1 セットの運動を 3 セット，週に 3~4 回を目安に実施する 図17 ．

2-5 脚長差への対応

　脚長差があり術前に尖足位の状態で骨盤や体幹の水平を保っていた者は，踵が接地しやすくなったことで骨盤傾斜が出現する．脚長差がある場合は，基本的に靴底やインソールにて不足分を補高する．補高

セラピストは患者に腰椎前弯や頚部の過伸展などの代償動作が出現しないかを確認する

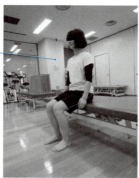 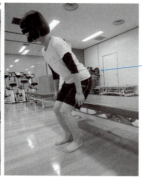

患者は両上肢を胸の前で組んだ方が下肢により荷重がかかるが，バランスが取れない場合や，代償動作の出現しやすい場合は上肢をフリーとし，転倒しないようにさせる

図17 立ち上がりにおける1 repetition maximum の測定・ガイド

5 分間のウォーミングアップ後，検査者によるデモを行い，リュックに軽い重りを入れて 3～4 回の立ち上がり動作を行う．椅子は膝関節 90°屈曲位となる高さとし，快適速度，上肢はフリーで 2 回試行し，足踏みすることなく立てた最大挙上量を測定する．負荷は体重の 30% から開始し，1～4 kg 単位で増減させ測定する．試行間は 2 分間休憩をとる．

は靴底全体で上げるか，踵のみを上げるか，インソールで上げるか，アウトソールで上げるかなど，目標の補高の高さの前後で 5～10 mm ごとに立位姿勢や歩行を評価し，新たな代償動作が出現しないように高さを決定する．

2-6 装具

　筋解離術のみ行った場合は装具による固定は行わないが，アキレス腱延長や各種固定術を行った場合は，大腿から足尖までのギプス固定を 3～4 週間行い，その後 2～3 週間を下腿から足尖までのギプス固定とする．ギプス除去後は荷重時に術後 6 カ月間ほど短下肢装具を装着する．術後約 3～4 カ月間は短下肢装具の足継手を固定とし，その後 10～15°，25°と段階的に足部遊動をつけ，術後約 6 カ月で装具を離脱していく[11,12,15]．執刀医や患者の状態によってギプス固定期間や装具装着期間，足関節の遊動のつけ方は異なるが，目標としていた ROM 以上に足関節が柔らかくなった場合や痛みが生じた場合には，一度遊動をつけていた装具の角度を再び固定し，症状が安定するのを待つ．そのため，短下肢装具の継ぎ手は，ダブルクレンザックを用いる．尖足位だった足が手術と術後過重量の増加によって踵足位となることがある[28]．逆変形に注意しながら足関節底背屈運動を促し痛みを出さないように運動量を上げていく．

| 2-7 | 患者教育・日常生活動作指導 |

　手術自体の効果として足関節ROMや随意性の改善があり，これらは術後すぐに確認できる．歩行や走行の安定・質的な歩様の変化には時間がかかる．粗大運動能力分類システム（gross motor function classification system: GMFCS）においてレベルⅠ～Ⅲの者は術後6カ月ほどで安定するが，レベルⅣ・Ⅴの者は術後6～12カ月ほどかかることがある[29]．そのため，運動頻度が確保されている入院中だけでなく，術後一定期間は高頻度にトレーニングを行わせる．歩行可能な者は術後に足関節ROMが改善していても，歩行速度を上げるために下肢の痙性を高め，尖足位で活動することで，尖足が再発することがある．日常生活のなかで尖足位で活動する時間があるのであれば，床へのしゃがみ込み動作を生活のなかに取り入れ，全可動域が動くように心がけるようにする．予防的なストレッチや拮抗筋の強化の考え方を十分に伝える．

❖文献

1) 沖田　実．関節可動域制限の発生メカニズムとその治療戦略．理学療法学．2014; 41: 523-30.

2) Hamaue Y, Nakano J, Sekino Y, et al. Immobilization-induced hypersensitivity associated with spinal cord sensitization during cast immobilization and after cast removal in rats. J Physiol Sci. 2013; 63: 401-8.

3) 大畑光司．脳性麻痺児に対する理学療法技術の再考．理学療法学．2010; 37: 326-29.

4) 山本澄子．回復期　脳卒中患者の歩行分析と下肢装具処方．Med Rehabil. 2007; 85: 113-9.

5) 佐藤一望．脳性麻痺の二次障害．リハ医学．2001; 38: 775-83.

6) 池田啓一，成尾政一郎，成尾政圀，他．今日の痙性尖足の治療選択　痙性麻痺尖足に対する対応．日本脳性麻痺の外科研究会誌．2014; 24: 73-9.

7) Son SM, Park IS, Yoo JS. Short-term effect of botulinum toxin a injection on spastic equinovarus foot in cerebral palsy patients: a study using the foot pressure measurement system. Ann Rehabil Med. 2015; 39: 1-9.

8) Buckon CE, Thomas SS, Piatt JH Jr, et al. Selective dorsal rhizotomy versus orthopedic surgery: a multidimensional assessment of outcome efficacy. Arch Phys Med Rehabil. 2004; 85: 457-65.

9) 池田啓一，川上宏治，山口浩司，他．痙縮に対する治療介入　痙性に対する整形外科的アプローチ　整形外科的選択的痙性コントロール手術．Jpn J Rehabil Med. 2009; 46: 176-85.

10) 松尾　隆. 脳性麻痺の整形外科的治療. 東京: 創風社; 1998. p.147-79.

11) 楠本泰士, 来間弘展. アキレス腱延長術を施行した脳性麻痺の一症例. 徒手理学療法. 2012; 12: 21-6.

12) 楠本泰士. 発達障害児の整形外科手術後の理学療法と生活指導. PTジャーナル. 2014; 48: 111-7.

13) 楠本泰士, 新田　収, 松田雅弘. 歩行可能な脳性麻痺児における大腿直筋および内側ハムストリングス延長術後4週の関節トルク変化. 日保学誌. 2013; 16: 38-42.

14) 楠本泰士, 新田　収, 松田雅弘. 脳性麻痺痙直型片麻痺患者における踵補高の高さが立位重心動揺に及ぼす影響. 専門リハ. 2015; 14: 12-6.

15) 楠本泰士, 松尾　篤. 痙性の整形外科的な治療. In: 新田　収, 他編. 小児・発達障害の理学療法・作業療法治療手技選択へ向けたクリニカル・リーズニング. 東京: 文光堂; 2013. p.127-41.

16) 紺野愼一. 運動器の計測線・計測値ハンドブック. 東京: 南江堂; 2012. p.458-9.

17) 紺野愼一. 運動器の計測線・計測値ハンドブック. 東京: 南江堂; 2012. p.429-32.

18) 紺野愼一. 運動器の計測線・計測値ハンドブック. 東京: 南江堂; 2012. p.488-9.

19) Voorman JM, Dallmeijer AJ, Knol DL, et al. Prospective longitudinal study of gross motor function in children with cerebral palsy. Arch Phys Med Rehabil. 2007; 88: 871-6.

20) Fowler EG, Staudt LA, Greenberg MB. Lower-extremity selective voluntary motor control in patients with spastic cerebral palsy: increased distal motor impairment. Dev Med Child Neurol. 2010; 52: 264-9.

21) Fowler EG, Staudt LA, Greenberg MB, et al. Selective Control Assessment of the Lower Extremity (SCALE): development, validation, and interrater reliability of a clinical tool for patients with cerebral palsy. Dev Med Child Neurol. 2009; 51: 607-14.

22) Kusumoto Y, Hanao M, Takaki K, et al. Reliability and validity of the Japanese version of the Selective Control Assessment of the Lower Extremity tool among patients with spastic cerebral palsy. J Phys Ther Sci. 2016; 28: 3316-9.

23) 高木健志, 楠本泰士. 脳性麻痺痙直型患者の尖足変形に対する足関節筋解離術と下肢随意性の関係. 日保学誌. 2016; 19: 81-5.

24) 楠本泰士, 新田　収, 松田雅弘. 脳性麻痺痙直型両麻痺患者における尖足の有無による立位重心動揺の特徴. 日保学誌. 2014; 17: 144-50.

25) 楠本泰士, 松尾　隆, 管野徹夫, 他. 脳性麻痺児・者に対するアキレス腱延長術後における疼痛部位とリハビリテーションの検討. 日脳性

麻痺の外研会誌. 2011; 21: 125-9.

26）楠本泰士，高木健志，新田　收，他．歩行可能な脳性麻痺患者における選択的股関節筋解離術後の股関節内外転筋力の変化─小児と成人における術後筋力変化の違い─. PT ジャーナル. 2015; 49: 474-9.

27）Kusumoto Y, Nitta O, Takaki K. Impact of loaded sit-to-stand exercises at different speeds on the physiological cost of walking in children with spastic diplegia: A single-blind randomized clinical trial. Res Dev Disabil. 2016; 57: 85-91.

28）松尾　篤，松尾　隆，高木健志，他．脳性麻痺尖足変形に対する下腿三頭筋延長術後の踵足変形．日脳性麻痺の外研会誌. 2016; 26: 91-5.

29）Kondo I, Hosokawa K, Iwata M, et al. Effectiveness of selective musclerelease surgery for children with cerebral palsy: longitudinal and stratified analysis. Dev Med Child Neur. 2004; 46: 540-7.

30）楠本泰士，新田　收，松田雅弘，他．脳性麻痺痙直型両麻痺患者における両股関節筋解離術後の歩行時動的尖足変化に関与する因子の検討．理学療法学. 2015; 42: 35-41.

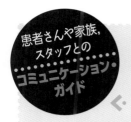

「XX？」ときかれたらどうする？

Q 「足関節周囲筋解離術を行うことのメリットとデメリットは何ですか？」ときかれたらどうする？

A メリットは手術部位の拘縮の改善，痛みの軽減，足部可動域の変化に伴う全身のアライメント変化などがあります．立位・歩行の可能な者は尖足変形があるため，狭い重心移動範囲でバランスを取り，下肢の各関節や腰椎を筋性・骨性に固定して安定を得ていることが多いです．このような姿勢制御が長期間続くとさらなる筋の短縮や尖足変形，関節痛が起こり，将来的に腰痛や頸部痛を引き起こす可能性があります．手術は前述した将来起こりうる障害の予防にもつながります．

　デメリットは手術を行うことによる筋力低下，それに伴う歩行速度の低下，過延長，循環状態の変化などがあります．底屈筋力の弱い患者は，足部の硬さを利用して歩行しています．そのため，尖足に対する手術では足部アライメントをわざと5°底屈位（尖足位）に矯正し，機能的な足（歩行しやすい足）とします．歩行可能な脳性麻痺患者への股関節術後に踵接地が容易になることがあるため[30]，過延長を予防するには尖足変形の目立つ患者でも，足の手術から行うか，股関節の手術から行うか，慎重に検討する必要があります．

Q 「尖足変形の強弱にかかわらず，足関節周囲筋解離術ではなぜ長母趾屈筋や長趾伸筋を延長するのですか？」ときかれたらどうする？

A 尖足変形のある者に対して，腓腹筋やヒラメ筋のみ延長術を行った場合，背屈可動域は改善します．しかし，足趾に停止する筋の長さがそのままであるため，特に歩行でのTStにて足趾の屈曲が起こってしまい，スムースな重心移動が行えなくなります．そのため，足関節周囲筋解離術では後足部に停止する腓腹筋やヒラメ筋だけでなく，足趾に停止する長母趾屈筋や長趾伸筋の延長も同時に行います．

　中足部に停止する内反筋に後脛骨筋があり，相反する外反筋は長腓骨筋と考えられています．内反尖足変形のある場合であっても足部の動きを引き出すために後脛骨筋と長腓骨筋を同時に延長します．

＜楠本泰士＞

17 関節リウマチ

Introduction

疾患の特徴

　関節リウマチ（rheumatoid arthritis: RA）は，原因不明の全身性自己免疫性疾患である．わが国の有病率は約 0.3〜1%，推定国内患者は 70〜80 万人，男女比は 1：3〜4 とされ，発症年齢のピークは 40 歳代である[1]．

　診断は，主に 2010 年 American College of Rheumatology（ACR）/ European League Against Rheumatism（EULAR）関節リウマチ分類基準[2]に基づき，罹患関節数・分布，血清学的検査（リウマトイド因子：RF，抗環状シトルリン化ペプチド抗体：抗 CCP 抗体），滑膜炎の期間，急性期反応物質（C 反応性蛋白：CRP，赤血球沈降速度：ESR）などによりなされる[1]．

　主病変は，多発性・持続性・関節破壊性の関節滑膜炎であり 図1，その臨床症状は関節痛・腫脹や朝のこわばりなどである．好発部位は，手関節や手指，足関節，足趾であり，対称性に罹患することが多い．滑膜炎が持続すると，破骨細胞の活性化による骨破壊やマトリックスメタロプロテアーゼ（蛋白質分解酵素）などの過剰産生による軟骨破壊が生じ，最終的に関節変形に至る[3]．特に，股関節や膝関節，肩関節，肘関節などの大関節に罹患すると，日常生活活動（activities of daily living: ADL）は著しく低下する．RA の病期分類には主に Steinbrocker の stage 分類[4]が，個々の関節評価には van der Heijde 改変 Sharp スコア[5]や Larsen 分類[6]が用いられる．関節症が進行すると関節運動の制限や不安定性が生じ，末期では線維性・骨性強直に至ることもある 図2．

　治療は生活指導などの基礎的治療と薬物療法，手術療法，リハビリ

382　17. 関節リウマチ

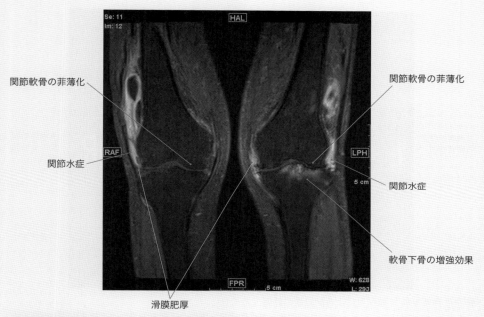

図1 両膝造影 MRI による滑膜炎,関節症の評価・ガイド
両膝関節滑膜の肥厚および関節水症あり.軟骨下骨にも増強効果が散見され左脛骨近位にて目立つ.
関節軟骨は全体的に菲薄化しており,骨棘形成もみられる.

テーションの4本柱からなる.近年の新しい抗リウマチ薬や生物学的製剤の開発により RA の治療成績は大幅に改善した.具体的には,疾患活動性の良好なコントロールが得られるようになり,関節破壊の抑制も可能となった.現在の RA 治療の目標はメトトレキサートや生物学的製剤などの強力な抗リウマチ薬を早期から使用することにより RA を寛解に導き,関節破壊の進行を防止することである[7].Simplified Disease Activity Index (SDAI) や Clinical Disease Activity Index (CDAI), Disease Activity Score (DAS) 28 などの疾患活動性評価を定期的に用い,見直しを行いつつ治療を進めていく.

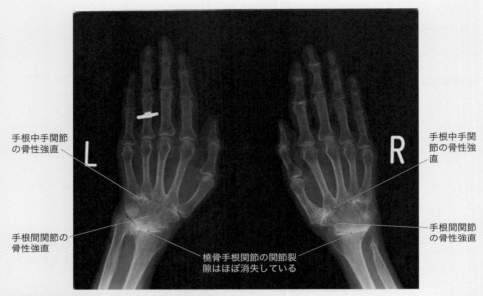

図2 両手単純X線所見による関節症の評価・ガイド
手指変形はわずかなものの，両手根中手関節，手根間関節，手根中央関節の骨性強直を認める．橈骨手根関節の関節裂隙はほぼ消失している．

1 理学療法評価

1-1 疾患活動性

　疾患活動性の評価には，主にSDAIやCDAI，DAS28などを用いる 表1 ．評価する関節は，両肩関節と両肘関節，両手関節，両第1～5中手指節間関節，両第1～5近位指節間（PIP）関節，両膝関節の28関節である．各評価法はその基準値より高疾患活動性，中疾患活動性，低疾患活動性，寛解に分類される．これらの指標による寛解は，臨床的寛解とよばれ，後述する身体機能の寛解を機能的寛解，X線所見が進行しない寛解を構造的寛解という[8]．

　機能的寛解の指標としては，Health Assessment Questionnaire（HAQ）もしくはmodified HAQという質問紙法が一般的である[8] 表2 ．HAQは疾患活動性に関連する可逆性のactivity HAQと，軟骨消失・骨びらんによる器質的関節障害に伴う不可逆性のdamage related HAQ（DAM-HAQ）で構成される．発症早期からDAM-HAQを進行させないよう加療する[9]．

表1 疾患活動性指標の種類と計算式，基準値

評価法	計算式	高疾患活動性	中疾患活動性	低疾患活動性	寛解
DAS28 (ESR)	$0.56 \times \sqrt{TJC28} + 0.28 \times \sqrt{SJC28} + 0.70 \times Ln\ (ESR) + 0.014 \times PGA\ (mm)$	>5.1	3.2〜5.1	<3.2	<2.6
DAS28 (CRP)	$0.56 \times \sqrt{TJC28} + 0.28 \times \sqrt{SJC28} + 0.36 \times Ln\ (CRP+1) + 0.014 \times PGA\ (mm) + 0.96$	>4.1	2.7〜4.1	<2.7	<2.3
SDAI	$TJC28 + SJC28 + PGA\ (cm) + PhGA\ (cm) + CRP\ (mg/dL)$	>26	11〜26	<11	<3.3
CDAI	$TJC28 + SJC28 + PGA\ (cm) + PhGA\ (cm)$	>22	10〜22	<10	<2.8

TJC28: 28関節での圧痛関節数，SJC28: 28関節での腫脹関節数，Ln: 自然対数，PGA: 患者による全般的評価〔(Visual Analogue Scale: VAS) mm なら 0〜100, cm なら 0〜10〕，PhGA: 医師による全般的評価 (0〜10)

表2 modified HAQ (mHAQ)

8項目の日常生活活動に関する質問に対し，4段階法で患者自身に回答してもらい，8項目の平均値を算出する．0.5点以下を機能的寛解と解釈する．

質問項目	
着衣	靴ひも結び，ボタン掛けも含め自分で身支度ができますか
起立	就寝，起床の動作ができますか
食事	いっぱいに水が入っている茶碗やコップを口元まで運べますか
歩行	戸外で平坦な地面を歩けますか
衛生	身体全体を洗い，タオルで拭くことができますか
伸展	腰を曲げて床にある衣類を拾い上げられますか
握力	蛇口の開閉ができますか
活動	車の乗り降りができますか
得点	
何の困難もない (0点)　いくらか困難 (1点)　かなり困難 (2点)　できない (3点)	

mHAQ 得点: 平均値 (合計値を8で除したもの)

1-2 痛み

　主に炎症や関節障害による侵害受容体の直接的な刺激により生じる[10]．活動性の滑膜炎では炎症性サイトカインなどにより炎症性細胞が浸潤し，滑膜の増殖や破骨細胞の活性化が生じる．さらに，神経成長因子の産生が亢進し，神経終末ではトロポミオシン受容体Ａと結合し刺激を伝え，疼痛閾値が低下する[10]．これにより疼痛範囲は罹患関節を越えて拡大するため，幅広い疼痛評価が必要である．

痛みなし　　少し痛い　　痛い　　かなり痛い　　耐えられないくらい痛い

図3 Verbal Rating Scale（VRS）

数段階の痛みの強さを表す言葉を直線上に記載し，患者に選択してもらう．
痛みの言葉は，5段階で，「痛みなし」と「少し痛い」，「痛い」，「かなり痛い」，
「耐えられないくらい痛い」である．

評価は，安静時痛と運動時痛，圧痛について行う．炎症に起因する
痛み，関節周囲組織に起因する痛み，そして関節破壊や不安定性に起
因する痛みなどを区別する[11]．数値化には，Visual Analogue Scale
（VAS）や Numerical Rating Scale（NRS），Verbal Rating Scale
（VRS）などを用いる **図3**（VAS，NRS については**4**大腿骨近位部
骨折の図7，8参照）．

1-3 関節腫脹

主な原因は，関節滑膜炎による関節水症や滑膜肥厚である．
股関節は触診が困難なため，内旋時の痛みを参考として評価する．
膝関節においては関節裂隙上，足関節では内外果直下を触診し，周径
計測することで数値化する．膝関節は，膝蓋骨の上方が膨隆している
ときは関節液の貯留を示唆する．膝蓋骨が大腿骨の関節面より浮き上
がり，膝蓋骨の圧迫 により膝蓋骨と大腿骨の衝突を触知できる[11]
図4．しかし，滑膜増殖の場合は充実性であり，圧力の変化が不明
瞭なことが多い[11]．臨床的に寛解が得られていても，滑膜炎を示唆す
る血流シグナルを認めることがある一方で，関節腫脹があっても血流
シグナルを認めない関節変形主体の症例が存在するため，正確な評価
には超音波検査を用いる[12]．

1-4 ROM 制限，関節不安定性，脚長差，アライメント不良

ROM 制限の原因は，関節裂隙の狭小化や骨棘の形成，関節内遊離
体の存在，関節包・靱帯・関節周囲筋の短縮，骨性強直などである[13]．
不安定性の原因は，関節炎の持続による関節包・靱帯の弛緩や関節破
壊である．アライメント不良の原因は，脚長差や関節変形，関節拘縮，
強直などである．

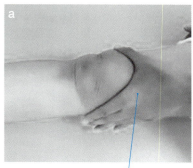
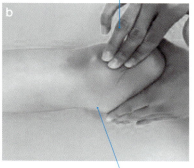

もう一方の手の指で膝蓋骨を押す．膝関節内に関節液か血液が貯留していれば，膝蓋骨が浮遊するような感触がある

一方の手で膝蓋の上部を押さえ，膝窩方向へ圧迫する

痛みや拘縮で完全伸展位がとれない場合は，膝窩部にタオルなどを入れ，大腿四頭筋を脱力させる

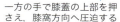

図4 関節水症の触診法・ガイド

患者を背臥位として，検査する膝関節を最大伸展位とする．
痛みや拘縮で完全伸展位がとれない場合は，膝窩部にタオルなどを入れ，大腿部の筋を脱力させる．一方の手で膝蓋上部を包み込むように膝蓋骨の方向へ押さえ，もう一方の手で膝蓋骨を軽く膝窩方向に圧迫する．
関節液か血液が貯留していれば，異物感や膝蓋骨が波動もしくは浮遊するような感覚がある[18]（floating patella）．

　　ROMは屈曲と伸展の両方に制限をきたすが，疼痛回避肢位は屈曲位であることから伸展制限が多い．評価にはゴニオメーターを用い，自動ROMと他動ROMの差（lag）を計測し，運動最終域感（end feel）から制限因子を評価する．膝関節においては，膝蓋骨の可動性を評価し，膝蓋大腿関節の軟骨損傷や変性を調べる　図5．頸椎を含め多関節に罹患している患者が多いため，測定肢位の変更は最小限にする．本来，腹臥位で測定する検査も背臥位で計測することが多い．
　　関節不安定性は，膝関節の歩行時 lateral thrust のように視診でみられるものだけでなく，前方引き出しテストや内反/外反ストレステスト，後方押し込みテストなどの徒手検査法を用いて評価する．
　　脚長差には，構造的脚長差と機能的脚長差がある．背臥位にて下肢を伸展させて中心線からできるだけ左右対称の肢位にし，棘果長と転子果長を測定することで評価する．
　　アライメントは，前額面・矢状面・水平面から，非荷重位と荷重位（立位）のみならず片脚立位においても評価する．足底では，アーチの

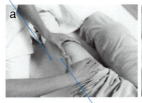
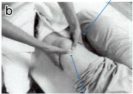
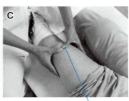

痛みや拘縮で完全伸展位がとれない場合は，膝窩部にタオルなどを入れ，大腿四頭筋を脱力させる

大腿四頭筋が脱力できるよう，大腿を把持し，リラクセーションをはかる

a 膝蓋骨を大腿骨関節面に押し付けるように外側縁から内側に移動させる．膝蓋骨に対して圧が集中しないよう検者の母指全体で圧を加えるようにする

b 膝蓋骨を大腿骨関節面に押し付けるように頭側縁から尾側に移動させる

c 膝蓋骨を大腿骨関節面に押し付けるように尾側縁から頭側に移動させる

図5 膝蓋大腿関節の可動性や軟骨損傷，変性の評価・ガイド

患者を背臥位として，検査する膝関節を最大伸展位とする．痛みや拘縮で完全伸展位がとれない場合は，膝窩部にタオルなどを入れ，大腿部の筋を脱力させる．膝蓋骨を大腿骨関節面に押し付けるように内外側・上下に移動させる．膝蓋大腿関節の軟骨損傷や変性がある場合，関節面の摩擦が検者の手に感じられ，痛みが誘発されることがある[18]．

有無，骨性隆起の有無，足趾の各関節のアライメントと変形，胼胝の有無だけでなく正常荷重部以外に異常な皮膚の肥厚がないかも調べる．外反母趾や扁平足は，荷重により変形が強調されるため，裸足での立位も確認する．足底では，靴の内側のカウンターの崩れや足底の擦り減り具合を確認する．

1-5 筋力および筋機能低下

RA に伴う筋力低下は，筋の量的な減少のみならず固有張力（単位断面積あたりの張力）の低下にも起因する[14]．筋原線維蛋白質の翻訳後修飾を伴う筋弱化とされ，酸化/窒素化ストレスによる筋原線維機能の低下により引き起こされる．これは，RA だけでなく種々の炎症性疾患でも報告されており，炎症を伴う病態で認められる筋力低下の共通の要因である可能性がある．

評価は，徒手筋力検査や種々の筋力測定器を用いる．多関節に罹患している患者が多いため，肢位や介助方法を配慮する 図6 ．抵抗運動に伴い痛みが誘発されることがあるため，等尺性筋収縮による測定を行うことが多い 図7 ．

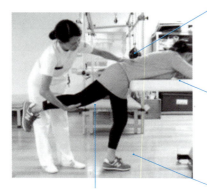

- 腰椎の伸展や骨盤の回旋が生じないよう骨盤を固定する
- 必要な場合は，体幹や頚部が安楽な肢位となるよう上部体幹の前方にタオルや枕を入れる
- 非測定肢の痛みや不安定性がないか確認する
- 股関節伸展運動における運動方向に大腿部をガイドする

図6 腹臥位における筋力測定時の肢位に対する配慮・ガイド

頚椎や上肢に罹患し，腹臥位がとれない患者には，昇降式ベッドを用いる．必要に応じて胸郭の下に枕を入れ，体幹の安定化を図る．股関節伸展においては，骨盤を固定し大腿部を正しい運動方向をガイドした後に筋力測定を行う．

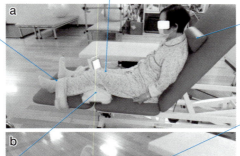
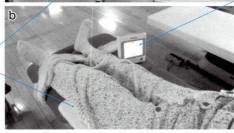

- 膝伸展運動を促し，大腿四頭筋の収縮を意識させる
- 頚椎が過屈曲となっていないか，枕の形状や大きさに配慮する
- 皮膚が脆弱な患者も多いため，ベルト固定の際は素材を柔らかいものとし，痛みがないか確認する
- 目標値を設定し，筋出力の程度を視覚・聴覚でフィードバックさせる
- 圧センサーを膝窩部に置く

図7 等尺性筋収縮による筋力測定・ガイド

等速性運動による筋力測定において，痛みや恐怖心を訴える患者も少なくない．その際には，等尺性運動により筋力を数値化する．足関節を固定するベルトを蹴り上げることで，膝窩部が測定部分に押し込まれ，膝伸展筋力が数値化される．筋力が画面上にフィードバックされるため，筋力トレーニングとしても用いることができる．

1-6　バランス能力低下

　主な原因は，痛みやアライメント異常，関節機能障害である．RA患者における前足部変形は，約90%の患者に起こる[15]．その変形は，外反母趾と第2〜5趾の中足趾節間（MTP）関節の亜脱臼や脱臼を伴うハンマー趾で特徴づけられる．高度の変形が生じると，外反母趾に伴う第1MTP関節内側の痛み，脱臼した中足骨頭が足底皮下に突出するために起こる足底の痛み，ハンマー趾に伴うPIP関節背側の痛みなどのために，前足部への重心移動が困難となる．

　評価には，主に片脚起立時間やfunctional reach test（FRT），timed up and go testを用いる．重心動揺計や圧力分布測定装置を用いて，左右の荷重バランスや足圧中心の偏移，重心動揺，圧力分布の数値化を行う 図8 ．さらに，FRTでは，姿勢制御戦略が股関節制御戦略か足関節制御戦略，踏み出し戦略かの評価も行う．RA患者は，股関節制御や踏み出し戦略が多い．

1-7　歩行能力低下

　原因は，痛みや筋力低下，ROM制限，立位バランスの低下などである．RA患者の立位姿勢は，疼痛回避により，頚椎は前屈・側屈し，肩甲帯は挙上，胸椎の後弯増大と側屈，肩関節は屈曲・内転・内旋し，肘関節は屈曲，前腕は回内，手関節は掌側・尺側偏位が多い．下肢においては，膝関節屈曲外反位で足関節は尖足・扁平足・外反変形し，足趾は槌趾や開帳趾，重複足，外反母趾，重複趾が多い[16]．不良肢位での荷重や運動の反復は，関節への負担を増大させ，筋スパズムを増大し，筋収縮効率は低下し，関節変形や疼痛を悪化させ，立位の不安定性を招く[17]．

　跛行には，有痛性歩行や硬性墜落性歩行，軟性墜落性歩行，痙性歩行，小刻み歩行，すり足歩行などがある．通常，趾離地には母趾MTP関節が40°以上背屈する必要があるが，外反母趾や強直母趾では背屈制限をきたすため，この相の短縮がみられる[18]．

　立位姿勢や歩行自立度のみならず使用している歩行補助具や補装具，連続歩行可能距離，歩行速度なども評価する 図9 ．歩容は，歩行周期の各相における関節運動や動揺性を肉眼で評価する．定量評価には，圧感知センサーマットなどを用いた歩行解析装置を用いる．時間因子，距離因子をリアルタイムに自動計測し，歩行の接地状況や圧力

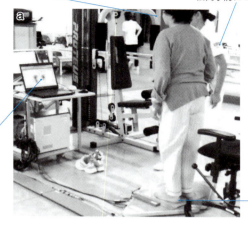

検査の際は患者には，前方を注視させる

セラピストは，モニターを観察しながら，患者の転倒予防につとめる

重心動揺計をトレーニングとして用いる際は，患者に視覚的なフィードバックを行う

裸足で立位をとらせる

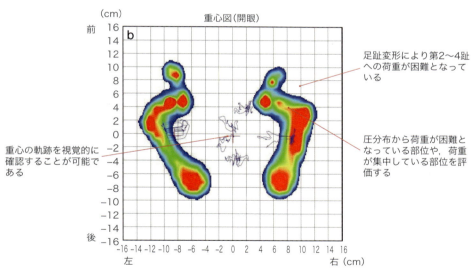

重心図（開眼）

足趾変形により第2〜4趾への荷重が困難となっている

重心の軌跡を視覚的に確認することが可能である

圧分布から荷重が困難となっている部位や，荷重が集中している部位を評価する

図8 重心動揺検査・ガイド

重心動揺計を用いて，重心動揺面積や軌跡長を数値化する．左右の下肢の荷重バランスや垂直荷重変動パターンから動的バランスの評価も行う．接地足蹠の描画解析された圧力分布状態を患者にも視覚的にフィードバックする．

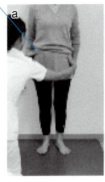
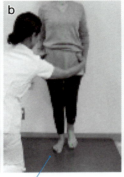
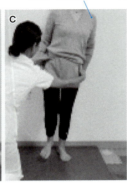

左右の上前腸骨棘と上後腸骨棘を触診し，骨盤傾斜や前後傾の程度や左右差を評価する

重心移動に伴う支持脚の反応として足趾や足関節の運動も観察する

片脚立位の際の体幹の側方動揺の有無や程度，過緊張について評価する

図9 立位姿勢・アライメント評価・ガイド

上前腸骨棘や下前腸骨棘，上後腸骨棘を触診し，骨盤の挙上や下制，回旋，前後傾の程度またその左右差を調べる．腰椎の前後弯や側屈，膝関節や足部の内外反の有無，左右差，荷重による増強の有無も調べる．運動連鎖の観点から，大転子や腓骨頭，内外果を触診し，大腿や下腿の内外旋も調べる．上肢，体幹の代償についても確認する．立位だけでなく，左右の片脚立位においても評価し，左右差や荷重による反応や変化も調べる．下肢だけでなく体幹の過緊張，重心位置についても評価する．

分布状態を数値化する　**図10**．

1-8　ADL 能力および身体活動量低下

　ADL 能力低下の原因は，炎症や痛みによる可逆的機能障害と不可逆的機能障害があり，その見極めが不可欠である．Westhoff らは，RA 患者の機能予後について発症後 5 年以内に 25.8％が要介助，3.7％が要介護となり，発症後 30 年では約半数が要介助，16％が要介護となる可能性を報告した[19]．さらに，10 年間で不自由になる動作として，上肢動作では，「グラスの水を飲む」と「カッターシャツのボタンをはめる」，「顔を洗いそして拭く」，「タオルをしぼる」，「背中を洗う」，「電話をかける」が，下肢動作では，「ベッドから椅子へ移る」と「排泄動作」，「立位保持」，「平地の移動」が，上肢と下肢の複合動作では，「背臥位より長座位になる」，「ズボンやパンツの着脱」があげられた[20]．このように，RA 患者特有に低下しやすい動作が存在するため，従来の ADL 評価法だけでなく，これらの動作の評価も行う．

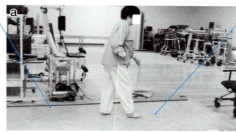

センサーマット上を
自由歩行させる

杖歩行の評価も
可能である

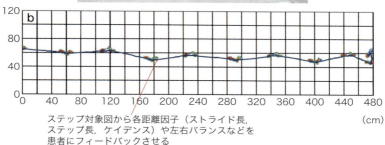

ステップ対象図から各距離因子（ストライド長，
ステップ長，ケイデンス）や左右バランスなどを
患者にフィードバックさせる

(cm)

図10 圧感知センサーマットなどを用いた歩行解析・ガイド

RA 患者は健常者と比し，歩行速度や各距離因子（ストライド長，ステップ長，ケイデンス），各関節可動域（股屈曲や膝屈曲，足背屈）が低下し，体幹動揺が高いとされている．肉眼的な観察だけでなく歩行時における時間因子，距離因子も計測する．歩行中の接地足蹠や圧力分布状態をリアルタイムにモニターし，ステップ対象図で距離因子の左右バランスなどを患者にフィードバックする．

　身体活動量は，疾患活動性が低い患者であっても，世界保健機関の推奨レベルに達した者は少なかったとされている[21]．しかし，疾患活動性と身体活動量に負の相関も報告されており，やみくもに身体活動を促すことは関節症状を増悪する危険性があるため，十分な評価と経過観察を行う．身体活動量には，ライフスタイルや精神面なども関連するため，それらの評価も併用する．評価には，国際標準化身体活動質問票などの質問紙や3軸加速度計の身体活動量計を用いる **図11**．

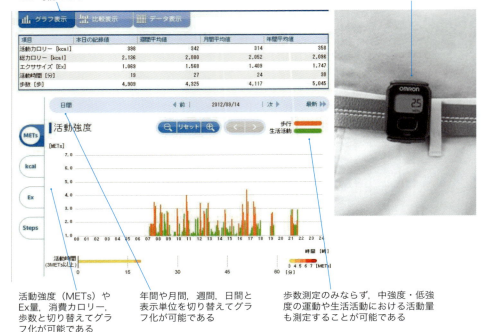

図11 活動量計による身体活動量の計測・ガイド

歩数計の場合，重心の上下動が少ないすり足歩行では歩行と認識されず歩数が正確にカウントされないことがある．3軸加速度計を用いて運動強度を測定できる身体活動量計を用い，正確なエクササイズ量（METs・時）を計測する．患者自身が活動量を把握し，目標を設定するために有用である．データの自動保存機能を用いて再診時にはデータのエクスポートとグラフ化を行い，非監視下での身体活動量を医療従事者も把握する．歩行による身体活動量と生活活動による身体活動量をグラフ化し，患者にフィードバックや再指導を行う．

2

理学療法治療

RA患者が最もよくなってほしい症状は，痛み（53.4%）と歩行能（50%）とされ[22]，理学療法に求められる役割は大きい．一方で，阻害因子として，内科的合併症である呼吸器・腎・消化器疾患，運動器合併症として骨粗鬆症・脊椎圧迫骨折・頚椎病変による頚髄症などがあげられるため，それらに関する情報収集やリスク管理は不可欠である．

2-1 病期に応じた目標設定

疾患活動性が高い場合，関節保護と疼痛改善，関節変形予防を目標とする．一方，活動性が低い場合，関節機能改善や歩行能力向上を目標とする．安静は，炎症を沈静化し，組織の修復を促すが，過度な安静は機能障害をもたらすため，適切な時期に安静解除と積極的な運動療法への移行を行う．寛解していても，骨塩量や骨密度が低いことがあることを念頭に置く．日常生活における介助量が多い患者には地域社会との連携に加え，生活環境の整備も行う 図12 ．

運動負荷は，運動後1～2時間で痛みが消える程度，翌日に疲労感が残らない程度を目安にする[23]．

2-2 リラクセーション，関節包内運動，ストレッチング

目的は，痛みや可動域，アライメント異常の改善である．炎症期では，痛みの少ない時間帯に自動介助運動を1日に数回行わせる．非炎症期では，自動運動だけでなく自動介助運動，他動運動，関節包内運動を行う 図13 ．漫然とした方法は関節軟骨の破壊につながるため，痛みと運動最終域感に細心の注意を払う．

股関節は伸展と外転制限を，膝関節は伸展制限を，足関節は背屈制限を，母趾は外転制限をきたしやすい．関節面に対し離開を行いながら短縮した軟部組織の持続的伸張を行う．骨軟骨破壊がなく，疾患活動性が鎮静化していれば，正常可動域回復が見込まれる．

他動運動は，筋スパズムや過緊張に対し，リラクセーションを行った後に，ストレッチングを行うと筋腱が滑走しやすくなる．筋の伸張時に生じる痛みや不安から生じる筋性防御は，ストレッチングや関節運動を阻害する．患者自身に筋性防御を認知させ，リラクセーションを図る．触圧覚など別の知覚課題を提供している間は筋性防御が低下するため[24]，認知運動療法を併用する．物理療法は，心理的なリラクセーションやこわばり時間の改善，鎮痛効果が認められるため[25]，疾

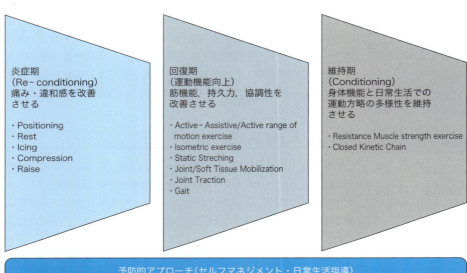

図12 病期に応じた目標設定と主な理学療法内容

炎症期には，痛みや違和感を改善する目的でポジショニングやRICE処置の指導を行う．回復期には，関節機能や協調性の改善を目的とし，徐々に運動負荷を漸増していく．維持期には，運動耐容能や身体活動量の維持・改善を目的とした有酸素運動や荷重位での筋力トレーニングを行う．予防的アプローチとしてはどの病期においてもセルフマネジメントや日常生活指導を継続的に実施する．

患活動性が高くない場合は前処置として併用する．

2-3 筋力強化・固有受容覚トレーニング

目的は，筋力と筋機能の改善による関節破壊の進行予防である．

RA患者は，疼痛回避肢位である膝関節屈曲位で歩行を呈することが多いため，殿筋群や膝伸筋群の筋力低下をきたしやすく，前足部の変形は下腿三頭筋や母趾外転筋など足趾の筋力低下をきたしやすい．

炎症期は，抗重力筋の等尺性運動や自動運動を行う．等尺性運動における運動肢位は，痛みの少ない肢位を選択する．非炎症期は，等尺性のみならず等張性運動も行う．運動負荷は，痛みに応じて週2〜3回，指導下に最大筋収縮の50〜80％の範囲で漸増させながら行うことが望ましい[21]．ただ，頚椎疾患や上肢の関節障害により腹臥位や荷重位のトレーニングが困難なことも多く，症例に応じて方法を選択する．殿筋群の強化を目的としたブリッジは，腰椎や頚椎に負荷がかかるた

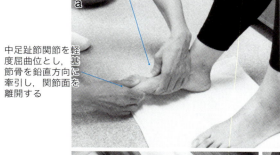
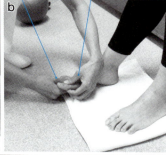
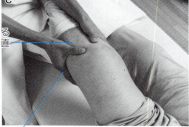

図13 関節包内運動やストレッチング・ガイド

a: 関節包内運動（MP関節の離開）．中足骨遠位部を固定し，軽度屈曲位で基節骨を鉛直方向に牽引し，関節面を離開する．
b: ストレッチング（母趾内転筋のダイレクトストレッチング）．母趾を他動的に外転させ，母趾内転筋に直接圧を加えることで母指内転筋の持続的伸張を促す．
c, d: 関節包内運動（脛骨大腿関節の前方へのすべりおよび離開）．大腿遠位部を固定して脛骨近位部を把持し，膝関節軽度屈曲位で下腿を鉛直方向に牽引しながら下腿の前方へのすべりを促す．

め，痛みや頚椎や腰椎の評価を行っておく[12,22]　**図14**．神経-筋電気刺激が酸化/窒素化ストレス誘因性の筋弱化を防止するとされており，必要に応じて電気刺激療法も併用する[10]．

2-4　立位バランス練習，歩行練習

目的は，荷重位における下肢の協調性・安定性改善とアライメント異常・跛行の改善である．

まず，患者自身が姿勢と身体，身体の各部位をどう認知しているか

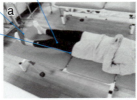
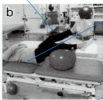
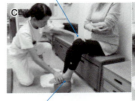
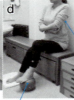
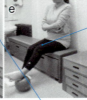
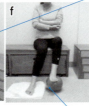

図14 筋力トレーニングおよび協調性トレーニング・ガイド

a: 痛みや運動に対する恐怖心や筋力低下を認める場合，自動介助運動やスリングを用いた重力除去位での自動運動を用いる．スリングと抵抗運動を併用する際は，股関節をターゲットとした運動でも膝関節や足関節の罹患状態を勘案し，介助の方法や抵抗の位置に配慮し，患者には痛みや違和感がないかそのつど確認する．

b: 殿筋群強化の際に用いるブリッジ運動は，膝関節の屈曲制限や痛みがある場合は，バランスボールを用いて股関節運動のコントロールを図る．頸椎や腰椎に負荷が生じるため，画像所見や痛みの評価を行ってから行う．

c: 股関節と膝関節，足関節の協調性を改善し，体幹の支持性を向上する目的で行う．床に対して下腿が鉛直方向を保持するよう介助しながらボールを真下に踏ませる．この際，股関節が内外旋しないよう注意を促し，適宜介助する．足部が安定するよう足底面に圧を加える．

d, e: 患者自身で鉛直方向へ安定してボールを潰せるようになったら，ボールを潰しながら前後にボールを転がせる．この際も，必要に応じて介助や運動方向についてフィードバックする．体幹が前後傾しないよう骨盤前傾位を保持させるように促す．

f: 前後へのボールの移動が安定したら，左右へのボールの移動を行う．股関節の内外旋運動により下腿を振り子のように動かせることが目標である．膝関節の屈曲伸展や股関節の内外転が生じないように，必要に応じて介助やフィードバックを行う．

聴取する．患者にフィードバックし，姿勢やアライメントの異常を認知させる．**図15**．臥位や座位，立位，片脚立位などそれぞれの肢位で行う．滑膜炎や関節破壊によって関節位置覚が変質している可能性があるため，実際の肢位と患者自身の感じ取っている肢位の差異を明らかにし，視覚的フィードバックだけでなく体性感覚的介入も行う．

体幹が前傾しないようガイドする

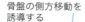
骨盤の側方移動を誘導する

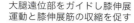
大腿遠位部をガイドし膝伸展運動と膝伸展筋の収縮を促す

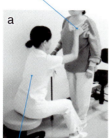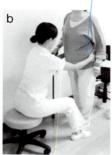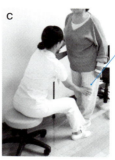

セラピストは患者の前方に位置し転倒予防についても留意する

図15 立位バランス練習・ガイド
a: 患肢への荷重を促す際には，体幹の前傾が生じないように口頭および体幹をガイドしながらフィードバックする．
b: 骨盤の側方移動が十分でない場合は左右の骨盤をサポートしながら重心移動を誘導する．
c: 膝伸展位での荷重が十分でない場合は，大腿四頭筋の収縮と膝伸展運動を促していく．

RA患者は骨粗鬆症を併発していることも多く，転倒による脊椎圧迫骨折や大腿骨頚部骨折は患者のADLのみならず生命予後まで左右する可能性があるため，転倒予防としてバランス練習を行う．患者の能力に応じて片脚立位や不安定板，リーチ動作練習を行う．

歩行練習では，歩行自立度の改善や連続歩行距離の延長だけでなく，歩容の改善にもアプローチする．立脚初期は，荷重に対する緩衝作用として特に足関節の運動制御が，立脚中期は下肢全体の支持機能が，立脚後期は推進機能が，遊脚期は到達機能として下肢の運動覚が求められるため，歩行周期における相ごとのアプローチを行い，全体につなげていく．

2-5 装具療法

装具には関節変形の進行を予防する矯正作用，関節不安定性や痛みを軽減する支持作用，荷重圧を緩和する免荷作用，脚長差などを補正する補正作用がある[17,26]．主に膝関節・足関節サポーター，足底板，靴型装具，頚椎カラーなどの処方が多い．

装具は，軽量で手指変形に対応した脱着のしやすさを考慮しなければ装着率は低下する．軽量の素材を選択し，処方後も継続的な再評価

を行う．靴型装具では，足関節のアライメントを補正し，胼胝を除圧し，靴の中で足部の遊びが生じないよう適切な広さの前足部を確保する．扁平足や外反母趾を併発しないようアーチサポートも行う．

2-6 有酸素運動・水中運動療法

目的は，全身炎症や廃用症候群に伴う心肺機能と身体活動性，筋力，骨密度の低下，痛みの改善である．関節に負担の少ない自転車エルゴメーターや recumbent ergometer 図16 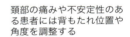を用い，痛みや疾患活動性のモニタリングのもと運動負荷を決定していく．主観的運動強度（Borg scale）の 11～13，または最大心拍数（220－年齢）/分の 60～80％，実施時間は 15～60 分，週 3 回指導下で実施する[16,25]．

水中運動療法は，浮力により関節への負荷を軽減させた状態で，抵抗や静水圧により抵抗運動が可能となる[6]．温水による痛みの軽減効果を得るためには，水温が 37℃以上の適温が望ましい[27]．水中歩行は関節への荷重量を軽減した状態で歩行が可能となり，リラックスした全身運動が実現できる．意識的に歩幅を拡大させることで，殿筋群や膝伸展筋力の強化にもつながる．

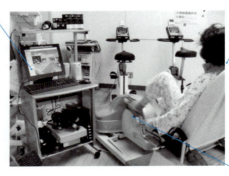

脚伸展トルクの推移や左右差をリアルタイムに表示させ，患者にフィードバックする

頚部の痛みや不安定性のある患者には背もたれ位置や角度を調整する

ペダル位置は膝関節軽度屈曲位が保持できる位置に前後および上下方向に調整する

図16 recumbent ergometer での有酸素運動・ガイド
画面上に自身の脚伸展トルクをリアルタイムに表示させ，運動中のトルクの推移や左右差を患者にフィードバックする．座面高が低く移乗が比較的安全に行えるため，転倒のリスクがあり立位バランスが不十分な患者に対しては恐怖心を軽減することができる．下肢の屈曲制限がある患者には駆動ペダルを短くする．必要に応じてリクライニング角度も調整する．

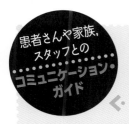

「XX?」ときかれたらどうする?

Q 「ホームエクササイズを継続できないのですが,どうしたらよいでしょうか?」ときかれたらどうする?

A ホームエクササイズはいかに効果的なプログラムを作成しても,継続できなければ意味がありません.いかに運動を継続させるかも理学療法士の重要な役割です.

　基本的に,多くの道具を必要としない簡単な運動である必要があります.また,朝のこわばりを考慮し,痛みの少ない時間帯に行うように指示します.入浴中に可能なストレッチングを提案することも有用です.また,生活の中に取り込めるような提案も必要です.キッチンを支えにして行えるバランス練習や筋力トレーニング,オフィスで簡単にできるような運動や,エレベーター待ちなどスキマ時間に行えるような練習を提案します.この運動なら続けられそうかどうか患者に直接聞くことが不可欠です.

　次に行動変容や運動に対する自己効力感の評価が必要です.行動変容ステージモデルを用い,身体活動や運動における行動変容のどの段階にあるか把握し,そのステージに応じた介入を行います.身体不活動にいたった要因を身体面だけでなく精神面からも探るのです.運動を始めようと思えない人には身体活動による恩恵とリスクについて対話します.恩恵に関する情報を提供し,リスクを減らすための対策や環境整備を行い,運動継続を阻害する要因を減らすアプローチを行います.一方で運動を開始したものの中断する人もいます.運動から離脱しないための介入として,セルフモニタリングを用いることも有用です.身体活動量と痛みの関連性を自身で考察し,自身の行動をセルフコントロールすることを目標とし,運動に対する自己効力感を高めるアプローチも必要です.慢性疾患であるRA患者がさまざまな精神面を持ち合わせていることは,すでに多くの報告がなされています.一方的に知識やプログラムを提供するだけでなく,行動変容アプローチについても習熟していくことが理学療法士にも求められています.

<後藤美和　廣瀬 旬>

■ 索 引 ■

■ あ

アキレス腱障害	295
足踏みテスト	14
圧痛テスト	4
アライメント	86
異常	153, 326
コントロール	197
評価	40
アンクルロッカー	359

■ い

一次性股関節症	1
インプラント設置角	26

■ う

運動学習	172
運動恐怖感	192, 203
運動継続	405
運動連鎖	78

■ え

炎症症状	321
遠心性筋活動	115
エンドフィール	132

■ お

横断マッサージ	71, 72, 137
起き上がり動作	53

■ か

カーフレイズ	336
外旋ストレステスト	325
外側大腿皮神経損傷	30
回内足	283

外反動揺性	209
外反捻挫	319
開放性運動連鎖	73, 141
家屋環境チェックシート	44
下行性運動連鎖	39, 242
下肢アライメントパターン分類	41
下肢機能軸	151
下肢伸展挙上テスト	111
下肢パフォーマンス	162
荷重	94
荷重時の安定性	92
荷重非対称性	194
荷重偏位	283
荷重量	93
片脚スクワット	189, 199
片脚ホッピング	190
下腿三頭筋機能	331
下腿三頭筋の遠心性収縮	313
カッティング動作	189, 201, 225
活動量計	394
滑膜炎	128, 382
環境整備	176
環境要因	244, 253
寛骨臼形成不全	61
患者立脚型評価	43
関節位置覚	398
関節外靱帯	209
関節滑膜炎	386
関節可動域エクササイズ	169
関節可動域制限	157, 159
関節可動性テスト	132, 138
関節原性筋抑制	160
関節腫脹	183, 386
関節症	382
関節水症	387

関節線部損傷	211
間接的計測法	8
関節軟骨	126
関節不安定性	387
関節包内運動	397
関節保護方法	401
関節モビライゼーション	138
関節リウマチ	382

■ き

機能的寛解	384
機能的脚長差	3, 8, 36, 38, 87, 161
機能的マッサージ	71, 72, 137
脚長差	36, 87
臼蓋（カップ）前捻角	27
臼蓋骨頭指数	2
急性炎症期	46
協調運動	77
協調性トレーニング	398
棘果長	161
距骨下関節	329
中間位	282
距骨後方すべり	327, 335
距腿関節	327
禁忌動作	174
筋機能	90, 288
異常	330
検査	280
低下	388
トレーニング	171
筋腱移行部	109, 113
筋長検査	278
筋の長さテスト	134
筋のパフォーマンスの評価	90
筋パフォーマンステスト	6

■ く

靴の指導	355

■ け

脛骨内側ストレス症候群	276
痙性尖足	359

■ こ

コアスタビリティ	69, 74
後外側支持機構	51
構成運動	74
硬性装具	211
構造的寛解	384
構造的脚長差	8, 36, 87
後側方・後方進入法	29
後方進入	85
後方脱臼	28
股関節-脊椎症候群	12
股関節外転筋力	34
股関節軸安定性	63, 65
股関節・膝関節回旋異常	271
股関節深層筋	65
股関節唇損傷	59
股関節伸展モーメント	265
腰高ポジション	219
骨髄病変	128
骨性強直	384
骨接合術	85
骨頭中心位置	26, 31
骨盤傾斜角度	37
骨盤自動傾斜エクササイズ	18
骨盤シフトエクササイズ	18
コンタクトスポーツ	208
コンビネーションカーフレイズ	337

■ さ

臍果長	161
最終域感	159
最小関節裂隙幅	2
サイドステップカッティング	191
坐骨神経損傷	30

し

自覚的脚長差	36
自己効力感低下	165
姿勢調整練習	289
膝蓋下脂肪体	261
膝蓋腱膝蓋骨付着部	256
膝蓋骨運動評価	186
膝蓋骨可動性	266
膝蓋骨跳動テスト	211
膝蓋骨トラッキング	259
膝蓋上嚢部	261
膝蓋大腿関節	185
膝外反	188
膝外反角	189
膝外反モーメント	192
疾患活動性	383, 384
膝関節完全伸展位	265
膝関節伸展モーメント	263, 266
膝伸展筋力	34
膝前十字靱帯	181, 182
シャープ角	2
ジャンパー膝	256
ジャンプ着地動作	225
収縮痛	110, 113
重心動揺検査	391
シューズの磨耗	286, 291
10 m 歩行テスト	372
手術記録	194
腫脹	211
循環動態	155
衝撃吸収能の低下	333
上行性運動連鎖	243
症候性肺血栓塞栓症	26
踵骨棘	343
上殿神経損傷	30
踵腓靱帯	320
踵部脂肪褥炎	345
踵部痛	344
ジョギング	207

ショックウェーブ療法	308
神経筋電気刺激	171, 172, 220
人工股関節全置換術	25
人工骨頭置換術	85
人工膝関節全置換術	150
シンスプリント	276
身体活動量	393
伸張性収縮	47
伸張痛	110, 111, 116
深部静脈血栓症	24, 26, 153, 154

す

水中運動療法	400
スクイーズテスト	325
スクリューホームムーブメント	144
スクワット動作	188
ステップテスト	14
ステップバック動作	202
ストップ動作	191
ストレス X 線	322
ストレッチング	140, 351
ストロークテスト	156, 183, 184, 211
スポーツ	58

せ

生活の質	45
性生活	58
静的アライメント	130, 281
静的バランス	331, 371
セッティング	194
セルフケア動作	54
前外側進入法	29
前下脛腓靱帯	321
前距腓靱帯	320
前十字靱帯損傷	209
全身持久力	272
センターエッジ角	2
仙腸関節	33
前方インピンジメントテスト	62, 63
前方進入	85

前方進入法	29
前方脱臼	28
前方ドロップジャンプ着地	190
前方引き出しストレス	322
前方引き出しテスト	302, 324

■ そ

早期離床	154, 155, 166
装具療法	399
走行フォーム	294
創傷治癒	46
創部マッサージ	168
足関節周囲筋解離術	361
足関節捻挫	319
足関節背屈制限	333
足趾屈筋	347
足底腱膜炎	343
足底挿板	355
足部アーチ	328
足部外側縦アーチ	336
足部内側縦アーチ	336
足部の代償運動	42
足部へのリーチ動作	43
側方進入法	29
組織再形成の成熟期	46

■ た

体外衝撃波療法	352, 358
大腿脛骨角	151
大腿骨寛骨臼インピンジメント	61
大腿骨近位部骨折	83
大腿骨（ステム）前捻角	27
大腿部筋損傷	109
ダイレクトストレッチ	220
タオルギャザー	336, 354, 402
立ち座り運動	376
脱臼	26, 85
予防指導	105
リスク	53
他動構成運動	71

端座位姿勢評価	67
短縮性収縮	47

■ ち

着地緩衝能力	189
中・後足部の回内	329
超音波治療	115, 287
腸脛靱帯	234
腸脛靱帯炎	233
腸腰筋	262
直接的計測法	8

■ つ

ツイスティングトレーニング	227

■ て

底屈位のアライメント	330
抵抗構成運動	71
低出力レーザー療法	308
テーピング	211, 338, 355
デクラインスクワット	271
デュシェンヌ現象・徴候	
	12, 68, 307, 314, 349
転倒予防	105

■ と

等尺性収縮	47
等速性膝筋力	186
動的アライメント	130
動的エクササイズ	289
動的バランス	331, 371
徒手筋力測定器	36
徒手筋力テスト	67, 160
徒手療法	335, 351
トレーニング要因	244, 253
トレンデレンブルグ現象・徴候	
	12, 68, 307, 314, 349
ドローイン	113

な

内側広筋	185, 262
機能	187
内側側副靱帯	208
内側半月板損傷	209
内側不安定性テスト	212
内反ストレス	322
テスト	303, 324
内反捻挫	319
軟性装具	211

に

肉芽組織増殖期	46
二次損傷	207
日常生活動作	174
日常生活動作能力	165
日本整形外科学会股関節疾患評価質問票	
	43

の

脳性麻痺	359
ノーブル圧迫検査	236
ノンコンタクトスポーツ	208

は

背屈位のアライメント評価	328
肺血栓塞栓症	24, 154
バイタルサイン	53
ハイニーステッピングトレーニング	227
破局的思考	165
剝離損傷	211
跛行	101
8 の字法	321
発育性股関節形成不全	25
パフォーマンステスト	164
ハムストリングス肉離れ	109
パラテノン	295, 300
バランスエクササイズ	337
バランスディスク	338

バランス能力	390
斑状出血	211
ハンドヘルドダイナモメーター	
	36, 134, 215

ひ

ヒールスライド	194
ヒールロッカー	359
引き抜き損傷	211
膝曲げ歩行	252
微弱電流	115
ヒップリフトエクササイズ	119
ヒラメ筋	330
敏捷性	192

ふ

腹部引き込み運動	113
フットケア	5
ブレース	338

へ

閉鎖性運動連鎖	73, 141, 218
変形性股関節症	25
変形性膝関節症	126

ほ

防御性筋収縮	157, 171
ホームエクササイズ	291, 401
補高	100
歩行解析	393
歩行能力	390
歩行パターン	187
歩行練習	399
母趾 MTP 関節伸展角度	346
母趾球荷重	337
ホッピング	199
歩容	94
評価	35

索 引 **411**

■ま

マッスルインバランス	280, 287
慢性足関節不安定症	332

■め

メカニカルストレス	286, 294, 347

■も

モーメントアーム	87
モビライゼーション	137, 196

■ゆ

有酸素運動	356, 400
誘発軽減テスト	128

■ら

ラダートレーニング	227
ランジトレーニング	226
ランナー膝	233
ランニング障害	276
ランニングフォームのチェックポイント	
	285

■り

立位アライメント評価	41
立位バランス練習	399

■ろ

6分間歩行テスト	372

■A

Achilles tendinopathy	295
ACL-Return to Sport after Injury	
（ACL-RSI）scale	192
ADL・生活環境チェックシート	43
ADL能力	392
anterior cruciate ligament（ACL）	181
anterior knee pain	186
arc sign	296

■B

body-mass index（BMI）	351
bone bruise	182
Borg scale	273

■C

cam type	60, 61
chronic ankle instability（CAI）	332
clam exercise	222
closed kinetic chain（CKC）	
	47, 73, 141, 218
動作	188
トレーニング	223
combined anteversion	26, 28, 32, 51

■D

deep vein thrombosis（DVT）	
	24, 26, 154
予防	166
developmental dysplasia of the hip	
（DDH）	25
dynamic heel-floor test（HFT）	239
dynamic Trendelenburg test（DTT）	
	239

■E

Ely test	66, 237, 364
Evans 固定術	361
Evans 分類	83
extension lag test	214

■F

FABER test	63, 64
femoroacetabular impingement（FAI）	
	61
foot posture index（FPI）	348
functional leg length discrepancy	
（FLLD）	36

G

Garden 分類	83

H

hand held dynamometer（HHD）	
	36，134，215
heel height difference（HHD）	183，185

I

iliotibial band friction syndrome	
（ITBFS）	233
iliotibial band syndrome（ITBS）	233
iliotibial band（ITB）	234
iliotibial tract（ITT）	234

J

JHEQ	45
joint line（JL）	152

K

Kager's fat pad	300
Kellgren-Lawrence 分類	126，127
knee in distance（KID）	239
knee-in	68，75，307

L

Lachman test	181
landing error scoring system	216
leg heel angle（LHA）	
	282，302，348，349
leg-heel alignment	329
limb symmetry index（LSI）	218
long leg arthropathy	39
Low-Dye taping	355
Lower Extremity Functional Score	
（LEFS）	70

M

medial collateral ligament（MCL）	208

損傷	209
medial subtalar glide test	326
medial tibial stress syndrome（MTSS）	
	276
METs	136
mixed type	61
modified HAQ（mHAQ）	385

N

navicular drop test	281
neuro muscular electrical stimulation	
（NMES）	171，172，220
Noble compression test	236
Numerical Rating Scale（NRS）	61，345

O

Ober test	66，236，237
one leg hop test	216
one leg jump トレーニング	225
one leg squat test	216
open kinetic chain（OKC）	47，73，141
等尺性収縮エクササイズ	268
Osgood-Schlatter 病	256
Ottawa ankle rule	320

P

Patrick test	64
perceived leg length discrepancy	
（PLLD）	36
pincer type	60，61
pivot shift test	181
posterior condylar offset（PCO）	152
pulmonary embolism（PE）	24，26，154

Q

QOL	45

R

recumbent ergometer	400
RICE	115，334

Roels らの病期分類	257
Roles-Maudsley スコア	298
ROM エクササイズ	48, 197, 220
Royal London test	296

S

screw home movement（SHM）	185
sealing 機能	59
Selective Control Assessment of the Lower Extremity（SCALE）	367
short foot exercise	288
side bridge exercise	222
Slocum test	212
SLR test	66, 111
star excursion balance test（SEBT）	332
structural leg length discrepancy （SLLD）	36
suction 機能	59

T

tendinosis	256
Thomas test	66, 279, 363

toe out	189
total hip arthroplasty（THA）	25
total knee arthroplasty（TKA）	150
two finger squeeze test	296

V

Verbal Rating Scale（VRS）	386
Victorian Institute of Sports Assessment-Achilles questionnaire （VISA-A）	298, 302
Visual Analogue Scale（VAS）	61, 183

W

weight bearing asymmetry	194
Western Ontario and McMaster Universities Osteoarthritis Index （WOMAC）	3, 45, 70
身体機能スケール	15
スティフネス・スケール	6
whipping action	302
windlass test	345, 346
windswept deformity	41

疾患別整形外科理学療法ベストガイド
下肢編　　　　　　　　　　　　ⓒ

発　　　行	2018 年 11 月 10 日　　　1 版 1 刷	

編著者　相澤純也
　　　　中丸宏二
　　　　平尾利行

発行者　株式会社　中外医学社
　　　　代表取締役　青木　滋

　　　　〒 162-0805　東京都新宿区矢来町 62
　　　　電　　話　03-3268-2701(代)
　　　　振替口座　00190-1-98814 番

印刷・製本/三報社印刷（株）　　　　〈KH・YT〉
ISBN 978-4-498-08330-1　　　　Printed in Japan

JCOPY ＜(社)出版者著作権管理機構 委託出版物＞

本書の無断複写は著作権法上での例外を除き禁じられています.
複写される場合は, そのつど事前に, (社)出版者著作権管理機構
（電話 03-3513-6969, FAX 03-3513-6979, e-mail: info@jcopy.
or.jp）の許諾を得てください.